中等职业教育数字化课程建设教材

供护理、助产及其他医学相关类专业使用

# 健 康 评 估

## JIANKANG PINGGU

主 编 袁亚红 程 颖

副主编 曹 明 于志云

编 者（按姓氏汉语拼音排序）

曹 明（南昌市卫生学校）

程 颖（重庆市医药卫生学校）

傅孝媛（重庆市医药卫生学校）

郭 黎（首都医科大学附属卫生学校）

胡 泊（南阳医学高等专科学校）

韦蓓莉（梧州市卫生学校）

于志云（西安市卫生学校）

袁亚红（首都医科大学附属卫生学校）

张学增（山东省青岛卫生学校）

张仲舒（广元市利州中等专业学校）

科学出版社

北 京

## 内 容 简 介

本书按 54 学时进行编写，正文共 10 章，内容包括绪论、健康史评估、常见症状评估、身体评估、心理－社会评估、常用实验室检查、心电图检查、医学影像学检查、护理诊断、健康评估记录。实训指导部分包括健康史采集、一般状态及头颈部评估、肺和胸膜评估、心脏和血管评估、腹部－脊柱－四肢－神经反射评估、心肺腹异常体征听触练习、实验室检查见习及报告单阅读、心电图的描记及图形分析、影像学检查见习、健康资料的采集与入院评估单的书写。

本书主要供中职护理、助产及其他医学类专业学生使用。

**图书在版编目（CIP）数据**

健康评估 / 袁亚红，程颖主编. —北京：科学出版社，2018.1
中等职业教育数字化课程建设教材
ISBN 978-7-03-055391-1

Ⅰ. 健… Ⅱ. ①袁… ②程… Ⅲ. 健康－评估－中等专业学校－教材
Ⅳ. R471

中国版本图书馆 CIP 数据核字（2017）第281917号

责任编辑：丁彦斌　丁海燕 / 责任校对：张凤琴
责任印制：李　彤 / 封面设计：铭轩堂

**科 学 出 版 社** 出版

北京东黄城根北街16号
邮政编码：100717
http://www.sciencep.com

**北京中石油彩色印刷有限责任公司** 印刷

科学出版社发行　各地新华书店经销

\*

2018年1月第 一 版　开本：787×1092　1/16
2021年7月第三次印刷　印张：12
字数：285 000

**定价：29.80元**
（如有印装质量问题，我社负责调换）

# 中等职业教育数字化课程建设教材

# 中等职业教育数字化课程建设教材

党的十九大对优先发展教育事业，加快教育现代化，办好人民满意的教育作出了重要部署，对发展职业教育提出了新的要求——完善职业教育和培训体系，加快实现职业教育的现代化，深化体制机制改革，加强师德建设，深化产教融合、校企合作，提升职业教育开放水平和影响力。为我国新时代职业教育和继续教育指明了方向，明确了任务。

科学出版社深入贯彻党的十九大精神，积极落实教育部最新《中等职业学校专业教学标准（试行）》要求，并结合我国医药职业院校当前的教学需求，组织全国多家医药职业院校编写了本套教材。本套教材具有以下特点。

1. 新形态教材  本套教材是以纸质教材为核心，通过互联网尤其是移动互联网，将各类教学资源与纸质教材相融合的一种教材建设的新形态。读者可通过中科云教育平台，快速实现图片、音频、视频、3D模型、课件等多种形式教学资源的共享，并可在线浏览重点、考点及对应习题，促进教学活动的高效开展。

2. 对接岗位需求  本套教材中依据科目的需要，增设了大量的案例和实训、实验及护理操作视频，以期让学生尽早了解护理工作内容，培养学生学习兴趣和岗位适应能力。教材中知识链接的设置，旨在扩大学生知识面，鼓励学生探索钻研专业知识，不断进步，更好地对接岗位需求。

3. 切合护考大纲  本套教材紧扣最新《护士执业资格考试大纲（试行）》的相关标准，清晰标注考点，并针对每个考点配以试题及相应解析，便于学生巩固所学知识，及早与护考接轨，适应护理职业岗位需求。

《健康评估》是本套教材中的一本。本书编写的特点：①适用于中等护理和助产专业临床实践型人才培养，体现以护理评估为重点，以确定护理诊断为核心，以实验室、心电图及影像检查等医技评估为辅助的专业理念。②内容上增加了实验室检查和影像检查的新方法、新技术；尽量避免交叉学科之间的内容重复或遗漏，注意教材与其他临床学科教材的知识对应，以达到全套教材的整体优化。③考虑到中职学生的认知水平和基础知识水平，在内容呈现形式上力求新颖、可视可读性强；文字简练，段落简洁分明；充分利用图、表的直观性和概括性；每一章的开始设有"案例"，每章或重点节正文之中根据需要设有"知识链接"、"考点"等；每章后有针对考点的自测题，便于学生及时复习巩固所学知识。④书后附有常用护理诊断、常用实验室检查参考值，可方便学生阅读参考。实训部分增加考核标准，便于考核使用。

在本书编写过程中，我们得到全国多家医药院校专家的鼎力支持，在此表示诚挚的感谢！各位编者在编写过程中非常认真负责，但由于水平所限，书中疏漏之处恳请广大师生和临床护理工作者不吝赐教！

编 者
2018年1月

# 目 录 MU LU

# 第 1 章

# 绪　论

## 一、健康评估的概念

健康评估（health assessment）是运用医学基本理论和基本技能系统地、连续地收集护理对象的健康资料；并对其现存或潜在的健康问题或生命过程中的反应做出判断的过程，是护理程序（nursing procedure）的首要环节。护理程序是护士为患者提供护理照顾时所应用的工作程序，是一种科学地解决问题的方法，包括 5 个步骤：评估、诊断、计划、实施、评价。随着医学模式的转变和健康观念的更新，新的护理模式要求对患者进行生理、心理、社会等全面的健康评估，以作出正确的护理诊断（nursing diagnosis），制订有针对性的护理措施，健康评估贯穿护理的全过程。健康评估是护理、助产专业的核心课程之一。本课程的主要任务是通过对健康评估基本理论、基本知识和基本技能的学习，让护理学生学会系统地收集健康资料，并对健康资料进行整理、分析，以确定护理对象的护理需要，作出护理诊断，提供最佳的身心护理。

## 二、健康评估的主要内容

健康评估常用的基本方法有交谈、护理体检、查阅和分析资料，评估的内容涉及生理、心理和社会等多方面资料。

（一）健康史评估

健康史评估是通过评估者与被评估者或其亲属之间的系统询问和交谈，有目的、有计划、系统地收集被评估者的健康资料，为进一步身体评估提供线索。健康史评估主要采用交谈法。健康史评估的主要内容包括一般资料、主诉、现病史、既往史、个人史、家族史和系统回顾等。

（二）常见症状评估

症状是患者主观感觉异常或不适。症状主要通过询问和交谈获取，是健康史的重要组成部分。评估症状的发生、发展和演变，对作出护理诊断和指导临床护理工作起着非常重要的作用。

（三）身体评估

身体评估是评估者运用自己的感观或借助简单的评估工具对被评估对象进行细致的观察和系统的检查，以判断其健康状况的方法。身体评估的基本方法包括视诊、触诊、叩诊、听诊和嗅诊。主要内容包括一般状态，皮肤、黏膜及浅表淋巴结，头颈部，胸部，腹部，脊柱与四肢和神经系统等评估。

（四）心理－社会评估

心理－社会评估是对评估对象的心理活动、个性特征和社会状况进行评估：心理－社会评估常用的方法有会谈法、观察法、量表评定法、调查法和医学检测法等。心理评估重点介绍患者的自我认知和情绪与情感，社会评估重点介绍患者角色评估、文化评估和社会支持状态。

（五）常用实验室检查

实验室检查是运用物理学、化学、生物学等实验技术，对被评估对象的标本（血液、排泄物、分泌物、体液等）进行检验，从而获得反映机体功能状态、病理变化或病因等客观资料。主要内容包括血液、尿液、粪便、肾功能、肝功能、浆膜腔穿刺液和临床常用生化等检查的标本采集、正常参考值和临床意义。

（六）心电图检查

心电图是利用心电图机在体表记录心脏每一次心动周期所产生电激动变化的连续性曲线图。心电图对心律失常和心肌梗死有确诊价值，对房室肥大、心肌缺血、药物作用和电解质紊乱可辅助诊断。主要内容包括心电图基本知识、正常心电图、临床常见异常心电图的特点及临床意义。

（七）医学影像学检查

影像学检查是借助各种成像技术，使人体内部器官结构显示出影像，提供丰富的组织与器官形态学、功能状况及病理变化的信息，以便全面深入地认识人体发生的生理、生化和病理过程。学习重点是常用 X 线检查及超声检查的临床应用和检查前准备与注意事项。

（八）护理诊断

健康评估是收集资料的过程，对评估获取的资料需要进行整理和分析。资料分析的目的是找出护理问题，明确护理诊断，为制订护理计划提供依据。

（九）健康评估记录

健康评估记录是将上述收集到的健康资料进行分析、归纳和整理，并以文件的形式记录下来，是医院和患者的重要档案资料，也是重要的法律文书，护理人员必须掌握。本教材重点介绍入院评估单的书写。

# 三、学习健康评估的基本要求

健康评估是一门医学基础课与临床课的桥梁课程，实践性很强，又能为临床护理服务。学习本门课程除要随时复习相关的医学基础知识外，关键是要理论联系临床。除课堂理论教学、多媒体教学外，还要加强实践技能操作训练，要到医院临床见习和实习，对基本技能操作要反复实践才能掌握。同时，要树立"以患者为中心"的整体护理理念，培养科学的临床护理思维方法。通过本课程的学习，应达到以下基本要求。

1. 掌握健康史评估的方法和内容，能正确进行健康史采集。
2. 熟悉常见症状的病因、临床表现和主要护理诊断。
3. 了解心理－社会评估的常用方法和主要内容。
4. 掌握身体评估的方法和内容，学会正确进行身体评估，并能正确判断评估结果和临床意义。
5. 熟悉常用实验室检查的正常参考值及异常结果的临床意义，学会标本采集。
6. 学会心电图的描记方法，能识别正常心电图和常见的异常心电图。

7．了解常用影像检查的临床应用，能进行影像检查前的准备和检查后的护理。

8．熟悉健康评估资料的书写格式和要求，学会正确书写入院评估单。

9．具有综合分析患者生理、心理、社会等方面资料并作出护理诊断的能力。

10．具有良好的职业素质、行为习惯和职业道德修养。

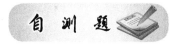

**思考题**

健康评估的主要内容包括哪些？

（袁亚红）

# 第 **2** 章　健康史评估

## 第1节　健康史采集方法及注意事项

 案例 2-1　　　　患者，男，25岁。咳嗽、发热3天入院。

> **问题：** 1. 护士应如何采集该患者的健康史？
> 　　　　 2. 健康史采集的内容有哪些？

　　健康史（health history）是关于患者现有、过去健康状况及其影响因素的主观资料。健康史采集是护理程序的第一步，通过护士与患者之间的交谈、询问，系统地收集患者的健康史资料，为护理诊断、护理措施提供重要依据，也为身体评估、辅助检查提供重要线索。

### 一、健康史采集的方法

　　交谈是健康史采集最常用、最主要的方法。通过与患者或知情人员进行交谈、询问，了解疾病发生、发展、演变过程及患病后躯体、心理-社会健康状况、生活自理情况等。成功的交谈是确保采集资料完整性、真实性、系统性的关键，护士应掌握交谈的方法和技巧。

（一）正式交谈

　　正式交谈指预先通知患者，进行有目的、有层次、有顺序的交谈，以护士提出问题、患者回答问题的形式进行。正式交谈分为四个阶段。

　　1. 交谈准备阶段

　　（1）护士的准备：通过与其他知情人员交流，了解患者基本情况，或者查阅相关资料，以便使交谈更全面、更有目的、有计划。另外，交谈的护士应该着装整洁、仪表端庄、态度诚恳，并佩戴好胸牌。

　　（2）环境的准备：环境应舒适、安静，具有私密性，涉及患者隐私时可关门、用屏风遮挡等。

　　（3）时间的安排：一般在患者入院事项安排就绪后即可通过交谈采集健康史。注意避免对诊治的干扰，避开患者情绪不稳定、进餐、睡眠等不方便的时间。

　　2. 交谈起始阶段

　　（1）交谈开始应根据情况正确称呼患者为"叔叔""阿姨"或其他更合适的称呼。避免直接叫"床号"。

　　（2）做自我介绍，并说明职责，解释交谈的目的及重要性，取得信任，消除陌生感。

　　（3）交代交谈大概所需的时间，并确保其隐私受到保护，消除其顾虑。

3. 沟通交流阶段　交谈过程中，应掌握交流沟通技巧引导患者正确、清晰地表达出自己的感受和病情变化，这样才能采集到需要的健康史资料。主要的沟通技巧有以下几种。

（1）注意交谈顺序，巧用过渡语言：交谈应逐步深入，有顺序、系统地进行。一般由主诉开始，如"你病了几天了？哪里不舒服？"。然后，对主要症状详细询问其特点，并根据时间顺序追溯症状演变发展过程，以免遗漏重要的资料。可用"……后来怎么样？""然后又……"等方式启发患者，按照病情发展的先后顺序进行交谈。当一个问题已讲明，护士要巧用过渡语言，有礼貌地提出新的问题，如"关于您腹痛的情况我已了解，下面请您谈谈大便的情况"。

（2）合适的提问方式：提问是收集资料、核实信息的主要手段，是交谈的基本工具，护士需采取合适的提问方式，才能收集到客观、完整的健康史资料。提问一般分为两种类型。

1）开放式提问：开放式提问所涉及的问题内容比较笼统、范围广泛，因问句中不包含要回答的内容，患者需根据自己的情况描述自己的感受和观点。例如，"您哪里不舒服？""本次就诊的原因是什么？"等。这样的提问有利于患者主动、自由地讲述，护士可以获得较丰富的资料，且不具有暗示性。

2）封闭式提问：封闭式提问直接、简洁，涉及问题的内容比较狭窄、具体。患者只能针对具体问题做简短回答。例如："您胸痛吗？""确诊为高血压有几年了？"。这样的提问带有较强的暗示性，要回答的内容已包含在问句中，护士难以得到问句以外的更多信息。

交谈中具体采用哪种提问方式由护士根据不同情况灵活应用。一般多采用开放式提问，只有为证实或确认患者叙述病史的细节时才用封闭式提问。每次提问一般应限于一个问题。

（考点：交谈的提问方式）

（3）把握交谈节奏及方向：当一个问题已说清楚，护士应及时提出新问题，避免患者滔滔不绝地赘述。如果患者不停谈论与健康史无关的问题，应及时引导患者，客气地把话题引回正题。例如："对不起，我打断您一下，您这次的病情我已了解，请谈谈您过去的身体情况吧"。

（4）及时核实资料：在交谈过程中，针对患者陈述中不确切或有疑问的情况需及时核实。核实的具体方法有以下几种。

1）复述：把患者诉说的内容以不同的方式重复一遍，待对方确认后，再继续交谈。复述直接认可了患者的观点，可加强其诉说的信心。

2）澄清：即对对方陈述中一些模糊、不确切或不完整的语言提出疑问，以获得更具体、更准确的信息。常采用"请再说一遍""您说您感到压抑，能否具体告诉我……"等。

3）反问：以询问的语气重复患者所说的话，如"您是说您进餐后腹痛"，这可鼓励患者提供更多的信息。

4）质疑：用于患者叙述的情况与护士看见的不一致或患者前后所说的情况不一致时，如"您说您对自己的病情没有任何顾虑，但我看见您暗自流泪，能告诉我这是为什么吗"。

5）解析：对患者提供的信息进行分析和推论，患者可对你的解析进行确认、否定或提供另外的解释等，如"您说您已经停用了降压药，那么您现在的血压升高了，是吗"。

4. 交谈结束阶段　交谈结束时，将所收集的资料向患者简单复述，再次确认，并介绍下一步的计划，感谢患者的合作。

（二）非正式交谈

非正式交谈是指护士在护理工作中和患者的随意交谈，谈话内容不受限制，让患者自由讲述，护士借此可了解患者多种信息，从中选择有价值的资料记录。

## 二、健康史采集的注意事项

（一）注意沟通方式

1. 避免诱导式提问  当患者回答的问题不确切时，护士应耐心启发，不应暗示或诱导，以防患者接受护士的暗示随声附和，导致资料失真。例如，不应该问"您咳出的痰是铁锈色的吗？"，而应该问"您咳出的痰是什么颜色的？"。

2. 避免重复提问  提问应该有目的性、系统性和侧重性。已问过的问题不应反复问，这样会使患者产生烦躁，甚至会降低患者对护士的信任。问诊时应该注意力集中，认真记录，尽量减少重复提问。

（考点：交谈时应怎样避免诱导式提问）

（二）注意交谈语言

1. 避免医学术语  交谈应使用简单清楚、通俗易懂的语言，避免使用专业性、难理解的医学术语，如"心悸""里急后重""谵妄"等。

2. 避免刺激性的语言  在交谈中避免心理损害，不得使用刺激性的语言，如"危险""难治""情况很不好"等语言会加重患者的思想负担，甚至使病情加重。

3. 注意文化差异  不同文化背景的患者在人际沟通的方式上会存在差异。护士应熟悉自己与患者的文化差异，并理解和尊重患者的信仰和价值观，灵活应用沟通方式和语言，以保证交谈的有效性。

4. 注意年龄差异  不同年龄阶段的患者，沟通能力也不同。例如，护士与老年患者交谈时，语言应简单、通俗易懂，语速要慢，音量需适当，并判断患者是否能听懂，以保证交谈的顺利进行。

（三）注意交谈态度

交谈时，语气、态度要诚恳友善、和蔼可亲，避免审问式的询问，避免逼问。对患者要有高度的耐心和责任心，在患者讲述的时候注意倾听，当患者的回答不确切或不满意时要耐心启发。例如，"不用急，想想再慢慢说"。灵活应用肢体语言，如友善的面部表情、目光的对视，适当的时候微笑或点头等。

（四）注意病情轻重

对危重患者，应在简要地评估后积极配合医生抢救，待病情稳定后，再做全面、详细的健康史评估。

# 第 2 节  健康史的内容

健康史的内容包括患者的一般资料、主诉、现病史、既往史、用药史、成长发展史、家族史、系统回顾。

## 一、一 般 资 料

一般资料（general data）包括姓名、性别、年龄、籍贯、婚姻、民族、文化程度、宗教信仰、职业、地址、工作单位、入院时间、记录时间、入院方式、健康史来源及可靠程度等。了解性别、年龄、职业等有助于某些疾病的诊断。文化程度、宗教信仰等有助于了解患者对疾病的态度及价值观。若健康史的叙述者不是本人，则应注明与患者的关系。

## 二、主　诉

主诉（chief complaint）是患者本次就诊最主要、最痛苦、最明显的症状或体征及持续时间，也是本次就诊最主要的原因。主诉语句要简明扼要，词语要规范、严谨，尽量采用医学术语，一般以不超过 20 个字为宜。例如，"突发下腹痛 3 小时"。一般不以诊断或检验结果为主诉内容，在确实没有症状或体征的情况下，诊断名、异常检查结果亦可作为主诉，如"肺癌术后 1 个月"。主诉包含的症状或体征多于一项时，应按其发生的先后顺序排列，如"右侧胸痛 20 天，活动后气促 3 天"。

（考点：主诉的概念及注意事项）

## 三、现　病　史

现病史（history of present illness）是围绕主诉详细描述患病以来疾病的发生、发展、演变和诊治经过的全过程，是健康史的主体部分。主要包括以下内容。

1. 患病时间与起病情况　包括起病的时间、病因、诱因、急缓及地点等。现病史的时间应与主诉保持一致。

2. 主要症状的特点　按发生的先后顺序详细描述症状的部位、性质、程度、发作频率、持续时间、有无加重或缓解的因素及演变发展情况。

3. 伴随症状　指与主要症状同时或随后出现的其他症状，需详细记录其发生的时间、特点及演变情况，与主要症状之间的关系等。与鉴别诊断有关的"阴性症状"也应记录。

4. 自我应对及诊治经过　指起病后患者自服了何种药物，采取了何种护理措施。曾在何地、何时做过何种检查和治疗，以及诊断和治疗效果等。

5. 病程中的一般情况　简要记录患者发病后的精神状态、饮食、睡眠、大小便、体重等情况。

（考点：现病史的内容）

## 四、既　往　史

既往史（past history）是指患者本次发病以前的健康及疾病情况，按时间先后顺序书写。既往史内容：①既往一般健康情况；②有无患过病毒性肝炎、伤寒、结核病等传染病和其他疾病，发病时间及诊疗情况；③有无预防接种史、手术史、外伤史、输血史及药物、食物和其他接触物过敏史。

## 五、用　药　史

用药史（medication history）是指患者曾经和现在的用药情况。对于正在使用的药物，应详细询问服用药物的名称、剂量、用法、效果及不良反应等。对于特殊药物如糖皮质激素、抗结核药物等应记录其用法、剂量和时间。对于曾经使用的药物，主要询问药物疗效和不良反应。

## 六、成长发展史

1. 个人史（personal history）　包括：①出生地、居留地，居住史；②家庭经济、卫生状况、业余爱好、烟酒嗜好的程度和时间，有无其他异嗜物和麻醉药品、毒品使用史等；③职业、工种、劳动环境，有无长期与有毒或有害物质接触等情况；④有无冶游史，是否患过梅毒和淋病等。

2. 月经史（menstrual history） 包括初潮年龄、行经天数、月经周期、末次月经时间（或闭经年龄），月经量、颜色，经期有无痛经、胃肠功能紊乱等。记录格式如下：

$$初潮年龄 \frac{行经天数}{月经周期} 末次月经时间或绝经年龄$$

例：$15 岁 \frac{3\sim7天}{28\sim30天} 2017 年 8 月 10 日（过 55 岁）$

3. 婚姻史（marital history） 包括婚姻状况、结婚年龄、性生活状况、配偶健康情况、是否近亲结婚等。

4. 生育史（childbearing history） 包括生育次数，流产次数，有无早产、难产、死产、手术产，围生期感染及计划生育情况等。对于男性患者，应询问有无患过影响生育的疾病。

### 知识链接

#### 地 方 病

地方病是指具有严格的地方性区域特点的一类疾病。《中国医学百科全书·地方病学卷》将其定义为在某些特定地区相对稳定并经常发生的疾病。我国重点防治的地方病有地方性甲状腺肿、地方性克汀病、地方性氟中毒、大骨节病、克山病、鼠疫和布鲁菌病 7 种。地方病重病区主要集中在广大农村、山区、牧区等偏僻地区。长期居住在病区的人群均有可能发病，其发病与否取决于个体暴露时间、暴露程度及对相应病因的易感性。

## 七、家 族 史

家族史（family history）主要了解患者的父母、兄弟、姐妹及子女的健康情况，有无与患者同样的疾病，有无肿瘤、糖尿病、高血压、精神障碍等与遗传有关的疾病。死亡者应注明死因及时间。

## 八、系 统 回 顾

系统回顾（review of systems）是为了全面评估患者除现在所患疾病以外的其他各系统有无相关症状，以及这些症状与本次健康疾病之间是否存在因果关系。系统回顾的内容见表 2-1。

表 2-1　系统回顾内容

| 项目 | 内容 |
| --- | --- |
| 头颅五官 | 有无视力听力障碍、耳鸣、五官出血、声嘶等 |
| 呼吸系统 | 有无咳嗽、咳痰、咯血、呼吸困难、喘息、胸痛、胸闷等 |
| 循环系统 | 有无心悸、活动后气促、心前区疼痛、水肿、血压升高等 |
| 消化系统 | 有无反酸、嗳气、恶心、呕吐、腹痛、腹泻、呕血、便血、黄疸等 |
| 内分泌及代谢 | 有无多饮、多尿、体重改变、食欲亢进、异常闭经、怕热、多汗等 |
| 泌尿生殖系统 | 有无尿频、尿急、尿痛、排尿困难、尿量改变、尿色改变、尿失禁等 |
| 肌肉骨骼系统 | 有无关节红、肿、热、痛、运动障碍、肌肉痉挛、萎缩、震颤等 |
| 神经精神系统 | 有无头晕、头痛、晕厥、意识障碍、瘫痪、抽搐、感觉障碍等 |

# 自测题

A₁/A₂型题

1. 一位护士在与患者的交谈中，希望了解更多患者对其疾病的真实感受和治疗的看法。最适合的交谈技巧为（　　）

    A. 认真倾听　　　　B. 仔细核实

    C. 及时鼓励　　　　D. 封闭式提问

    E. 开放式提问

2. 采集病史过程中，下列哪项提问不妥（　　）

    A. 您病了多长时间了？

    B. 您感到哪里不舒服？

    C. 您的粪便是黑色的吗？

    D. 您一般在什么时候发热？

    E. 您现在心情怎样？

3. 健康史的主体部分，记录疾病发展变化的全过程的是（　　）

    A. 主诉　　　　　　B. 现病史

    C. 既往史　　　　　D. 个人史

    E. 系统回顾

4. 下列对主诉的叙述错误的是（　　）

    A. 主诉是患者本次就诊最主要、最痛苦、最明显的症状或体征及持续时间

    B. 主诉是患者本次就诊最主要的原因

    C. 主诉一般不超过20个汉字

    D. 主诉要简单明了，一般不用专业医学术语

    E. 主诉包含的症状多于一项时，应按其发生的先后顺序排列

5. 患者，女，46岁，因卵巢囊肿入院。健康史采集时，询问："你是否绝经了？"这一提问属于（　　）

    A. 封闭式提问　　　　B. 开放式提问

    C. 诱导性提问　　　　D. 责备性提问

    E. 鼓励式提问

（傅孝媛）

# 第 3 章

# 常见症状评估

症状（symptom）是指患者主观感受到不适或痛苦的异常感觉，或某些客观的病态表现，如头痛、发热、呼吸困难等。症状作为健康状况的主观资料，是健康史的重要组成部分。研究症状的发生、发展和演变，对形成护理诊断、指导临床护理措施起着主导作用。

## 第1节 发　　热

 案例 3-1　　　　患者，男，25岁。3天前下班回家路上遭遇大雨。第二天出现寒战、高热、乏力，自测体温波动于39.5～40.2℃，自行服用"清开灵颗粒"后仍然高热不退，遂来医院就诊。

　　问题：1. 该患者的主要症状是什么？
　　　　　2. 根据患者的发热特点判断属于哪种热型？

正常人的体温受体温调节中枢所调控，使产热和散热过程呈现动态平衡，体温保持在相对恒定的范围内，一般在36～37℃。机体在致热原作用下或其他原因引起体温升高超出正常范围，称为发热（fever）。

## 一、病　　因

引起发热的原因很多，临床可分为感染性发热和非感染性发热。

### （一）感染性发热

感染是临床上引起发热的主要原因。各种病原微生物如病毒、细菌、支原体等引起的感染均可出现发热。

### （二）非感染性发热

引起非感染性发热的原因有下列几类。

1. 无菌坏死物质的吸收　包括大面积烧伤、手术组织损伤等。

2. 抗原-抗体反应　如风湿、自身免疫性疾病等。

3. 内分泌代谢障碍　如甲状腺功能亢进症、大量失血等。

4. 皮肤散热减少　如广泛性皮炎、慢性心力衰竭等。

5. 体温调节中枢功能障碍　如安眠药中毒、脑出血、颅内出血等。

6. 自主神经功能紊乱　如夏季发热、感染性发热、治愈后低热等。

（考点：临床上引起发热最常见的原因）

## 二、临 床 表 现

（一）临床过程

发热的过程一般可分为三个阶段。

1. **体温上升期**　常表现为皮肤苍白、畏寒或寒战、无汗，此期产热大于散热使体温升高。

2. **高热期**　是指体温上升达高峰后保持一定时间，产热和散热过程在较高的水平上保持相对平衡。临床表现为皮肤潮红、灼热，呼吸深快，寒战消失，开始出汗并逐渐增多。

3. **体温下降期**　体温中枢的体温调定点逐渐恢复正常，产热减少，散热增加，使体温降至正常水平。此期表现为出汗多，皮肤潮湿。

（二）临床特点

1. **发热的分度**　以口腔温度为标准，可将发热分为以下四度：低热（37.3～38℃）、中等度热（38.1～39℃）、高热：（39.1～41℃）、超高热（41℃以上）。

（考点：发热的分度及对应的口腔温度值）

2. **热型**　即不同形态的体温曲线。常见热型有以下六种。

（1）稽留热：体温维持在39～40℃或以上水平达数日或数周，24小时内波动范围不超过1℃（图3-1）。常见于肺炎球菌肺炎、伤寒高热期等。

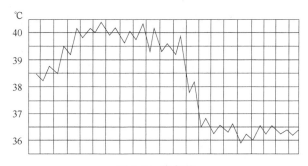

图 3-1　稽留热

（2）弛张热：体温常在39℃以上，24小时内波动范围大于2℃，最低温度也在正常水平以上（图3-2）。常见于败血症、风湿热、重症结核病及化脓性感染等。

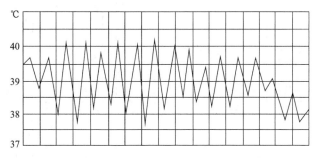

图 3-2　弛张热

（3）间歇热：体温骤升达高峰后持续数小时，又迅速降至正常，无热期可持续1天或数天，如此高热期与无热期反复交替出现（图3-3）。常见于疟疾、急性肾盂肾炎等。

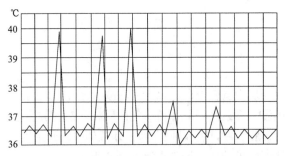

图 3-3　间歇热

（4）波状热：体温逐渐上升达 39℃ 或以上，持续数天后又逐渐降至正常水平，再过数日后体温又逐渐升高，如此反复多次（图 3-4）。常见于布氏杆菌病。

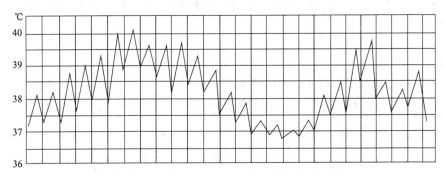

图 3-4　波状热

（5）回归热：体温骤升至 39℃ 或以上，持续数天后又骤然下降至正常水平，数日后又出现高热，这样高热期与无热期各持续数日规律地交替出现（图 3-5）。可见于回归热、霍奇金病等。

（6）不规则热：发热的体温曲线无一定规律（图 3-6）。可见于结核病、风湿热、支气管肺炎、胸膜炎等。

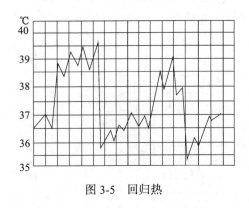

图 3-5　回归热

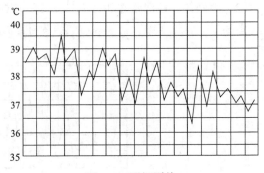

图 3-6　不规则热

（考点：每种热型常见的代表疾病）

（三）伴随症状

发热伴寒战常见于肺炎球菌肺炎、败血症；伴昏迷见于中枢神经系统感染或急性脑血管病；伴淋巴结肿大见于淋巴瘤、白血病等；伴结膜充血见于麻疹、斑疹伤寒等。

## 三、相关护理诊断

1. 体温过高    与病原体感染、体温调节中枢功能障碍有关。
2. 体液不足    与出汗过多和（或）液体入量不足有关。
3. 营养失调：低于机体需要量    与长期低热代谢率增高和营养物质摄入不足有关。
4. 潜在并发症：意识障碍、惊厥。

# 第 2 节　咳嗽与咳痰

**案例 3-2**    患者，男，65 岁。反复咳嗽、咳痰 20 余年。痰液为白色浆液或脓性痰，早晚明显，每年发作 3 个月以上，多在冬春季节发作，近 10 年来出现活动后气促且进行性加重，3 天前受凉后加重入院。查体：桶状胸，肺部叩诊过清音。

**问题：** 1. 该患者主要症状是什么？发生上述症状的可能原因是什么？

         2. 该患者主要的护理诊断有哪些？

咳嗽（cough）是一种保护性反射防御动作，通过咳嗽能有效清除呼吸道内的分泌物或进入气道内的异物。咳痰（expectoration）是通过咳嗽动作将呼吸道内病理性分泌物排出口腔外。

**知识链接**

### 咳嗽发生的过程

咳嗽是由喉下神经、膈神经与脊神经分别传到咽肌、声门、膈肌与其他呼吸肌而引起的。咳嗽动作首先是快速、短促吸气、膈下降，声门迅速关闭，随即呼气肌、膈肌与腹肌快速收缩，使肺内压迅速升高；然后声门突然开放，肺内高压气流喷射而出，冲击声门裂隙而发生咳嗽动作与特别的音响，呼吸道内的分泌物或异物也随之被排出。

## 一、病　　因

1. 呼吸系统疾病    整个呼吸道黏膜受到刺激时，均可引起咳嗽，如吸入刺激性气体及异物、炎症、出血、肿瘤等；胸膜炎或胸膜受到刺激也可引起咳嗽。

2. 心血管疾病    左心衰竭引起肺淤血、肺水肿，肺泡及支气管内漏出物或渗出物刺激肺泡壁及支气管黏膜可引起咳嗽。

3. 神经、精神因素    膈神经反射或迷走神经（耳支）反射，可引起神经反射性咳嗽，神经官能症、癔症亦可引起咳嗽。

## 二、临　床　表　现

（一）临床特点

1. 咳嗽和咳痰的性质    咳嗽无痰或痰量很少称为干性咳嗽，常见于急性咽喉炎、急性支气管炎初期、胸膜炎、肺结核、肺癌、支气管异物等。咳嗽伴有痰液称湿性咳嗽，常见于慢性支气管炎、支气管扩张、肺脓肿等。

2. 咳嗽的时间和规律    突然发作性咳嗽，常见于吸入刺激性气体或异物等；长期慢性咳嗽常见于慢性支气管炎、支气管扩张等；周期性咳嗽可见于慢性支气管炎、支气管扩张，且往往体位改变时咳嗽咳痰加重；卧位咳嗽明显以左心衰竭常见。

3. 咳嗽的音色 咳嗽声音嘶哑多为声带炎症、喉返神经麻痹等；金属音调咳嗽见于纵隔肿瘤、主动脉瘤、支气管肺癌等压迫气管。

4. 痰的性状和量 白色黏液痰常见于支气管炎、支气管哮喘等；黄色脓性痰见于呼吸系统化脓性感染，伴恶臭提示厌氧菌感染；血性痰见于支气管扩张、肺结核、肺癌等；大量脓痰、静置后分三层（上层为泡沫，中层为浆液或浆液脓性，下层为坏死组织），且排痰与体位有关，常见于支气管扩张、肺脓肿、支气管胸膜瘘；大量粉红色泡沫痰见于急性肺水肿；铁锈色痰见于肺炎链球菌肺炎。

（考点：咳嗽、咳痰的特点与疾病的关系）

（二）伴随症状

咳嗽伴发热提示呼吸道感染；咳嗽伴胸痛，多见于肺炎、胸膜炎、支气管肺癌、自发性气胸等；咳嗽伴咯血见于支气管扩张、肺结核、支气管肺癌等；有大量脓痰，见于支气管扩张症、肺脓肿、肺囊肿合并感染等。

## 三、相关护理诊断

1. 清理呼吸道无效 与痰液黏稠、咳嗽无力等有关。
2. 活动无耐力 与长期频繁咳嗽有关。
3. 有窒息的危险 与呼吸道分泌物阻塞呼吸道有关。
4. 潜在并发症：自发性气胸。

## 第3节 咯 血

**案例 3-3** 患者，男，20岁。咳嗽、咳脓痰、反复咯血8年。3天前咳嗽加重，咳脓痰，痰量增多，今晨突然咯血600ml左右而入院。身体评估：T 39.8℃，P 106次/分，R 35次/分，BP 95/75mmHg，消瘦，紧张不安，呼吸急促。

问题：1. 该患者主要的症状是什么？
　　　2. 根据咯血量，该患者咯血属于哪种程度的咯血？
　　　3. 该患者主要护理诊断有哪些？

咯血（hemoptysis）是指喉及喉以下的呼吸道任何部位的出血，经口腔咯出。表现为痰中带血或大量咯血，大咯血可引起窒息或休克，危及生命。咯血需与口腔、鼻、咽部出血或上消化道出血引起的呕血相鉴别。

## 一、病 因

1. 支气管疾病 如支气管炎、支气管扩张、支气管肺癌等。
2. 肺部疾病 如肺结核、肺脓肿等。
3. 心血管疾病 最常见于风湿性心脏病二尖瓣狭窄和各种原因所致的左心衰竭。
4. 其他疾病 某些急性传染病、血液病（血小板减少性紫癜、白血病等）、子宫内膜异位症等也可致咯血。

　　肺结核、支气管扩张、支气管肺癌及风湿性心脏病二尖瓣狭窄是临床上导致咯血常见的四大病因。

（考点：咯血的常见原因）

## 二、临床表现

（一）临床特点

　　1. 年龄特点　青壮年咯血多见于肺结核、支气管扩张症、风湿性心脏病二尖瓣狭窄等；40岁以上的有长期大量吸烟史者，要高度警惕支气管肺癌。

　　2. 咯血的量　咯血量可分为痰中带血、少量咯血（每日咯血量在 100ml 以内）、中等量咯血（每日咯血量 100～500ml）、大咯血（每日咯血量 500ml 以上或一次咯血 300～500ml）。大咯血常咯出满口血液，可导致休克或窒息。

（考点：根据量的多少咯血的分类；咯血的严重并发症）

　　3. 颜色和性状　咯血多为鲜红色；二尖瓣狭窄肺淤血咯血一般为暗红色；左心衰竭肺水肿时咯粉红色泡沫血痰；肺梗死时，咯黏稠暗红色血痰。

（二）伴随症状

　　咯血伴发热见于肺炎、肺脓肿等；咯血伴胸痛见于肺炎、肺癌等；咯血伴脓痰见于肺脓肿、支气管扩张症等。咯血伴皮肤出血见于血液病、流行性出血热等。

## 三、护理诊断

　　1. 有窒息的危险　与大量咯血、意识障碍或无力咳痰有关。
　　2. 恐惧　与突然大咯血或咯血不止有关。
　　3. 焦虑　与咯血不止、对检查结果感到不安有关。
　　4. 潜在并发症：肺不张、休克。

# 第4节　呼吸困难

　　呼吸困难（dyspnea）是指患者主观上感觉空气不足、呼吸费力，客观上表现为用力呼吸、张口抬肩，严重者出现发绀、鼻翼扇动、端坐呼吸，辅助呼吸肌也参与呼吸活动，并可有呼吸频率、节律和深度的改变。

## 一、病因

　　1. 肺源性呼吸困难　由于呼吸系统疾病引起肺通气、换气功能障碍，导致缺氧和（或）二氧化碳潴留所致。常见于慢性阻塞性肺气肿、肺炎、肺结核、胸腔大量积液或气胸等。

　　2. 心源性呼吸困难　左心功能不全时，呼吸困难主要是由于肺淤血，引起换气功能障碍所致。右心功能不全时，呼吸困难主要是由于体循环淤血所致。

　　3. 中毒性呼吸困难　常因血液中酸性代谢产物或其他毒性代谢产物刺激呼吸中枢所致。常见于糖尿病酮症酸中毒、急慢性肾衰竭等。

　　4. 血源性呼吸困难　因红细胞携氧减少，使血氧含量降低，反射性刺激呼吸中枢所致。常见于重度贫血、高铁血红蛋白血症等。

5. 神经、精神性呼吸困难　常因颅内高压或供血减少抑制呼吸中枢所致，亦可由精神心理因素所致。

## 二、临 床 表 现

（一）临床特点

1. 肺源性呼吸困难

（1）吸气性呼吸困难：特点是吸气显著困难，严重者出现"三凹征"，即胸骨上窝、锁骨上窝和肋间隙吸气时明显凹陷，常见于呼吸道梗阻，如喉部水肿、气管异物等。

（考点："三凹证"的定义及常见原因）

（2）呼气性呼吸困难：特点是呼气特别困难，呼气缓慢、时间延长，常伴哮鸣音。常见于小气道梗阻，如支气管哮喘、喘息性支气管炎等。

（3）混合性呼吸困难：吸气和呼气均困难，呼吸浅快，常伴有病理性呼吸音，常见于肺部严重病变、胸腔积液、气胸等。

（考点：肺源性呼吸困难的类型及常见疾病）

2. 心源性呼吸困难　由循环系统疾病所引起，主要见于左心或右心功能不全，左心功能不全所致呼吸困难较为严重。呼吸困难常为左心功能不全最早出现的症状。表现为：

（1）劳力性呼吸困难：其特点为活动时出现或加重，休息时减轻或缓解。

（2）夜间阵发性呼吸困难：随着左心功能不全的加重，呼吸困难常于夜间发生，患者熟睡中突然憋气而惊醒，轻者胸闷、气促、咳嗽，坐起后渐缓解。重者表现为"心源性哮喘"。

**知识链接**

### 夜间阵发性呼吸困难发生原因

夜间阵发性呼吸困难一般认为是夜间睡眠时迷走神经兴奋性增高，使冠状动脉收缩，心肌供血不足，及仰卧时肺活量减少和下半身静脉回流量增多，致肺淤血加重之故。

（3）端坐呼吸：严重心功能不全时，患者不能平卧，被迫采取端坐位以减轻呼吸困难。

（考点：心源性呼吸困难的类型及原因）

3. 中毒性呼吸困难　尿毒症、糖尿病酮症酸中毒时，呼吸深长而规则，称为酸中毒大呼吸库斯莫尔（Kussmaul）呼吸。

4. 血源性呼吸困难　重度贫血、高铁血红蛋白血症、一氧化碳中毒时呼吸常加快加深。

5. 神经、精神性呼吸困难　重度颅脑疾病时，呼吸深而慢，常伴有呼吸节律的改变，如潮式（Cheyne-Stokes）呼吸及毕奥（Biot）呼吸。

（二）伴随症状

呼吸困难伴胸痛常见于肺炎、急性心肌梗死等；呼吸困难伴有哮鸣音见于支气管哮喘；呼吸困难伴咳嗽、脓痰常见于慢性支气管炎、肺脓肿等。

## 三、相 关 护 理 诊 断

1. 低效性呼吸型态　与上呼吸道梗阻，心、肺功能不全有关。

2. 活动无耐力　与呼吸困难、缺氧有关。

3. 语言沟通障碍　与严重喘息有关，与辅助呼吸有关。

4. 恐惧　与严重呼吸困难的心理变化有关。

## 第 5 节　恶心与呕吐

恶心（nausea）是一种紧迫欲吐的胃内不适感，常为呕吐的先兆。呕吐（vomiting）是胃内容物或部分小肠内容物经食管、口腔排出体外的现象。

### 一、病　　因

1. 反射性呕吐　胃肠疾病如急慢性胃肠炎、消化性溃疡等；肝、胆、胰疾病如胆囊炎、肝硬化等；腹膜及肠系膜疾病如急性腹膜炎等。

2. 中枢性呕吐　中枢神经系统疾病，如脑膜炎、脑出血、脑肿瘤等使颅内压增高所致；药物或化学毒物，如洋地黄、有机磷杀虫药、抗癌药等。

3. 神经性呕吐　如神经性厌食、癔症、胃肠神经症等。

4. 前庭功能障碍　如梅尼埃（Meniere）病、晕动病等。

### 二、临　床　表　现

（一）临床特点

1. 呕吐的性质　中枢性呕吐常无恶心先兆，呈喷射状，较顽固，吐后不感轻松；周围性呕吐常有恶心先兆，呈非喷射状；胃源性呕吐患者，吐后即感轻松。

2. 呕吐的时间　妊娠呕吐多发生在清晨；幽门梗阻呕吐常发生在晚上或夜间多餐以后。

3. 呕吐与进食的关系　餐后即刻呕吐见于神经症；餐后 1 小时以上呕吐，提示胃张力下降或胃排空延迟；餐后较久或数餐后呕吐，见于幽门梗阻。

4. 呕吐物的性质　呕吐大量酸性宿食见于幽门梗阻；带粪臭味提示低位小肠梗阻；伴有胆汁提示高位肠梗阻；米泔水样呕吐物见于霍乱；有蒜臭味见于有机磷中毒。

（考点：呕吐的临床特点与疾病的关系）

（二）伴随症状

呕吐伴腹痛、腹泻，多见于急性胃肠炎、细菌性食物中毒及各种急性中毒；伴剧烈头痛、意识障碍，见于中枢神经系统疾病；伴眩晕、耳鸣、眼球震颤，见于前庭功能障碍。

### 三、相关护理诊断

1. 舒适改变　与恶心、呕吐的各种原因通过神经反射或直接刺激延脑呕吐中枢使其兴奋性增高有关。

2. 体液不足或有体液不足的危险　与呕吐引起体液丢失过多有关。

3. 营养失调：低于机体需要量　与长期呕吐和摄入不足有关。

4. 潜在并发症：窒息。

## 第 6 节　腹　　痛

腹痛（abdominal pain）是个常见症状，多由腹部脏器疾病引起，也可由腹腔外疾病或全身疾病所致。腹痛按起病缓急、病程长短可分为急性腹痛和慢性腹痛。

## 一、病　因

1. 急性腹痛　腹腔器官急性炎症如急性胃肠炎、急性阑尾炎等；空腔脏器阻塞如急性肠梗阻、胆石症等；脏器扭转或破裂如胃及十二指肠溃疡穿孔、肝脏破裂等；腹膜炎症及胸腔疾病所致的腹部牵涉痛等。

2. 慢性腹痛　腹腔脏器的慢性炎症如反流性食管炎、慢性胰腺炎等；胃肠疾病如胃、十二指肠溃疡等。肿瘤性疾病如胃癌、肝癌等。

## 二、临床表现

（一）临床特点

1. 腹痛的部位　腹痛部位常为病变所在部位。胃、十二指肠疾病疼痛多在中上腹部；胆囊炎、胆石症、肝脏疾病的疼痛多在右上腹；空肠、回肠病变所致疼痛位于脐周；右下腹疼痛多是回盲部病变所致。

2. 腹痛的性质和程度　突发的中上腹剧烈刀割样痛、烧灼痛，多为胃、十二指肠溃疡穿孔；中上腹持续性剧痛或阵发性加剧应考虑急性胃炎、急性胰腺炎；阵发性剑突下钻顶样疼痛是胆道蛔虫症的典型表现。

3. 腹痛与体位的关系　急性腹膜炎在静卧双腿屈曲时减轻，腹部加压或改变体位加重；胃黏膜脱垂患者左侧卧位可使疼痛减轻，右侧卧位腹痛加重；急性胰腺炎疼痛以卧位为甚，前倾位可减轻；胆道蛔虫病患者常胸膝位时疼痛有所缓解。

4. 腹痛发作的时间与诱因　胃、十二指肠溃疡多表现为周期性、节律性疼痛；胃癌疼痛无明显规律；胆囊炎、胆石症常因进食油腻食物而诱发或加重疼痛；急性胰腺炎发作前常有暴食、酗酒史。

（考点：腹痛的临床特点与疾病的关系）

（二）伴随症状

伴发热多见于感染性疾病；伴明显消瘦者多见于小肠病变，如肠结核等；伴里急后重者见于结肠、直肠病变患者。

## 三、相关护理诊断

1. 疼痛：腹痛　与腹壁或腹内脏器病变有关。
2. 恐惧　与剧烈腹痛有关。
3. 潜在并发症：休克。

## 第7节　呕血与便血

呕血（hematemesis）是指上消化道疾病（指屈氏韧带以上的消化器官，包括食管、胃、十二指肠、肝、胆、胰等疾病）或全身性疾病所致的急性上消化道出血，出血经口腔呕出。便血是指消化道出血，血液由肛门排出。便血一般提示下消化道出血，便血颜色可因出血部位和速度不同而呈鲜红、暗红或黑色。

## 一、病　　因

（一）呕血

（1）食管疾病：食管癌、食管异物等。

（2）胃、十二指肠疾病：消化性溃疡、胃癌等。

（3）肝、胆、胰等疾病：食管胃底静脉曲张、胆石症、胰腺癌等。

（4）其他疾病：尿毒症、血小板减少性紫癜、白血病等。

（5）药物作用：肾上腺皮质激素、水杨酸类药物等。

（考点：呕血的常见病因）

（二）便血

（1）直肠及肛管疾病：直肠癌、痔疮、肛裂等。

（2）结肠疾病：结肠癌、溃疡性结肠炎等。

（3）小肠疾病：肠结核、伤寒、肠套叠等。

（4）上消化道疾病：引起呕血的疾病均可引起便血，视出血量和速度不同可表现为黑便或便血。

（考点：便血的常见病因）

## 二、临 床 表 现

（一）呕血

1. 呕血和黑便　提示上消化道出血的直接证据。出血量大，在胃内停留的时间短，则呕出的血液颜色呈鲜红色或暗红色。若在胃内停留的时间长，则为咖啡色或棕褐色。呕血者说明胃内潴留血量至少达250～300ml。呕血患者还要注意与咯血的鉴别（表3-1）。呕血和黑便主要取决于出血部位及出血量的多少，黑便者出血量至少在50～70ml以上。出血量较小时粪便外观可无异常，须通过大便潜血实验加以鉴别，每日出血量达5ml以上大便潜血实验即呈阳性。

（考点：呕血和黑便的临床特点）

表3-1　咯血与呕血的鉴别

| 鉴别点 | 咯血 | 呕血 |
|---|---|---|
| 病史 | 呼吸系统或心血管病 | 消化系统疾病 |
| 先兆症状 | 喉部痒、胸闷 | 上腹部不适、恶心、呕吐 |
| 出血方式 | 咯出 | 呕出 |
| 出血颜色 | 鲜红 | 暗红色、咖啡色、偶有鲜红色 |
| 血中混合物 | 泡沫、痰液 | 食物残渣、胃液 |
| 酸碱反应 | 碱性 | 酸性 |
| 黑粪 | 无（咽下血液时可有） | 有，可为柏油样便。呕血停止后持续数日 |
| 出血后痰性状 | 痰中带血 | 无痰 |

（考点：呕血和咯血的鉴别要点）

2. 失血的表现　出血量达10%～15%血容量时，即可出现明显的全身症状，如头晕、出汗、心悸等表现；达20%以上血容量时软弱无力、面色苍白、脉搏增快、四肢厥冷等表现；达

30% 以上血容量时，出现脉搏细速、血压下降、尿量减少等急性循环衰竭的表现。

（考点：患者失血表现与出血量的关系）

3. 发热  大出血后可出现发热为吸收热，体温一般不超过 38.5℃。

4. 血液学改变  早期不明显，后期可出现贫血表现。

（二）便血

下消化道出血如出血速度快、量多、血液在肠道停留的时间短则便血呈鲜红色，反之则呈暗红色。上消化道及小肠出血在肠内停留时间较长，粪便呈黑色，表面附有黏液而发光，似柏油，称柏油样便。急性出血坏死性肠炎可排出洗肉水样血便，伴特殊的腥臭味。

（三）伴随症状

呕血伴有蜘蛛痣、肝掌多提示肝硬化所致食管、胃底静脉曲张破裂出血；呕血伴有上腹部慢性、周期性与节律性的疼痛多为消化性溃疡；中老年人，慢性上腹痛，疼痛无明显规律性并有厌食及消瘦，要警惕胃癌。

便血伴里急后重提示肛门、直肠疾病，如细菌性痢疾、直肠癌等；伴发热，常见于急性细菌性痢疾、肠伤寒等。

（考点：呕血和便血的伴随症状与疾病的关系）

## 三、相关护理诊断

1. 组织灌注不足  与上消化道出血所致的血容量不足有关。

2. 恐惧  与急性上消化道大出血有关。

3. 活动无耐力  与出血所致的贫血有关。

4. 潜在并发症：休克。

5. 皮肤完整性受损的危险  与排泄物刺激肛周皮肤有关。

# 第8节 水 肿

人体组织间隙中有过多的液体积聚而使组织出现肿胀称为水肿（edema）。过多的液体积聚在体腔内称为积液，如胸腔积液（胸水）、腹腔积液（腹水）、心包积液。水肿按部位分为全身性水肿和局部性水肿；按性质分为凹陷性水肿和非凹陷性水肿。

## 一、病  因

1. 全身性水肿  心源性水肿常见于右心衰竭。肾源性水肿见于肾小球肾炎、肾病综合征等。肝源性水肿常见于肝硬化。营养不良性水肿见于慢性消耗性疾病、营养不良等。其他如特发性水肿、黏液性水肿、药物性水肿等。

2. 局部性水肿  静脉阻塞性水肿见于上腔静脉阻塞综合征、静脉血栓形成。炎症性水肿见于疖、痈、蜂窝织炎等。淋巴性水肿见于淋巴管炎丝虫病等。血管神经性水肿见于变态反应性疾病等。

## 二、临 床 表 现

（一）全身性水肿

1. 心源性水肿  首先出现在身体的下垂部位，多位于下肢，经常卧床者以腰骶部明显。水肿为对称性、凹陷性。常伴有颈静脉怒张、肝大、静脉压升高等，严重者出现胸腔积液、腹水及心包积液。

（考点：心源性水肿的临床特点）

2. 肾性水肿 水肿特点是首先出现于结缔组织最疏松处，如晨起眼睑与颜面水肿，逐渐发展为全身水肿。常有尿改变、高血压、肾功能损害的表现。肾源性水肿与心源性水肿的鉴别见表3-2。

（考点：肾源性水肿的临床特点）

表 3-2 肾源性水肿与心源性水肿的鉴别

| 鉴别点 | 心源性水肿 | 肾源性水肿 |
| --- | --- | --- |
| 病因 | 见于右心衰竭 | 见于各种肾炎、肾病综合征 |
| 首发部位 | 身体低垂部位 | 眼睑、颜面 |
| 发生速度 | 比较缓慢 | 发展常迅速 |
| 水肿性质 | 凹陷性，移动性较小 | 凹陷性，软而移动性较大 |
| 伴随病征 | 伴心功能不全病征如心脏增大、肝颈静脉回流征阳性等 | 伴肾脏疾病病征如高血压、蛋白尿、管型尿等 |

3. 肝源性水肿 肝硬化失代偿期主要表现为腹水，也可出现下肢或全身水肿。特点是发展缓慢，起于脚踝，逐渐向上发展，以腹水为主，头面及上肢常无水肿。

4. 营养不良性水肿 水肿发生前有消瘦、体重减轻的表现，以后出现水肿，多从脚踝开始蔓延至全身。

5. 其他原因的全身性水肿 黏液性水肿的特点是非凹陷性水肿，以颜面及下肢胫前明显，主要见于甲状腺功能减退症。

（考点：黏液性水肿的原因及特点）

（二）局部水肿

局部水肿的特点为局部首先出现炎症、血栓形成、创伤或过敏等，然后出现水肿。常为局部静脉、淋巴回流受阻或毛细血管通透性增加所致。

（考点：水肿的临床分类）

（三）伴随症状

水肿伴有肝大、颈静脉怒张见于右心功能不全；伴肝大、腹水明显的为肝源性水肿；水肿伴有重度蛋白尿，常为肾源性水肿；水肿伴有呼吸困难与发绀者，常见于心脏病、上腔静脉阻塞综合征；水肿与月经周期有明显关系，可见于特发性水肿。

### 三、相关护理诊断

1. 体液过多 与右心衰竭，水、钠潴留有关。
2. 有皮肤完整性受损的危险 与水肿所致组织、细胞营养不良有关。
3. 活动无耐力 与胸腔积液、腹水所致呼吸困难有关。
4. 潜在并发症：急性肺水肿。

## 第 9 节 黄 疸

黄疸（jaundice）是由于血清中胆红素浓度升高（超过34.2μmol/L）而使皮肤、黏膜、巩膜发黄的症状和体征。正常血清胆红素浓度为 1.7～17.1μmol/L，超过 34.2μmol/L 即出现黄疸。当血清胆红素浓度达到 17.1～34.2μmol/L 时，虽然超过了正常范围，但皮肤、黏膜、巩膜无黄染，称为隐性黄疸。

## 一、病　　因

1. 溶血性黄疸　由于红细胞大量的破坏，生成过多，超过肝细胞的摄取、结合、排泌能力，而出现黄疸。凡能引起溶血的疾病都均可产生溶血性黄疸，临床上多见于蚕豆病、新生儿溶血、不同血型输血后的溶血、蛇毒等。

2. 肝细胞性黄疸　各种使肝细胞广泛损害的疾病均可发生黄疸，如病毒性肝炎、肝硬化等。由于肝细胞的损伤使其对胆红素的摄取、结合及排泄功能发生障碍，引起血中的非结合胆红素增加；而经未受损的肝细胞所转变的结合胆红素的一部分，可因肝细胞的肿胀、坏死及胆管内胆栓形成等反流入血致使血中结合胆红素亦增高。

3. 胆汁淤积性黄疸　是指各种原因导致胆汁淤积，胆管内压力增高，毛细胆管、小胆管破裂，胆汁中的结合胆红素反流入血而引起血中浓度增高所致的黄疸。胆汁淤积可分为肝内胆管淤积与肝外胆管淤积。

（考点：黄疸的分型及发生原因）

## 二、临　床　表　现

（一）临床特点

1. 溶血性黄疸　黄疸一般较轻，皮肤呈浅柠檬色。急性溶血时可伴有寒战、高热、四肢疼痛，尿色酱油色或浓茶色。

2. 肝细胞性黄疸　黄疸程度不等，皮肤、黏膜浅黄至深黄色，疲乏、食欲减退，尿色加深。

3. 胆汁淤积性黄疸　黄疸程度一般较重，皮肤呈暗黄色，完全阻塞者可呈黄色。粪便颜色变浅或呈白陶土色。

（考点：三种黄疸的临床特点）

（二）伴随症状

黄疸伴发热见于急性胆管炎、肝脓肿；黄疸伴上腹剧烈疼痛可见于胆道结石、胆道蛔虫病；黄疸伴肝大见于病毒性肝炎。

## 三、相关护理诊断

1. 舒适度减弱：皮肤瘙痒　与胆红素排泄障碍、血液中胆盐过高刺激皮肤有关。
2. 自我形象紊乱　与黄疸所致皮肤、黏膜和巩膜黄染有关。
3. 睡眠型态紊乱　与胆汁淤积性黄疸所致的皮肤瘙痒有关。
4. 有皮肤完整性受损的危险　与皮肤瘙痒有关。
5. 焦虑　与皮肤严重黄染影响自我形象有关；与病因不明、创伤性检查有关。

## 第10节　意　识　障　碍

意识障碍（disturbance of consciousness）是指人对周围环境及自身状态的识别和觉察能力出现障碍的一种状态。多由于高级神经中枢功能活动受损所引起，可表现为嗜睡、意识模糊、昏睡、昏迷和谵妄。

## 一、病　因

1. 感染性疾病　颅内感染性疾病如脑炎、脑膜炎等；全身性严重感染如败血症、肺炎、伤寒、严重胆道感染等。

2. 非感染性疾病　脑血管疾病如脑出血、脑栓塞、蛛网膜下隙出血等；脑占位性病变如脑肿瘤；颅脑损伤如脑震荡、脑挫裂伤等；内分泌与代谢障碍如尿毒症、肝性脑病等；中毒如有机磷农药、一氧化碳中毒等；其他如电击、中暑、淹溺等。

## 二、临 床 表 现

（一）临床特点

1. 嗜睡　为最轻的意识障碍，患者处于一种病理性睡眠状态，可以被轻度刺激所唤醒，并能正确回答问题和做出各种反应，但当刺激去除后很快又入睡。

2. 意识模糊　意识水平轻度下降，较嗜睡为深的一种意识障碍。患者能保持简单的精神活动，但对时间、地点、人物的定向能力障碍。

3. 昏睡　患者处于病理性熟睡状态，不易唤醒，但在强烈刺激下如压眶、摇动身体、大声呼喊等可被唤醒。醒时答语模糊或答非所问。当刺激去除后很快又入睡。

4. 昏迷　是最严重的意识障碍，表现为意识持续的中断或完全丧失。按程度不同又分为以下三种。

（1）浅昏迷：意识大部分丧失，无自主运动，对声、光刺激无反应，对疼痛刺激尚可做出反应。角膜反射、瞳孔对光反射、吞咽反射、眼球运动、腱反射等生理反射存在，血压、呼吸、脉搏等生命体征稳定。

（2）中度昏迷：对各种刺激无反应，对剧烈刺激可有防御反应。角膜反射、瞳孔对光反射迟钝，眼球无转动，血压、呼吸、脉搏可有变化。

（3）深昏迷：意识完全丧失，对各种刺激均无反应，所有深、浅反射都消失，生命体征不稳定，血压下降，呼吸不规则。

5. 谵妄　还有一种以兴奋性增高为主的高级神经中枢急性活动失调状态，称为谵妄。临床上表现为意识模糊、定向力丧失、思维与语言不连贯，可有错觉、幻觉、躁动不安、胡言乱语或精神错乱等。谵妄可见于急性感染高热期、肝性脑病、中枢神经系统疾病和某些药物中毒等。

（考点：临床常见意识障碍的临床特点）

（二）伴随症状

伴发热见于重症感染性疾病；伴瞳孔散大见于酒精、氰化物等中毒；伴瞳孔缩小可见于吗啡类、有机磷类杀虫剂等中毒；伴有血压降低可见于各种原因的休克；伴脑膜刺激征见于脑膜炎、蛛网膜下隙出血等；伴偏瘫见于脑出血、脑栓塞、颅内占位性病变等。

## 三、相关护理诊断

1. 急性意识障碍　与脑出血有关；与肝性脑病有关等。

2. 清理呼吸道无效　与意识障碍致咳嗽反射减弱或消失有关。

3. 有误吸的危险　与意识丧失至咳嗽和吞咽反射减弱或消失有关。

4. 有外伤的危险　与意识障碍有关。

5. 营养失调：低于机体需要量　与意识障碍不能正常进食有关。

6. 有皮肤完整性受损的危险　与意识障碍、长期卧床和（或）与排泄物刺激有关。

7. 有感染的危险　与意识丧失、咳嗽和吞咽反射减弱或消失有关；或与留置导尿管有关。

8. 完全性尿失禁　与意识障碍所致的排尿失控有关。

9. 排便失禁　与意识障碍所致排便失控有关。

## 自测题

$A_1/A_2$ 型题

1. 发热最常见的原因是（　　　）
   A. 无菌性坏死性物质吸收
   B. 内分泌与代谢障碍
   C. 自主神经功能紊乱
   D. 体温调节中枢功能失调
   E. 病原体感染

2. 正常人口腔法测体温为（　　　）
   A. 36.5～37℃　　　B. 36～37℃
   C. 36.3～37.2℃　　D. 36.5～37.5℃
   E. 36.5～37.7℃

3. 伤寒的常见热型为（　　　）
   A. 弛张热　　　　　B. 波状热
   C. 稽留热　　　　　D. 间歇热
   E. 不规则热

4. 体温持续在39～40℃以上，数天或数周，24小时以内波动范围不超过1℃，称为（　　　）
   A. 弛张热　　　　　B. 间歇热
   C. 回归热　　　　　D. 稽留热
   E. 波状热

5. 疼痛位于右下腹麦氏点可能是（　　　）
   A. 盆腔炎　　　　　B. 阑尾炎
   C. 小肠炎　　　　　D. 胃炎
   E. 乙状结肠炎

6. 突发剑突下钻顶样腹痛最可能的诊断是（　　　）
   A. 肠蛔虫症　　　　B. 胆石症
   C. 急性病毒性肝炎　D. 胆道蛔虫症
   E. 胆囊炎

7. 严重吸气性呼吸困难最主要的特点是（　　　）
   A. 端坐呼吸　　　　B. 鼻翼扇动
   C. 哮鸣音　　　　　D. 呼吸加深加快
   E. 三凹征

8. 夜间阵发性呼吸困难常见于（　　　）
   A. 胸腔积液
   B. 支气管哮喘
   C. 急性左心功能不全
   D. 急性右心功能不全
   E. 肺气肿

9. 左心功能不全时出现呼吸困难主要是由于（　　　）
   A. 体循环淤血　　　B. 腹水
   C. 肺淤血　　　　　D. 肺小动脉压力降低
   E. 横膈活动障碍

10. 呼吸困难患者出现"三凹征"，提示（　　　）
    A. 肺部炎症　　　　B. 胸膜炎
    C. 气管阻塞　　　　D. 小支气管阻塞
    E. 肺结核

11. 库斯莫尔呼吸最常见于（　　　）
    A. 神经症　　　　　B. 心源性呼吸困难
    C. 血源性呼吸困难　D. 糖尿病酮症酸中毒
    E. 肺源性呼吸困难

12. 下列哪项可引起混合性呼吸困难（　　　）
    A. 气管异物　　　　B. 喉痉挛
    C. 气胸　　　　　　D. 支气管哮喘
    E. 慢性阻塞性肺气肿

13. 下列哪项可引起金属音调咳嗽（　　　）
    A. 纵隔肿瘤　　　　B. 声带炎
    C. 喉炎　　　　　　D. 喉结核
    E. 喉癌

14. 咳大量脓臭痰最常见的疾病是（　　　）
    A. 肺脓肿　　　　　B. 慢性支气管炎
    C. 大叶性肺炎　　　D. 支气管哮喘
    E. 肺结核

15. 咳铁锈色痰最常见的疾病是（　　　）

A．肺脓肿　　　　B．支气管哮喘

C．肺炎球菌肺炎　D．慢性支气管炎

E．慢性咽炎

16．咳大量粉红色泡沫痰主要见于下列哪种疾病（　　　）

A．支气管扩张　　B．肺结核

C．慢性支气管炎　D．细菌性肺炎

E．急性肺水肿

17．每天咯血量为多少时属于大量咯血（　　　）

A．＞100ml　　　B．＞500ml

C．100～500ml　D．＞300ml

E．＞1000ml

18．60岁以上长期吸烟者，咯血应考虑（　　　）

A．肺癌

B．支气管扩张

C．风湿性心脏病二尖瓣狭窄

D．慢性支气管炎

E．肺结核

19．肾源性水肿的特点是（　　　）

A．先消瘦，后水肿　B．颈静脉怒张

C．肝大　　　　　　D．伴有蛋白尿

E．首先出现于身体的下垂部位

20．心源性水肿最常见的病因是（　　　）

A．左心衰竭　　　B．右心衰竭

C．渗出性心包炎　D．心律失常

E．心绞痛

21．肾源性水肿者，其水肿常先出现于（　　　）

A．下肢　　　　　B．全身

C．眼睑　　　　　D．胸腔

E．腹腔

22．心源性水肿者，其水肿常先出现于（　　　）

A．腹腔　　　　　B．眼睑

C．全身　　　　　D．胸腔

E．人体的最低部位

23．水肿的产生机制不包括（　　　）

A．钠、水潴留

B．毛细血管滤过压升高

C．毛细血管通透性增高

D．血浆胶体渗透压增高

E．淋巴液或静脉回流受阻

24．下列哪项可引起局部水肿（　　　）

A．右心衰竭　　　B．丝虫病

C．营养不良　　　D．肾病综合征

E．肝硬化

25．出现肉眼可见的黄疸，血液中胆红素浓度最低应是（　　　）

A．＞1.7μmol/L　　B．＞17.1μmol/L

C．＞34.2μmol/L/L D．＞68μmol/L

E．＞136μmol/L

26．呕血最常见的疾病是（　　　）

A．消化性溃疡

B．食管静脉曲张破裂出血

C．胃癌

D．急性胃黏膜病变

E．慢性胃炎

27．中老年患者，慢性上腹痛，无明显规律性，伴消瘦、呕血，应警惕（　　　）

A．慢性胃炎　　　B．消化性溃疡

C．胃癌　　　　　D．肝硬化

E．胆囊炎

28．便血伴里急后重可见于（　　　）

A．胃癌　　　　　B．败血症

C．小肠疾病　　　D．肝癌

E．直肠癌

29．黏液脓血便伴里急后重可见于（　　　）

A．消化性溃疡　　B．急性细菌性痢疾

C．肠结核　　　　D．小肠血管畸形

E．结肠癌

30．患者，女，45岁。排便疼痛伴鲜红色血便3天，出血最可能来自（　　　）

A．胃　　　　　　B．直肠

C．空肠　　　　　D．降结肠

E．十二指肠

31．便血，血色鲜红，不与粪便混合仅黏附于粪便表面，提示（　　　）

A．上消化道出血　B．肛门或肛管疾病出血

C．小肠出血　　　D．食管出血

E．十二指肠出血

32．患者，男，76岁。吸烟者，有慢性支气管炎病史40年，近3天来因受凉后再发伴烦躁。今晨发现唤之不醒而就诊。查体：体温39℃，血压160/90mmHg。意识不清，角膜反射减弱、瞳孔大小正常、对光反射迟钝。未引出病理反射。该患者意识障碍的程度属于（　　　）

A．嗜睡　　　　　B．意识模糊

C．昏睡　　　　　D．轻度昏迷

E. 中度昏迷

33. 患者，女，32 岁。劳力性心悸、气促 8 年，一周前受凉后上述症状加重，不能做家务劳动，洗脸、穿衣，甚至休息也感呼吸困难。检查评估：心尖区有隆隆样舒张期杂音、下肢水肿。该患者呼吸困难的类型属于（　　）

　　A. 肺源性　　　　B. 心源性

　　C. 中毒性　　　　D. 血源性

　　E. 神经精神性

34. 患者，男，45 岁。患十二指肠球部溃疡 5 年，近日原疼痛节律消失，变为持续上腹痛，伴频繁呕吐隔夜酸性宿食。最可能的并发症是（　　）

　　A. 上消化道出血　B. 溃疡穿孔

　　C. 幽门梗阻　　　D. 溃疡癌变

　　E. 复合性溃疡

35. 某肺炎患者，体温 40℃，思维和语言不连贯，并躁动不安，此现象称为（　　）

　　A. 意识模糊　　　B. 精神错乱

　　C. 谵妄　　　　　D. 浅昏迷

　　E. 嗜睡

$A_3/A_4$ 型题

（36、37 题共用题干）

　　患者，男，25 岁。淋雨受凉后突然寒战、高热、咳嗽、胸痛 3 天，伴呼吸困难，口唇发绀 1 天入院。

36. 引起该患者发热的原因是（　　）

　　A. 感染

　　B. 变态反应

　　C. 无菌性坏死物质吸收

　　D. 自主神经功能失调

　　E. 内分泌代谢紊乱

37. 下列哪种痰液对本病的诊断具有特征性（　　）

　　A. 黄色脓性痰　　B. 白色黏液痰

　　C. 粉红色泡沫痰　D. 铁锈色痰

　　E. 痰有恶臭

（38、39 题共用题干）

　　患者，男，28 岁。咳嗽、痰少伴低热、盗汗、乏力、消瘦半年，痰中带血 3 天，今晨突然大量咯血而急诊入院。

38. 该患者咯血最可能的病因是（　　）

　　A. 肺结核　　　　B. 支气管扩张

　　C. 支气管肺癌　　D. 支气管炎

　　E. 风湿性心脏病二尖瓣狭窄

39. 最危险的并发症是（　　）

　　A. 肺部感染　　　B. 失血性休克

　　C. 窒息　　　　　D. 肺不张

　　E. 贫血

（40～42 题共用题干）

　　患者，男，25 岁。反复上腹部疼痛 5 年，本次因饮食不当使症状加重，恶心、呕吐咖啡色液体约 300ml，伴眩晕、口渴、心慌、尿少。查体：BP 94/70mmHg，P 110 次 / 分。

40. 目前该患者的最主要症状是（　　）

　　A. 腹痛　　　　　B. 恶心呕吐

　　C. 眩晕　　　　　D. 呕血

　　E. 便血

41. 患者的粪便可呈（　　）

　　A. 脓血样　　　　B. 果酱样

　　C. 米泔样　　　　D. 柏油样

　　E. 白陶土样

42. 患者的病情观察的重点是（　　）

　　A. 生命体征　　　B. 呼吸频率

　　C. 瞳孔变化　　　D. 意识状态

　　E. 四肢活动度

（张学增）

# 第4章

# 身体评估

## 第1节 身体评估的基本方法

**案例 4-1**　患者，女，8岁。2周前患化脓性扁桃体炎，近日出现乏力、心悸、气短。临床诊断为风湿性心脏病二尖瓣狭窄。

**问题：** 1. 对该患者进行身体评估有哪些方法？
2. 进行心脏听诊时应注意哪些内容？

身体评估是评估者应用自己的感觉器官或借助简单的医学检查工具，对被评估者进行详细的观察和系统的检查，以了解其身体状况的一项最基本的检查方法，是采集客观资料的主要方法。身体评估的基本方法有视诊、触诊、叩诊、听诊、嗅诊，其操作性及技巧性都很强。

## 一、视　　诊

视诊是运用视觉观察被评估者全身或局部状态的评估方法，也即观察法。视诊方法简单，适用范围广，全身及局部的许多体征可通过视诊观察到，能提供重要的评估资料。

（一）视诊的内容

1. 全身状态观察　如年龄、性别、意识状态、营养、发育、面容与表情、姿势与步态、体位等。

2. 局部观察　可了解被评估者身体各部分的改变，如皮肤黏膜的颜色、有无出血点；眼裂大小、眼睑有无下垂、眼球有无突出或凹陷、瞳孔有无异常；胸廓有无畸形、呼吸运动强弱等。

3. 特殊部位的观察　借助某些仪器如检眼镜、内镜等，可对眼底、呼吸道、消化道等特殊部位进行观察。

（二）视诊的注意事项

1. 评估者必须具有扎实的医学知识、丰富的临床经验、敏锐的观察能力，才能发现有意义的临床资料，否则会视而不见。

2. 视诊最好在自然光线、适当的室温下进行，因灯光可以掩盖一些重要体征，如轻度黄疸、发绀和某些皮疹等。

3. 注意保护被评估者的隐私。

## 二、触　　诊

触诊是通过手触摸被评估部位后的感觉来判断其身体某部位有无异常的评估方法。手的不同部位对触觉的敏感度不一样，以指腹及掌指关节的掌面最敏感。触诊使用的范围很广，遍及全身各部位，特别多用于腹部评估。触诊可明确和补充视诊所不能确定的体征，如皮肤温度与湿度、心前区震颤、包块的大小与质地等。

（一）触诊的方法及内容

由于评估部位和评估目的不同，根据触诊时施加的压力轻重，可将触诊分为浅部触诊法和深部触诊法。

1. 浅部触诊法　将手轻轻放在被评估部位，利用掌指关节及腕关节的协同动作，以滑动或旋转的方式轻压触摸。适用于体表浅在病变，如关节、软组织、浅表淋巴结、浅部的动脉、静脉、神经、阴囊及精索等部位的检查。一般不引起被评估者痛苦和肌肉紧张，更有利于评估腹部有无压痛、抵抗感、搏动、包块等（图4-1）。

2. 深部触诊法　适用于评估腹部病变及脏器情况，根据评估目的及手法的不同又可分为以下4种。

（1）深部滑行触诊法：评估时嘱被评估者张口平静呼吸，与其交谈以转移注意力，尽量使腹肌放松；评估者以并拢的示指、中指、环指平放在被评估部位，以手指末端逐渐触向腹腔的脏器或包块，在被触及的脏器或包块上做上、下、左、右的滑动触摸（图4-2）。若为肠管或索条状包块，则需做和长轴相垂直方向的滑动触诊。深部滑行触诊法常用于腹腔深部包块和胃肠道病变的评估。

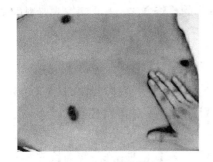
图 4-1　浅部触诊法

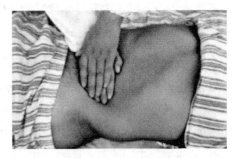
图 4-2　深部触诊法

（2）双手触诊法：左手掌置于被评估脏器或包块的背面，并将被评估部位托向右手方向，使之固定，同时让被检查脏器或包块更接近体表，以利右手触诊。双手触诊法多用于肝、脾、肾和腹腔肿物的评估。

（3）深压触诊法：评估压痛时，用一个或两个手指逐渐深压被评估部位；检查反跳痛时，在手指深压被评估部位的基础上迅速抬起手指，同时询问被评估者有无疼痛加重或观察其有无痛苦表情。深压触诊法适用于评估腹腔深在病变的部位、确定腹部压痛点及反跳痛，如阑尾压痛点、胆囊压痛点、输尿管压痛点等。

（4）冲击触诊法：评估时以右手示指、中指、环指并拢，并与被评估部位呈 70°～90° 角，做数次急速、有力的冲击动作，冲击腹壁时即会出现腹腔内脏器在指端浮沉的感觉。冲击触诊一般只用于大量腹水难以触及肝脾者。应注意勿用力过猛，以免给被评估者带来不适。

（二）触诊的注意事项

1. 触诊前应向被评估者介绍触诊的目的和配合方式。

2. 评估的环境应具有适宜的光线和空温，安静舒适和具有私密性。

3. 评估者通常应站在被评估者的右侧，被评估者一般取仰卧屈膝位，或根据评估需要随时更换体位。

4. 评估者的手要温暖，手法规范、轻柔，避免引起被评估部位肌肉紧张，影响评估效果。

5. 下腹部触诊时，应嘱被评估者排尿、排便，以免将充盈的膀胱或乙状结肠误为腹腔包块。

6. 评估时应边触诊、边思考，注意左、右及相邻部位的对比以明确病变的性质及来源。

（考点：深部触诊法的分类）

## 三、叩　诊

叩诊是用手指叩击被评估部位体表，使之振动而产生音响，根据振动和音响的特点来判断脏器状态有无异常的评估方法。叩诊主要用于肺、心脏及腹部的评估。

（一）叩诊的方法与内容

1. 直接叩诊法　评估者用右手示指、中指和环指的掌面直接拍击被评估部位，借拍击的反响和手指下的振动感判断病变情况。主要用于评估胸部或腹部面积较广泛的病变，如气胸、大量胸腔积液或腹水等。此外，右手握拳或用叩诊锤直接叩击被评估部位以观察有无疼痛反应或神经反射状况亦属于直接叩诊。

2. 间接叩诊法　是临床上应用最多的方法，可广泛应用于肺、心脏及腹部的叩诊。其要领如下所述。

（1）评估者左手中指第二指节紧贴于被评估部位，勿施重压，以免影响被叩组织的振动，其他手指稍微抬起，不与体表接触。

（2）右手指自然弯曲，以中指指端叩击左手中指第二指骨的远端，叩击方向与叩诊部位的体表垂直。

（3）叩诊时以腕关节与指掌关节的活动为主，避免肘关节及肩关节参加运动。

（4）叩击动作要灵活、短促、富有弹性。叩击后右手应立即抬起，连续叩击不超过3次，以免影响对叩诊音的判断。

（5）叩击力量要均匀适中，轻重应视不同的评估部位、病变组织的性质、范围大小或位置深浅等具体情况而定（图4-3）。

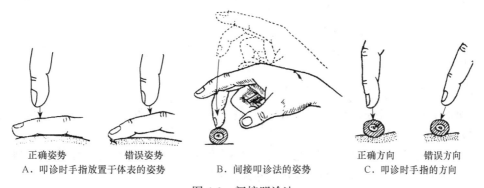

正确姿势　　　错误姿势　　　　　　　　　　　　　　　　　正确方向　　　错误方向
A. 叩诊时手指放置于体表的姿势　　B. 间接叩诊法的姿势　　C. 叩诊时手指的方向

图4-3　间接叩诊法

（二）叩诊音

叩诊音即被叩击部位产生的音响。因被叩击部位组织器官的密度、弹性、含气量及与体表的距离不同可产生不同的音响。根据音响的强弱、频率等差别将叩诊音分为清音、浊音、实音、鼓音、过清音。各类叩诊音的特点、分布及临床意义见表4-1。

表 4-1　叩诊音的特点、分布及临床意义

| 叩诊音 | 音响强度与音调持续时间 | 正常存在部位 | 病理状态的临床意义 |
|---|---|---|---|
| 清音 | 较强、较低、较长 | 肺部 | 无 |
| 浊音 | 较弱、较高、较短 | 心、肝被肺覆盖部分 | 肺炎、肺不张、胸膜增厚等 |
| 实音 | 弱、高、短 | 心、肝未被肺覆盖部分 | 大量胸腔积液、肺实变等 |
| 鼓音 | 最强、最低、最长 | 腹部、胃泡区 | 气胸、肺内大空洞等 |
| 过清音 | 强、低、长 | 无 | 肺气肿 |

（考点：叩诊音的临床意义）

（三）叩诊注意事项

1. 由于叩诊的部位不同，被评估者须采取相应的体位。例如，胸部叩诊时取坐位或卧位，腹部叩诊时常取仰卧位。

2. 叩诊时应嘱被评估者充分暴露被评估部位。

3. 环境应安静，以免影响叩诊音的判断。

4. 注意对称部位的叩诊音比较。

## 四、听　诊

听诊是用耳或借助于听诊器听取被评估者身体各部位发出的声音，以判断健康状况的评估方法，常用于心血管、肺、胃肠道等部位的评估。

（一）听诊的方法及内容

1. 直接听诊法　用耳直接贴在被评估者的体表进行听诊，临床较少用。

2. 间接听诊法　借助听诊器（图4-4）进行听诊。主要用于心、肺、腹部、血管的听诊。常用的听诊器由耳件、体件及软管三部分构成。体件分为钟型和膜型，钟型适用于听取低调的声音，如二尖瓣狭窄的舒张期隆隆样杂音；膜型适用于听诊高调的声音，如主动脉瓣关闭不全的杂音等。

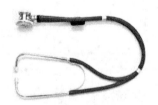

图 4-4　听诊器

（二）听诊注意事项

1. 环境要安静、温暖、避风。寒冷可引起被评估者肌束颤动，出现附加音，影响听诊效果。

2. 听诊时可根据病情嘱被评估者采取适当的体位。

3. 听诊前应注意耳件方向是否正确，管腔是否通畅，听诊器体件要紧贴听诊部位，避免与皮肤摩擦而产生附加音。

4. 听诊时注意力要集中，要排除其他音响对听诊音的干扰。例如，听诊心脏时要摒除呼吸音的干扰，听诊肺部时要排除心音或皮肤摩擦音的干扰。

## 五、嗅　诊

（一）嗅诊的方法

嗅诊是评估者通过嗅觉判断被评估者的异常气味与疾病关系的评估方法。嗅诊时评估者应轻轻将气味扇向自己的鼻部，仔细辨别气味的特点和性质。

（二）嗅诊的临床意义

来自于皮肤、黏膜、呼吸道、胃肠道、分泌物、渗出物、呕吐物、排泄物及脓液或血液等的异常气味，能为护理诊断提供重要线索。具有重要临床意义的异常气味主要有以下几种。

1. 口臭　多见于口腔或消化道的炎症等。

2. 呼出气体味　具有浓烈的酒味见于饮酒后；出现刺激性蒜味提示有机磷农药中毒；烂苹果味多见于糖尿病酮症酸中毒；氨味见于尿毒症；肝臭味见于肝性脑病。

3. 汗液味　酸味见于风湿热或长期服用阿司匹林、水杨酸等药物；狐臭味见于腋臭。

4. 痰液或脓液味　恶臭味提示有厌氧菌感染，见于支气管扩张、肺脓肿、肺癌、气性坏疽等。

5. 呕吐物味　酸腐味见于幽门梗阻，粪臭味可见于低位肠梗阻。

6. 尿液味　呈浓烈的氨味见于膀胱炎及尿潴留，呈鼠尿味多为苯丙酮尿症。

7. 粪便味　腐臭味多为消化不良，腥臭味见于细菌性痢疾等。

（考点：常见异常气味的临床意义）

# 第 2 节　一般状态评估

**案例 4-2**　　　　患者，女，65 岁。因"肢体不自主抖动伴动作迟缓 8 年"就诊。门诊以"帕金森病"收入住院治疗。

问题：1. 如何对患者进行一般状态评估？

2. 评估时可能有哪些异常体征？

一般状态评估是身体评估的第一步，是对被评估者的全身状况进行概括性观察。评估方法主要是视诊，同时辅以触诊和听诊。评估内容主要包括生命体征、意识状态、面容和表情、发育和体型、营养状态、体位及步态。

# 一、生命体征

生命体征（vital sign）是评价生命活动是否存在及其质量的重要指标，包括体温（temperature，T）、脉搏（pulse，P）、呼吸（respiration，R）、血压（blood pressure，BP）。测量之后应及时准确地记录在病历和体温记录单上。

（一）体温

在体温中枢的调节下，正常人体的产热和散热相对平衡，使体温保持在一个恒定的范围。腋测法：36～37℃，最常用；口测法：36.3～37.2℃；肛测法：36.5～37.7℃。正常人体温有一定的波动，24 小时内上午略低，下午略高，但波动范围不超过 1℃；月经期前或妊娠期妇女、运动或进食后体温略高；老年人体温略低。

1. 发热　体温高于正常值称为发热。临床上，常按口腔温度将发热分为四种情况。低热：37.3～38℃；中等度热：38.1～39℃；高热：39.1～41℃；超高热：高于 41℃。发热按病因可分为感染性发热和非感染性发热。感染性发热最常见，其中又以病毒和细菌感染最为多见；非感染性发热可见于无菌性坏死物质的吸收（如大面积烧伤、大手术后、内出血、急性心肌梗死等）、抗原－抗体反应、内分泌代谢障碍、体温调节中枢功能失调、皮肤散热减少、自主神经功能紊乱等。

2. 体温过低　体温低于正常值称为体温过低。常见于早产儿、休克及全身衰竭的危重患者等。

（二）脉搏

脉搏评估主要通过触诊桡动脉获得。通常用并拢的示指、中指和环指的指腹进行评估。评估时注意脉搏的频率、节律、强弱、波形变化。

1. 脉率　指每分钟脉搏的次数。正常成人为 60～100 次 / 分，超过 100 次 / 分为脉率增快，低于 60 次 / 分为脉率减慢。生理情况下脉率增快常见于剧烈运动、情绪激动等；脉率减慢常见于老年人和运动员。病理情况下脉率增快主要见于甲状腺功能亢进症、贫血、发热、心力衰竭、快速性心律失常及休克；脉率减慢主要见于颅内压增高、阻塞性黄疸及缓慢性心律失常。正常人脉率与心率一致。若脉率慢于心率，称脉搏短绌，多见于心房颤动或频发期前收缩时。

**知识链接**

**短绌脉的测量**

需要两名评估者测量，一人测量脉搏，同时另一个人测定心率并发出"开始""停止"口令，时间为 1 分钟。

2. 脉律　指脉搏的节律，反映心脏跳动的节律。正常人脉律整齐。心律失常时脉律不规则，因此触诊脉搏的时间至少需要 1 分钟。

3. 强弱　脉搏的强弱与心排血量、脉压、外周血管阻力大小有关。病理状态可以导致脉搏强度增加，如高热、甲状腺功能亢进症、主动脉瓣关闭不全等；而休克、心力衰竭、主动脉瓣狭窄等可以导致脉搏强度减弱。

4. 波形　指脉搏的形态变化，可通过触诊或脉搏示波器描记得知。常见的异常脉搏波形有以下几种。

（1）水冲脉：即脉搏骤起骤落，就像潮水涨落一样，急促而有力，是脉压增大的重要体征。常见于甲状腺功能亢进、主动脉瓣关闭不全、严重贫血等疾病。评估时评估者紧握被评估者的手腕掌面，将其手臂高举过头，感觉更明显。

（2）奇脉：指平静吸气时脉搏明显减弱或消失，因此又称吸停脉。常见于心包积液和缩窄性心包炎，是心脏压塞的重要体征之一，主要是由于吸气时心室舒张受限，体循环血液向右心回流量受限，肺静脉向左心回流量也减少，左心室排血量锐减，脉搏减弱。

（3）交替脉：指节律整齐但是脉搏一强一弱交替出现，是由于左心室强弱交替收缩的结果，因此是左心衰竭的重要体征之一，见于高血压性心脏病、心肌炎、心肌梗死等。

（三）呼吸

评估时应注意呼吸运动、呼吸频率、呼吸节律和呼吸深度。

1. 呼吸运动　呼吸运动类型包括胸式呼吸和腹式呼吸两种类型。正常男性和儿童以膈肌运动为主，形成腹式呼吸。女性以肋间肌运动为主，形成胸式呼吸。某些疾病可使呼吸类型发生改变，肺、胸膜或胸壁疾病如肺炎、肺水肿、胸膜炎或肋骨骨折时，胸式呼吸减弱，腹式呼吸增强；大量腹水、肝脾极度肿大、腹腔巨大肿瘤和妊娠晚期，腹式呼吸减弱，胸式呼吸增强。

2. 呼吸频率　静息时正常成年人呼吸频率为 16～20 次 / 分，呼吸频率与脉率之比为 1 : 4。

体温每升高 1℃，呼吸频率约增加 4 次 / 分。呼吸过快是指呼吸频率超过 24 次 / 分，见于剧烈运动、发热、肺及胸膜病变、心脏严重病变、严重贫血、甲状腺功能亢进症等。呼吸过慢是指呼吸频率少于 12 次 / 分，见于呼吸中枢抑制（如镇静剂、麻醉剂使用过量）、颅内压升高等。

　　3．呼吸节律　正常人静息状态下呼吸节律整齐。病理状态可导致呼吸节律发生改变，常见的有：①潮式呼吸：又称陈－施（Cheyne-Stokes）呼吸，呼吸由浅慢逐渐转为深快，直至最大强度，再由深快变为浅慢，继之呼吸暂停，持续时间从数秒至几十秒不等，随后又重复出现上述节律；②间停呼吸：又称毕奥（Biots）呼吸，有间断的规律呼吸，表现为呼吸几次后，暂停数秒钟后又开始呼吸。以上两种呼吸是因呼吸中枢兴奋性降低所致，常见于中枢神经系统疾病，如颅内高压、脑炎、脑膜炎及某些中毒。间停呼吸更为严重，是病情危急的征象，常于呼吸停止前出现。

　　4．呼吸深度　正常人呼吸深度适中。呼吸深快见于剧烈运动、情绪激动、尿毒症、代谢性酸中毒等，在代谢性酸中毒时，可出现节律均匀、深长较快的呼吸，称库斯莫尔呼吸；呼吸浅快见于肺炎、胸腔积液、腹水等（图 4-5）。

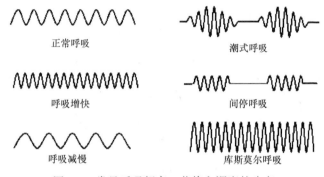

正常呼吸　　　　　　　　潮式呼吸

呼吸增快　　　　　　　　间停呼吸

呼吸减慢　　　　　　　　库斯莫尔呼吸

图 4-5　常见呼吸频率、节律和深度的改变

（四）血压

　　1．成人血压标准　见表 4-2。

表 4-2　成人血压标准及高血压分类

| 分类 | 收缩压（mmHg） | 舒张压（mmHg） |
|---|---|---|
| 正常血压 | <120 | <80 |
| 正常高值 | 120～139 | 80～89 |
| 高血压 | | |
| 　1 级高血压（轻度） | 140～159 | 90～99 |
| 　2 级高血压（中度） | 160～179 | 100～109 |
| 　3 级高血压（重度） | ≥180 | ≥110 |
| 单纯收缩期高血压 | ≥140 | <90 |

　　注：收缩压和舒张压不在同一个水平时，按较高级别分类。

　　2．血压变化的临床意义

　　（1）高血压：是指收缩压 ≥140mmHg 和（或）舒张压 ≥90mmHg；持久的血压升高主要见于原发性高血压即病因不明，少数为继发性高血压如肾脏疾病引起的肾性高血压；情绪激动、剧烈疼痛、缺氧、身处寒冷环境等情况可引起短暂的血压升高。

（2）低血压：指血压<90/60mmHg，见于体位改变、休克、心力衰竭等。

（3）脉压改变：脉压是指收缩压与舒张压之差，正常为30～40mmHg。脉压增大见于主动脉瓣关闭不全、甲状腺功能亢进、严重贫血等；脉压减小见于主动脉瓣狭窄、心力衰竭、低血压、心包积液等。

（考点：生命体征的内容）

## 二、意 识 状 态

意识（consciousness）是大脑功能活动的综合表现，即对环境的知觉状态。正常人意识清晰、思维敏捷、语言流畅、表达自如、反应灵敏。意识状态的检查主要以交谈方式进行，通过对被评估者的思维、语言、定向力、计算力等指标进行判定，较为严重者还需进行痛觉实验、腱反射、瞳孔对光反射等检查。凡影响大脑功能活动的疾病均能引起不同程度的意识改变，称为意识障碍。根据意识障碍的程度可分为嗜睡、意识模糊、昏睡、昏迷（详见第3章第10节）。

## 三、面容和表情

面容（facial features）是指面部呈现的状态；表情（expression）是面部情感的表现。正常人面色红润、表情自然，神态安怡。疾病可使人出现痛苦、忧虑或疲惫的面容和表情，称为病态面容。某些特征性的病态面容对评估患者的健康状况有一定临床意义（表4-3、图4-6）。

**表 4-3 常见病态面容特点及其临床意义**

| 病容 | 病容特点 | 临床意义 |
| --- | --- | --- |
| 急性病容 | 面颊潮红、表情痛苦、鼻翼扇动、结膜充血 | 急性感染性疾病，如肺炎球菌肺炎、疟疾 |
| 慢性病容 | 面容憔悴、面色灰白或灰暗、双目无神 | 慢性消耗性疾病，如严重结核病、恶性肿瘤 |
| 病危面容 | 面容枯槁，面色发绀或苍白，表情淡漠，目光无神，眼眶凹陷，皮肤湿冷，甚至大汗淋漓 | 严重脱水、大出血、休克等病危患者 |
| 甲亢面容 | 面容惊愕、眼球突出、眼裂增宽、目光炯炯有神 | 甲状腺功能亢进症 |
| 黏液性水肿面容 | 面色苍黄、颜面水肿、睑厚面宽、目光呆滞、反应迟钝、眉毛及头发稀疏、舌色淡且肥大 | 甲状腺功能减退症 |
| 满月面容 | 面圆如满月，皮肤发红，常伴胡须和痤疮，水牛背（向心性肥胖） | Cushing综合征和长期应用糖皮质激素者 |
| 肝病面容 | 面色黧黑，额部、鼻部、双颊有褐色色素沉着 | 慢性肝病 |
| 肾病面容 | 面色苍白，眼睑、颜面水肿，舌色淡、舌缘有齿痕 | 慢性肾病 |
| 二尖瓣面容 | 面色晦暗，双颊暗红、口唇发绀 | 风湿性心脏病二尖瓣狭窄 |
| 肢端肥大症面容 | 头大，面长，眉弓与两颧隆起，下颌增大前突，耳鼻增大，唇舌肥厚 | 肢端肥大症 |
| 苦笑面容 | 面肌抽搐，牙关紧闭，呈苦笑状 | 破伤风 |

（考点：常见病态面容的临床意义）

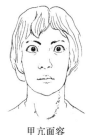 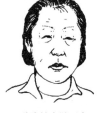 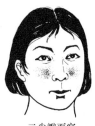 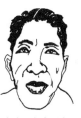 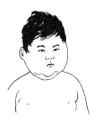

甲亢面容　　　黏液性水肿面容　　　二尖瓣面容　　　肢端肥大症面容　　　满月面容

图 4-6　几种常见的病态面容

## 四、发育和体型

### （一）发育

发育（development）通常是以年龄、智力和体格成长状态（身高、体重、第二性征）之间的关系来判断发育是否正常。发育异常一般与内分泌功能异常和营养状况有关。在发育成熟前，腺垂体功能亢进可致体格异常高大称为巨人症；腺垂体功能减退可致体格异常矮小称为生长激素缺乏性侏儒症。小儿甲状腺功能减退可致体格矮小和智力低下，称为呆小病。

### （二）体型

体型（habitus）是指身体各部分发育的比例及外观表现，包括骨骼、肌肉的生长与脂肪分布的状态。成年人的体型分为三种（表4-4）。

表 4-4　成年人体型的分类及特点

| 体型种类 | 体型特点 |
| --- | --- |
| 超力型（矮胖型） | 体矮粗壮、颈粗短、肩宽、胸廓宽厚、腹上角大于90° |
| 正力型（匀称型） | 体型匀称适中，腹上角90°左右，正常人多属此型 |
| 无力型（瘦长型） | 体高肌瘦、颈细长、肩窄下垂、胸廓扁平、腹上角小于90° |

## 五、营 养 状 态

根据皮肤、毛发、皮下脂肪、肌肉发育情况、体重变化等方面综合评估营养状态。具体指标：①皮下脂肪厚度：为最简便的方法，主要观察和测量前臂屈侧或上臂背侧下1/3处。②标准体重：简易计算公式为标准体重（kg）=［身高（cm）-100］×0.9（男性）或0.85（女性）。③体重质量指数（body mass index，BMI）：=体重（kg）/［身高（m）］$^2$，BMI正常范围为18.5～22.9。

### （一）营养状态分级

临床上常分为营养良好、营养中等及营养不良三个等级（表4-5）。

表 4-5　营养状态分级

| 分级 | 皮肤黏膜 | 皮下脂肪 | 肌肉 | 毛发、指甲 | 其他 |
| --- | --- | --- | --- | --- | --- |
| 良好 | 光泽、红润 | 丰满、有弹性 | 结实 | 润泽 | 肋间隙及锁骨上窝平坦，肩胛部和股部肌肉丰满 |
| 中等 | 介于二者之间 | | | | |
| 不良 | 干燥、弹性差 | 菲薄 | 松弛无力 | 毛发稀疏、指甲粗糙无光泽 | 肋间隙及锁骨上窝凹陷，肩胛骨和髂骨突出 |

（二）营养状态异常

1. 营养过度　体内中性脂肪积聚过多，主要表现为超重和肥胖。当实际体重超过标准体重的 20% 以上（或 BMI 男性>27，女性>25）称为肥胖。按其病因可分为外源性肥胖和内源性肥胖两种。前者最常见，主要为摄入过多热量所致，也与遗传、运动、生活方式和精神因素有关；后者多由某些内分泌与代谢性疾病所致如肾上腺皮质功能亢进等，多数伴有性功能障碍。

2. 营养不良　由于长期摄入不足或消耗过多引起，多见于长期或严重疾病，如慢性胃肠道疾病、神经性厌食、甲状腺功能亢进症、糖尿病、恶性肿瘤等。当实际体重低于标准体重的 10%（或 BMI<18.5）称为消瘦，极度消瘦称为恶病质。

## 六、体　位

体位（position）是指被评估者身体所处的状态。常见的体位及临床意义如下所述。

（一）自主体位

身体各部分活动自如，不受限制，见于健康人、轻症及疾病早期患者。

（二）被动体位

患者不能自己调整或变换体位，见于意识丧失、极度衰弱或瘫痪的患者。

（三）强迫体位

为减轻痛苦而被迫采取的某种特殊的体位。一些强迫体位具有特定的临床意义（表 4-6）。

**表 4-6　常见强迫体位及临床意义**

| 种类 | 临床意义 | 种类 | 临床意义 |
|---|---|---|---|
| 强迫仰卧位 | 急性腹膜炎 | 强迫端坐位（端坐呼吸） | 心、肺功能不全 |
| 强迫侧卧位（患侧卧位） | 一侧胸膜炎或一侧大量胸腔积液 | 强迫停立位 | 心绞痛发作期 |
| 强迫俯卧位 | 脊柱疾病 | 角弓反张位 | 破伤风、小儿脑膜炎 |
| 强迫蹲位 | 发绀型先天性心脏病 | | |

## 七、步　态

步态（gait）即行走时所表现的姿态。正常人躯干端正、步态稳健协调。而某些疾病可使步态发生改变，并具有一定特征性（表 4-7、图 4-7）。

**表 4-7　常见异常步态、特点、临床意义**

| 异常步态 | 特点 | 临床意义 |
|---|---|---|
| 慌张步态 | 起步后小步急行，身体前倾，有难以止步之势 | 帕金森病 |
| 偏瘫步态 | 行走时患侧上肢屈曲、内收、前旋，下肢伸直、外旋、足跖屈，步行中下肢向下画圆圈 | 偏瘫（脑血管病） |
| 醉酒步态 | 走路时躯干重心不稳，步态紊乱、不准确，如醉酒状 | 小脑疾病、乙醇或巴比妥中毒 |
| 跨阈步态 | 由于踝部肌肉、肌腱弛缓，病足下垂，行走时必须抬高下肢才能起步 | 腓总神经麻痹 |
| 共济失调步态 | 起步时一脚高抬，骤然垂落，且双目向下注视，两脚间距很宽，以防身体倾斜；闭目时则不能保持平衡 | 脊髓、小脑疾病 |

续表

| 异常步态 | 特点 | 临床意义 |
| --- | --- | --- |
| 剪刀步态 | 由于双下肢肌张力增高；尤以伸肌和内收肌张力增高明显，移步时下肢内收过度，两腿交叉呈剪刀状 | 脑性瘫痪或截瘫患者 |
| 蹒跚步态（鸭步） | 行走时身体左右摇摆如鸭行 | 佝偻病、大骨节病、先天性双侧髋关节脱位 |

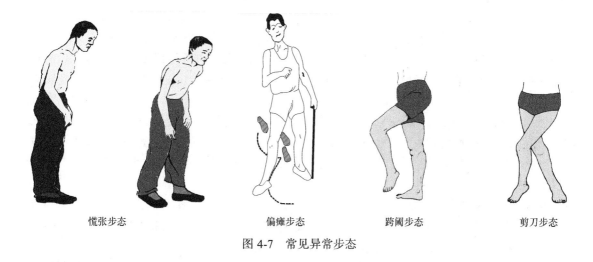

慌张步态      偏瘫步态      跨阈步态      剪刀步态

图 4-7 常见异常步态

（考点：常见异常步态的临床意义）

# 第 3 节 皮肤、浅表淋巴结评估

**案例 4-3** 患者，男，40岁。因"反复氨基转移酶异常8年，再发1个月伴皮肤巩膜黄染1周"。门诊以"肝硬化"收入住院治疗。

**问题**：患者进行皮肤评估时可能会出现哪些异常表现？

## 一、皮 肤 评 估

皮肤的异常改变，可以是皮肤本身的疾病，也可以是内脏或全身性疾病在体表的表现。皮肤的评估主要通过视诊，必要时可配合触诊。检查应在自然光线下进行，评估内容包括颜色、湿度、弹性、皮疹、皮下出血、水肿蜘蛛痣、肝掌及压疮。

（一）颜色

皮肤颜色（skin color）与种族、毛细血管的分布、血液的充盈度、色素量的多少及皮下脂肪的厚薄等因素有关。

1. 发红（redness） 多因局部毛细血管扩张、血流加速、红细胞增多所致。生理情况下见于情绪激动、运动及饮酒后；病理情况下见于发热性疾病、某些中毒（如阿托品、一氧化碳）、库欣综合征及真性红细胞增多症。

2. **苍白（pallor）** 可由血红蛋白及红细胞减少、末梢血液循环不良引起，以口唇、甲床、睑结膜等部位最明显。生理情况下见于寒冷、受惊等；病理情况下常见于贫血、主动脉瓣关闭不全、出血、休克、虚脱等。

3. **发绀（cyanosis）** 由于血液中还原血红蛋白增多（＞50g/L）或出现异常血红蛋白血症，导致皮肤黏膜呈青紫色，以口唇、耳郭、面颊、肢端等部位较明显。见于发绀型先天性心脏病、心肺功能不全、亚硝酸盐或氰化物中毒等。

4. **黄染（stained yellow）** 皮肤黏膜呈黄色。引起的原因有以下几种。①黄疸：为最常见病因，是因严重肝病、溶血和胆汁淤积等致血液中胆红素浓度升高，先于巩膜出现的黄染，特点为近角膜处黄染轻、远角膜处黄染重，严重时才出现皮肤黄染；②胡萝卜素增高：过量食用胡萝卜、南瓜、橘子汁等食物，可使血清胡萝卜素水平增高，引起皮肤发黄，但仅限于手掌、足底、前额及鼻部皮肤，但无巩膜黄染，若停食上述食物黄染会自行消退；③长期服用含有黄色素的药物：如呋喃类、米帕林等，首先于皮肤出现黄染，重者会出现巩膜黄染，但近角膜缘重、远角膜缘轻，以此可与黄疸鉴别。

5. **色素沉着（pigmentation）** 由于表皮基底层黑色素增多，以致部分或全身皮肤颜色加深，称色素沉着。妇女妊娠期面颊部、前额部出现对称性棕褐色斑，称妊娠斑。老年人面部或全身皮肤有散在的色素沉着，称老年斑。全身性色素沉着见于肾上腺皮质功能减退症、肝硬化、晚期肝癌等疾病及长期服用某些药物者。

6. **色素脱失** 由于体内黑色素合成减少，皮肤丧失原有色素，形成面积大小不等的脱色斑片称色素脱失。主要表现形式：①白化症：表现为全身皮肤、毛发色素脱失呈白色，为遗传所致；②白斑：多为圆形或椭圆形色素脱失斑片，常出现在口腔黏膜及女性外阴部，有发生癌变的可能；③白癜（风）：全身皮肤多形性大小不等的色素脱失斑片，可逐渐扩大，但进展缓慢，无自觉症状及功能改变。

（二）湿度

皮肤湿度（moisture）与出汗多少有关。病理性出汗增多常见于结核病、风湿热、甲状腺功能亢进等，其中结核病可表现为盗汗即夜间熟睡后出汗；出汗伴有四肢皮肤厥冷，称为冷汗，又称虚汗，见于休克和虚脱患者；病理性出汗减少或无汗可见于维生素A缺乏、黏液性水肿、硬皮病等。

（三）弹性

皮肤弹性（elasticity）与年龄、营养状态、皮下脂肪厚度及组织间隙所含液体量多少有关。评估时，常选择手背或上臂内侧部位，以拇指、示指捏起皮肤，松手后若皮肤皱褶迅速平复为弹性正常。皱褶平复缓慢为弹性减弱，常见于老年人、营养不良和严重脱水者。

（四）皮疹

皮疹（skin eruption）多为全身性疾病征象之一，常见于传染病、过敏性疾病和皮肤病。评估时，应注意皮疹的部位、出现与消失的时间、发展顺序、形态大小、颜色、是否隆起、压之是否褪色及有无瘙痒脱屑（表4-8）。

表4-8　常见皮疹特征及其临床意义

| 皮疹种类 | 临床特征 | 临床意义 |
| --- | --- | --- |
| 斑疹 | 局部皮肤颜色发红，不隆起 | 斑疹伤寒、丹毒、风湿性多形性红斑 |
| 丘疹 | 局部皮肤发红伴隆起 | 麻疹、药疹、湿疹 |

续表

| 皮疹种类 | 临床特征 | 临床意义 |
|---|---|---|
| 斑丘疹 | 丘疹周围有皮肤发红的底盘 | 风疹、药疹、猩红热 |
| 玫瑰疹 | 圆形的鲜红色斑疹，直径 2~3mm，多见于胸腹部 | 伤寒、副伤寒 |
| 荨麻疹 | 局部皮肤苍白色伴隆起或红色、大小不等的水肿性皮疹，常伴瘙痒 | 异体蛋白性食物和药物过敏等皮肤过敏反应 |

（五）皮下出血

皮下出血（subcutaneous hemorrhage）为血管性皮肤损害。出血点直径＜2mm 称瘀点（petechia）；直径 3~5mm 称紫癜（purpura）；直径＞5mm 称瘀斑（ecchymosis）；大片出血伴皮肤隆起称血肿（hematoma）。皮下出血常见病因有外伤、血液系统疾病、重症感染、某些血管损害性疾病、毒物或药物中毒等。

（考点：皮下出血的分类）

**知识链接**

**瘀点与皮疹、小红痣的鉴别**

瘀点与皮疹、小红痣的鉴别在于：瘀点不凸出于皮面且加压时不褪色，而皮疹压之可褪色或消失，小红痣则表面光亮，凸出皮面，压之不褪色。

（六）水肿

水肿（edema）是由于过多液体潴留在皮下组织间隙所致的组织肿胀。

1. 水肿的分类 若以手指按压局部组织，出现凹陷，称为凹陷性水肿，为大多数水肿的类型；指压后局部组织无凹陷，称为非凹陷性水肿，如黏液性水肿。根据病因和临床表现可分为全身水肿和局部水肿。全身水肿常见于心功能不全、肾脏疾病、肝硬化失代偿期、营养不良等；局部水肿常见于局部炎症、静脉及淋巴回流受阻等。

2. 水肿的分度 根据程度又可将水肿分为轻、中、重三度。轻度指仅眼睑、眶下软组织、胫骨前、踝部等局部出现水肿，指压后仅有轻度下陷，平复较快；中度指全身组织出现明显水肿，指压后出现明显下陷，平复较慢；重度水肿指全身组织出现严重水肿，低垂部位皮肤紧绷发亮，甚至有液体渗出，浆膜腔可有积液。

（七）蜘蛛痣、肝掌

蜘蛛痣（spider angioma）是由于皮肤小动脉末端分支呈辐射状的扩张，形成的蜘蛛样血管痣（图 4-8）。评估时用棉签杆或大头针帽压迫血管痣中心，其辐射状小血管网随之消失，一旦压力解除，蜘蛛痣又出现。多发生在上腔静脉分布的皮肤区域内。肝掌（liver palms）是指手掌的大小鱼际处常发红，压之褪色（图 4-9）。蜘蛛痣和肝掌的发生机制与肝脏对体内雌激素灭活功能减弱有关，常见于慢性肝病如肝硬化等。

（考点：蜘蛛痣和肝掌的临床意义）

（八）压疮

压疮（pressure sore），又称压力性溃疡，为局部组织长期受压，出现持续缺血、缺氧、营养不良所致的皮肤损害，易发生于枕部、耳郭、肩胛部、脊柱、肘部、髋部、骶尾部等身体受压较大的骨隆突部位。对已发生的压疮，应根据组织损伤的程度对其进行分期评估。①淤血红

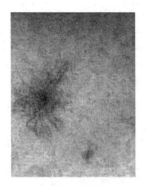

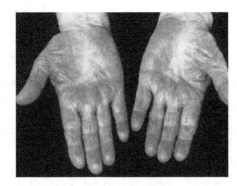

图 4-8　蜘蛛痣　　　　　　　　　　图 4-9　肝掌

润期：皮肤红、肿、热、麻木或有触痛；②炎性浸润期：红肿扩大、表面紫红、有硬结、水疱及痛感；③浅表溃疡期：水疱逐渐扩大、溃破，继发感染；④坏死溃疡期：坏死组织侵入真皮下层和肌肉层，感染向深部扩展，可破坏深筋膜，甚至破坏骨膜及骨质。

## 二、浅表淋巴结评估

正常情况下浅表淋巴结不肿大，一般直径小于 0.5cm，故不易触及，偶可触及颈部、颌下或腹股沟淋巴结，但表面光滑、质软、无压痛，可活动，不与周围组织粘连。

（一）评估方法

评估时以触诊为主，辅以视诊；被评估者取适宜体位或姿势，待查局部皮肤及肌肉松弛，评估者由浅及深进行滑动触诊（图 4-10～图 4-13）。触诊顺序：耳前、耳后、枕部、颌下、颏下、颈部、锁骨上窝、腋窝、滑车上、腹股沟、腘窝淋巴结等，避免遗漏。

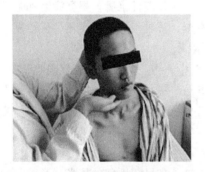

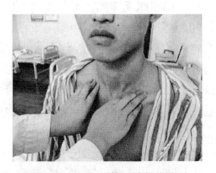

图 4-10　颌下淋巴结触诊方法　　　　　图 4-11　锁骨上淋巴结触诊方法

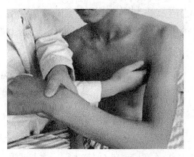

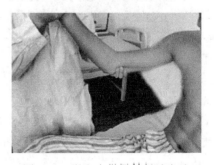

图 4-12　腋窝淋巴结触诊方法　　　　　图 4-13　滑车上淋巴结触诊方法

发现淋巴结肿大时，应注意其部位、大小、数目、硬度、活动度、有无压痛、粘连，局部皮肤有无红肿、瘢痕、瘘管等及可能的原发病灶。

（二）临床意义

浅表淋巴结肿大可分为局限性和全身性淋巴结肿大。

1. 局限性淋巴结肿大

（1）非特异性淋巴结炎：触及淋巴结质软，无粘连，有压痛，见于局部的急、慢性炎症。

（2）恶性肿瘤淋巴结转移：淋巴结质地坚硬，或有橡皮样感，与周围组织粘连，不易推动，一般无压痛。肺癌多向右侧锁骨上窝淋巴结转移；胃癌、食管癌多向左侧锁骨上窝淋巴结转移；乳腺癌多向同侧腋窝淋巴结群转移；鼻咽癌多向颈部淋巴结转移。

（3）淋巴结结核：多发生在颈部，淋巴结质稍硬，大小不等，与周围组织粘连或相互粘连，易形成瘘管，晚期破溃后形成溃疡。

（考点：局限性淋巴结肿大的临床意义）

2. 全身淋巴结肿大　大小不等，遍及全身，无粘连，见于淋巴瘤、白血病、传染性单核细胞增多症等患者。

# 第 4 节　头部、面部和颈部评估

案例 4-4　　　　患者，女，28 岁。近半年出现烦躁易怒、怕热多汗、多食易饥、体形消瘦、双眼球突出、眼裂增宽、目光炯炯。2 天前来医院就诊。门诊医生以"甲状腺功能亢进症"收入住院治疗。

问题：1. 对患者的甲状腺评估包括哪些内容？

2. 患者可能有哪些异常体征？

头部、面部和颈部评估一般采用视诊与触诊相结合的方式进行，头部评估内容主要包括头发和头皮、头颅大小及形状、头部活动，面部评估主要包括眼、耳、鼻及口的评估，颈部评估主要是对颈部外形与运动、颈部血管、甲状腺及气管进行评估。

## 一、头 部 评 估

1. 头颅大小及形状　通常用头围代表头颅大小，即用软尺自眉间绕到颅后经过枕骨粗隆一周所测得的长度，新生儿头围约 34cm，成年人头围可达 53cm 或以上。常见的头颅畸形及特点及临床意义见表 4-9、图 4-14。

表 4-9　常见的头颅畸形及其临床意义

| 头颅畸形 | 形态特点 | 临床意义 |
|---|---|---|
| 巨颅 | 额、顶、颞、枕部突出膨大呈圆形，对比之下颜面很小，颈部静脉充盈。由于颅内压升高，使眼球受压，形成双目下视、巩膜外露的特殊表情，称为落日现象 | 脑积水 |
| 小颅 | 头颅小、畸形，常伴智力低下 | 囟门过早闭合（正常小儿囟门多在 12～18 个月内闭合） |

续表

| 头颅畸形 | 形态特点 | 临床意义 |
|---|---|---|
| 方颅 | 前额向左右突出，头顶平坦似方形 | 小儿佝偻病、先天性梅毒 |
| 尖颅（塔颅） | 头顶尖突高起，与颜面比例失调（由于冠状缝与矢状缝闭合过早而引起） | 先天性尖颅并指（趾）畸形（Apert 综合征） |

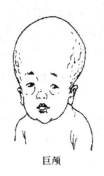
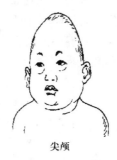
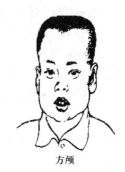

巨颅　　　　　　　　　尖颅　　　　　　　　方颅

图 4-14　常见异常头颅

2. 头部活动　正常人头部活动自如。头部活动受限见于颈椎病；与颈动脉搏动一致的点头运动，见于重度主动脉瓣关闭不全；头部不随意颤动见于帕金森病。

## 二、面 部 评 估

面部评估一般按照眼、耳、鼻、口的顺序依次进行。

（一）眼

1. 眼睑　评估时应注意观察有无眼睑水肿、上睑下垂、睑内翻、眼睑闭合障碍。眼睑水肿提示肾炎、慢性肝病、贫血、营养不良、血管神经性水肿等。单侧上睑下垂提示动眼神经麻痹，因脑炎、外伤、脑脓肿、蛛网膜下隙出血等所致；双侧眼睑下垂多见于重症肌无力。睑内翻见于沙眼。单侧眼睑闭合障碍提示面神经麻痹；双侧眼睑闭合障碍提示甲状腺功能亢进。

2. 结膜　结膜分为穹隆结膜、球结膜和睑结膜，正常结膜红润。结膜苍白提示贫血；结膜充血提示结膜炎；结膜出血见于亚急性感染性心内膜炎（Roth 点）、败血症；结膜颗粒与滤泡提示沙眼。

3. 巩膜　正常巩膜为不透明瓷白色。出现大小不一的黄色斑块多因脂肪沉着而致，巩膜黄染是黄疸最早、最明显的体征。

4. 角膜　评估角膜应注意观察角膜透明度，即有无白斑、云翳、溃疡、软化及新生血管。老年人因类脂质沉着可在角膜边缘出现灰白色混浊环，又称老年环；白斑和云翳发生在瞳孔部位可影响视力；角膜软化见于维生素 A 缺乏；角膜周围血管增生见于严重沙眼。

5. 眼球

（1）外形：正常人眼睛近似球形，位于眼眶内。单侧眼球突出多见于眶内占位性病变或局部炎症；双侧眼球突出见于甲状腺功能亢进症。单侧眼球下陷见于眼球萎缩和 Horner（霍纳）综合征；双侧眼球下陷见于严重脱水。

（2）眼球运动：受动眼、滑车、展神经支配，当上述神经损伤时，可导致眼球运动障碍并伴复视。眼球震颤是指眼球有节律地快速往返运动，其评估方法为嘱被评估者头部固定，眼球随评估者手指所示方向（水平和垂直）运动数次，观察有无震颤。自发性眼球震颤见于耳源性眩晕、小脑疾病等。

**知识链接**

### Horner 综合征

Horner 综合征是因第 7 颈椎至第 1 胸椎椎体旁沟的交感神经受累，所引起的患侧眼球内陷、瞳孔缩小、上睑下垂、血管扩张及面颈部无汗为特征的一组交感神经麻痹症候群。

6. 瞳孔　要注意瞳孔的大小和形状，双侧是否等大、等圆，对光反射、调节及集合反射是否正常。

（1）大小和形状：正常人瞳孔呈圆形，双侧等大等圆，直径 3~4mm。生理情况下，婴幼儿、老年人及在光亮处瞳孔较小，青少年、精神兴奋或在暗处瞳孔扩大。病理情况下，瞳孔缩小见于虹膜炎症、有机磷农药及毒蕈中毒，或吗啡、氯丙嗪等药物反应；瞳孔扩大见于外伤、青光眼，或阿托品、可卡因等药物反应；双侧瞳孔大小不等，提示颅内病变，如脑疝、脑外伤、脑肿瘤等；双侧瞳孔散大伴对光反射消失，为濒死的表现。瞳孔呈椭圆形见于青光眼或眼内肿瘤，瞳孔形状不规则见于虹膜粘连。

（2）对光反射：评估时嘱被评估者注视正前方，用手电筒直接照射一侧瞳孔，被照瞳孔因光线刺激立即缩小，移开光源后瞳孔迅速复原，称直接对光反射；用一手隔开两眼，光照一侧瞳孔，另一侧瞳孔也同时缩小，称间接对光反射。正常人对光反射灵敏；对光反射迟钝，见于浅昏迷患者；对光反射完全消失，见于深昏迷患者。

（3）调节与集合反射：评估时嘱被评估者注视 1m 外的目标物（通常用评估者竖立的示指），然后逐渐将目标物移向被评估者眼球，至距离眼球约 20cm 处停止，期间注意观察瞳孔变化。正常人瞳孔逐渐缩小，为调节反射；同时双侧眼球向内聚合，称为集合反射（也称辐辏反射）。集合反射减弱，见于甲状腺功能亢进；调节反射和集合反射均消失，见于动眼神经功能受损。

7. 视力　常采用国际标准视力表进行检查，包括远视力检查和近视力检查。

（二）耳

1. 耳郭与乳突部检查　注意耳郭外形及有无畸形、结节、瘢痕、瘘管，痛风患者可在耳郭上触及小而硬的白色痛性结节，为尿酸钠沉淀的结果。注意乳突有无红肿、压痛。因乳突内腔与中耳相连，当化脓性中耳炎引流不畅时，会向内蔓延引起乳突炎，就会出现明显压痛。

2. 外耳道检查　观察外耳道有无红肿、分泌物及出血。外耳道有浆液性分泌物并有痒痛者为外耳道炎；外耳道局部红、肿、疼痛，伴耳郭牵拉痛为疖肿；外耳道有脓性分泌物为中耳炎；外伤后外耳道内有血液或脑脊液流出，提示颅底骨折。

3. 听力检查　听力检查包括粗测法和精确法两种，临床上常采用粗测法，即在安静的室内，嘱被评估者闭目静坐，用手指堵塞一侧耳道，评估者手持手表或用捻指声自 1m 以外逐渐移向被评估者耳部，直至被评估者听到声音为止，测量并记录距离，用同样的方法检查另一耳。约在 1m 处听到滴答声或是捻指声为正常听力。听力减退见于外耳道耵聍或异物、听神经损害、动脉硬化等。

（三）鼻

1. **鼻外观**　评估时注意鼻的外形和颜色，常见鼻外形异常见表4-10。吸气时鼻孔开大，呼气时回缩，称鼻翼扇动，见于严重呼吸困难或高热患者。

表4-10　几种常见的鼻外形改变

| 鼻外形改变 | 形态特点 | 临床意义 |
| --- | --- | --- |
| 酒渣鼻 | 鼻尖和鼻翼皮肤发红，伴毛细血管扩张和组织肥厚 | 螨虫感染 |
| 蛙状鼻 | 鼻腔完全阻塞，鼻翼扩大，鼻梁宽平似蛙状 | 鼻息肉 |
| 马鞍鼻 | 鼻梁塌陷，呈马鞍状 | 先天性梅毒或鼻骨骨折 |
| 蝶形红斑 | 鼻梁部出现红色水肿斑块，并向两侧面颊扩展呈蝴蝶状 | 系统性红斑狼疮 |

2. **鼻腔**　评估时注意鼻腔是否通畅、有无分泌物及出血，鼻中隔有无偏曲。鼻腔不畅引起的呼吸不畅见于鼻息肉、鼻中隔重度偏曲、鼻炎。鼻炎时分泌物增多，清稀无色的分泌物提示卡他性炎症；黏稠发黄的脓性分泌物则提示鼻或鼻窦化脓性炎症。鼻出血常见于出血性疾病、外伤、高血压、流行性出血热、伤寒等。鼻中隔偏曲或多为慢性鼻炎或外伤所致。

3. **鼻窦**　为鼻腔周围含气的骨质空腔，共有四对，即上颌窦、筛窦、额窦和蝶窦（图4-15）。检查时，评估者将双手四指固定于被评估者两侧耳后，两拇指分别置于左右颧部向后按压以检查上颌窦，若两拇指分别置于鼻根部与眼内眦之间向后方按压，则检查的是筛窦；检查额窦时，一手扶持被评估者枕部，另一手拇指或示指置于眼眶上缘内侧向后上方按压；由于蝶窦解剖位置比较深，不能在体表评估。评估时注意有无压痛，正常人鼻窦均有窦口与鼻腔相通，若引流不畅时易发生鼻窦炎，可出现鼻窦压痛。

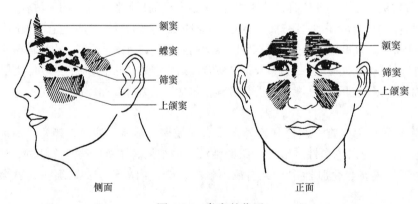

图4-15　鼻窦的位置

（四）口

1. **口唇**　注意口唇颜色、有无口角糜烂、疱疹及歪斜。正常人口唇红润光泽。口唇苍白见于贫血、虚脱等；口唇发绀见于心肺功能不全引起的缺氧；口唇颜色深红见于高热；口唇呈樱桃红色见于一氧化碳中毒。口唇干燥伴皲裂见于严重脱水。口角糜烂见于维生素 $B_2$ 缺乏症；口唇疱疹见于大叶性肺炎、流行性脑脊髓膜炎等，多由单纯疱疹病毒感染引起；口角歪斜见于面神经麻痹。

2. **口腔黏膜**　注意口腔黏膜颜色、有无溃疡、黏膜斑、鹅口疮等。正常人口腔黏膜光洁呈粉红色。出现蓝黑色色素沉着斑片多见于肾上腺皮质功能减退；黏膜溃疡多见于慢性复发性口疮；在第二磨牙相对的颊黏膜上出现针尖大小的白色斑点，周围有红晕，称麻疹黏膜斑（Koplik 斑），对麻疹早期诊断有特征性价值；口腔黏膜真菌感染导致红色黏膜上出现白色凝乳块状物，称雪口病（鹅口疮），见于长期使用广谱抗生素或衰弱重病者。

3. 牙齿和齿龈　注意牙齿颜色，有无龋齿、义齿或残根。正常牙齿呈瓷白色。黄褐色牙称氟斑牙，为长期饮用含氟量较高的水所致。牙齿疾病应按要求标明所在部位。评估牙龈时注意牙龈颜色，有无肿胀、溢脓、溃疡及出血。正常牙龈呈粉红色。牙龈游离缘有蓝黑色点线状称铅线，是慢性铅中毒的体征；牙龈肿胀、溢脓见于慢性牙周炎。

4. 舌　注意观察舌质、舌苔及舌的活动情况。正常人舌质淡红，表面湿润，覆有薄白苔，伸出居中，活动自如无震颤。舌乳头萎缩，舌体变小，舌面光滑呈粉红色或红色称镜面舌，见于贫血或营养不良；舌鲜红伴舌乳头肿胀凸起状如草莓称草莓舌，见于猩红热或长期发热患者；伸舌时偏向一侧见于舌下神经麻痹；舌震颤见于甲状腺功能亢进。

5. 咽及扁桃体　嘱被评估者取坐位，头略后仰，张大口发"啊"的长音，评估者站在被评估者的正前方，右手持压舌板将患者的舌前 2/3 与后 1/3 交界处迅速下压，左手持手电筒照明，即可观察咽部及扁桃体。评估时注意咽部颜色，有无充血、肿胀、分泌物及扁桃体大小。急性咽炎时可见咽部黏膜充血、发红、分泌物增多；慢性咽炎时咽部黏膜充血、表面粗糙、淋巴滤泡呈簇状增生；急性扁桃体炎时腺体增大、红肿，扁桃体隐窝内有脓性分泌物。扁桃体肿大的分度见表 4-11。

表 4-11　扁桃体肿大分度

| Ⅰ度扁桃体肿大 | Ⅱ度扁桃体肿大 | Ⅲ度扁桃体肿大 |
|---|---|---|
| 不超过咽腭弓 | 超过咽腭弓，但未达到咽后壁中线 | 达到或超过咽后壁中线 |

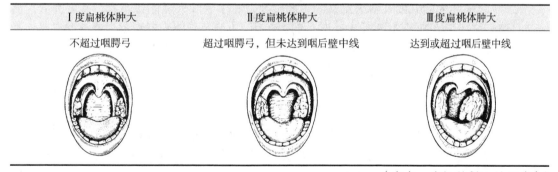

（考点：扁桃体肿大的分度）

6. 腮腺　位于耳屏、下颌角、颧弓所构成的三角区内，正常看不到。腮腺导管开口于上颌第二磨牙相对的颊黏膜上。评估时注意导管口有无分泌物。腮腺肿大时出现以耳垂为中心的隆起，导管口红肿，见于急性腮腺炎。

7. 口腔气味　正常人口腔无特殊气味。口腔有烂苹果味见于糖尿病酮症酸中毒，大蒜味见于有机磷中毒。

## 三、颈部评估

（一）颈部外形与运动

正常人颈部直立，两侧对称，活动自如。颈部运动受限伴疼痛，见于软组织炎症、颈肌扭伤、颈椎结核或肿瘤等；颈项强直为脑膜刺激征之一，见于各种脑膜炎、蛛网膜下隙出血等。

（二）颈部血管

1. 颈静脉怒张 正常人立位或坐位颈外静脉（简称颈静脉）不易显露，平卧时可略见充盈，但充盈的水平仅限于锁骨上缘至下颌角距离的下 2/3 以内。若取 30°～45° 的半卧位时颈静脉充盈度超过正常水平或坐位、立位时可见颈静脉充盈称为颈静脉怒张，提示上腔静脉回流障碍，见于右心衰竭、心包积液、缩窄性心包炎、上腔静脉阻塞综合征等。

（考点：颈静脉怒张的概念及临床意义）

2. 颈动脉搏动 正常人静息状态下看不到颈动脉搏动，但在剧烈运动后可见很微弱的搏动。例如，静息状态下看到明显的颈动脉搏动，则提示脉压增大，见于主动脉瓣关闭不全、严重贫血、甲状腺功能亢进症等。

（三）甲状腺

甲状腺位于甲状软骨下方。正常甲状腺表面光滑柔软，但看不到也不易触及。

1. 评估方法 甲状腺评估可采取视诊、触诊和听诊，其中触诊是甲状腺评估的基本方法。触诊时，评估者可站于被评估者前面，一手拇指施压于被评估者一侧甲状软骨，将气管推向对侧，另一手示指、中指在对侧胸锁乳突肌后缘向前推挤甲状腺侧叶，用拇指在胸锁乳突肌前缘触摸被推挤的甲状腺侧叶，并让被评估者吞咽，可感受甲状腺在手指下滑动；也可站于被评估者后面，一手示指、中指、环指在一侧甲状软骨施压，将气管推向对侧，另一手拇指在对侧胸锁乳突肌后缘向前推挤甲状腺，示指、中指、环指在其前缘触及甲状腺（图 4-16）。触及甲状腺肿大时，以钟型听诊器置于甲状腺上听有无血管杂音。检查时注意甲状腺的大小、质地、是否对称，有无结节、压痛、震颤等。

2. 甲状腺肿大的分度及临床意义 Ⅰ度肿大，看不到肿大但能触及者；Ⅱ度肿大，能触及且能看到，但在胸锁乳突肌以内者；Ⅲ度肿大，能触及且能看到，超过胸锁乳突肌外缘者。甲状腺肿大常见于单纯甲状腺肿、甲状腺功能亢进症、甲状腺肿瘤和慢性淋巴性甲状腺炎等。

（考点：甲状腺肿大的分度）

（四）气管

正常人气管位于颈前中部。被评估者取坐位或仰卧位，评估者将右手示指与环指分别置于其两侧胸锁关节上，然后将中指置于气管上，观察中指是否在示指和环指之间，两侧间距相等说明气管居中，若两侧距离不等则提示有气管移位（图 4-17）。气管移向健侧见于纵隔肿瘤、一侧大量胸腔积液或气胸及单侧甲状腺肿大；气管移向患侧见于肺不张、肺纤维化、胸膜粘连。

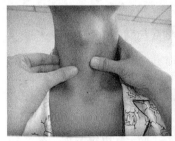
前面触诊

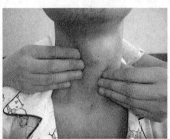
后面触诊

图 4-16 甲状腺评估

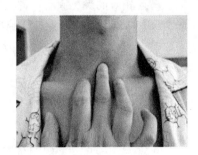
图 4-17 气管评估

# 第 5 节　胸 部 评 估

**案例 4-5**　患者，男，68 岁。因反复咳嗽、咳痰 20 余年，伴心悸、气短 5 年，双下肢水肿一周，以"慢性支气管炎、肺气肿、肺源性心脏病"收住入院，当班护士对患者进行身体评估。

　　**问题：** 1. 如何对患者进行胸部评估？
　　　　　　2. 胸部评估可能会发现哪些体征？

　　胸部是指颈部以下及腹部以上的区域。胸部评估的目的是判断胸腔内脏器有无异常，评估内容包括胸廓外形、肺和胸膜、心脏和血管的评估。评估时须注意以下几个方面。①环境：安静、温度适宜、光线充足。②充分暴露被评估者胸廓。③体位：根据需要采取适宜体位，如坐位或卧位。④顺序：评估通常按照视诊、触诊、叩诊、听诊的顺序进行，先评估前胸部及两侧胸部，再评估背部。⑤对比：胸部评估尤其要重视左右对称部位进行对比。

## 一、胸部的体表标志

　　胸部常用体表标志有骨骼标志、自然陷窝、人为划线及分区（图 4-18），可用于反映和记录脏器各部分的异常变化在体表上的投影。

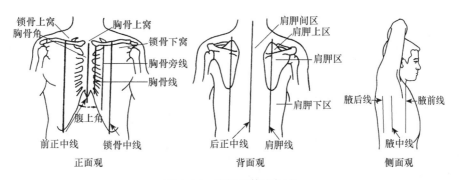

图 4-18　胸部的体表标志

（一）骨骼标志

　　1. 胸骨角（sternal angle）　由胸骨柄与胸骨体连接处向前突起形成，其两侧分别与第 2 肋软骨相连，是计数肋骨和肋间隙的主要标志，还是气管分叉的部位，相当于第 4 或第 5 胸椎水平。

　　2. 剑突　是胸骨体下端突出部分，呈三角形，其长短有个体差异。

　　3. 腹上角　是由左右肋弓在胸骨下端汇合所形成的夹角，又称为胸骨下角，正常为 70°～110°。

　　4. 脊柱棘突　为后正中线的标志。以第 7 颈椎棘突最突出，低头时易触及，其下即为胸椎起点，常以此作为胸椎计数的标志。

　　5. 肩胛下角　肩胛骨最下端为肩胛下角。被评估者取直立位，上肢自然下垂时，肩胛下角对应第 7 或第 8 肋骨水平，是计数后胸部肋骨的标志。

（二）自然陷窝与解剖区域

1. 胸骨上窝　为胸骨柄上方的凹陷，气管位于其后正中位置。

2. 锁骨上窝（左、右）　为锁骨上方的凹陷处，对应于相应肺尖上部。

3. 锁骨下窝（左、右）　为锁骨下方的凹陷处，对应于相应肺尖下部。

4. 腋窝（左、右）　为上肢内侧与胸壁相连的凹陷部位。

5. 肩胛上区（左、右）　为肩胛冈上方的区域，相当于上叶肺尖的下部。

6. 肩胛下区（左、右）　为两肩胛下角的连线与第12胸椎水平线之间的区域。

7. 肩胛间区（左、右）　为两肩胛冈内缘之间的区域。

（三）垂直线标志

1. 前正中线　通过胸骨正中的垂直线，又称为胸骨中线。

2. 锁骨中线　通过锁骨中点与前正中线平行的垂直线。

3. 腋前线　通过腋窝前皱襞的垂直线。

4. 腋后线　通过腋窝后皱襞的垂直线。

5. 腋中线　通过腋前线和腋后线之间中点向下的垂直线。

6. 后正中线　通过椎骨棘突或沿脊柱正中下行的垂直线，即脊柱中线。

7. 肩胛线　坐位两臂自然下垂时，通过肩胛下角与后正中线平行的垂直线。

（考点：胸部的骨骼标志）

# 二、胸廓评估

正常胸廓两侧基本对称，呈椭圆形。成人胸廓前后径与左右径之比约为1∶1.5，前后径短于左右径，小儿和老年人胸廓前后径略小于左右径或者几乎相等。正常胸廓及常见异常胸廓外形改变见图4-19。

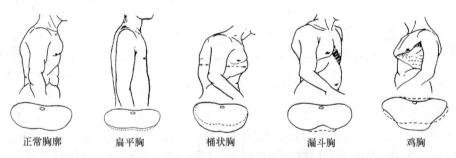

正常胸廓　　　扁平胸　　　桶状胸　　　漏斗胸　　　鸡胸

图4-19　正常胸廓及常见异常胸廓外形变化

1. 扁平胸　胸廓前后径小于左右径的一半，呈扁平状，见于肺结核等慢性消耗性疾病，亦可见于瘦长体型者。

2. 桶状胸　胸廓前后径增大，与左右径几乎相等，形似圆桶状，腹上角增大，肋间隙增宽且饱满。多见于肺气肿，亦可见于矮胖体型者或老年人。

3. 佝偻病胸　多见于儿童，为佝偻病所致。

（1）鸡胸：胸骨下端前突，胸廓前侧壁肋骨凹陷，前后径略长于左右径，其上、下径较短，形似鸡的胸廓。

（2）佝偻病串珠：沿胸骨两侧各肋软骨与肋骨交界处隆起呈串珠状。

（3）漏斗胸：指胸骨剑突处明显内陷，形似漏斗。

（4）肋膈沟：指胸部前下肋骨外翻，自胸骨剑突沿膈肌附着处胸壁向内凹陷形成的沟状带。

4．胸廓一侧变形　胸廓一侧膨隆，常见于气胸、大量胸腔积液等。而胸廓一侧下陷，多见于肺部纤维化、肺不张、广泛性胸膜增厚及粘连等。

（考点：胸廓外形变化的临床意义）

## 三、乳 房 评 估

1．评估方法　被评估者取坐位或仰卧位，充分暴露胸部。正常儿童及成年男性乳房一般不明显，乳头位置位于锁骨中线第 4 肋间隙。正常女性乳房在青春期后逐渐长大，呈半球形。检查方法主要是先视诊，再触诊；先健侧，后患侧。同时检查两侧乳房。视诊应注意观察乳房、乳头大小、形状、两侧是否对称及乳房皮肤、表面情况等。触诊乳房时，被评估者取坐位，先两臂下垂后双臂高举或双手叉腰进行检查；评估者手指或手掌平放于乳房上，向胸壁方向轻施压力滑动触摸。触诊时，应注意乳房的质地、弹性，有无压痛及包块，发现包块时，应注意其部位、大小、外形、硬度、有无压痛、活动度等，同时触诊腋窝、锁骨上窝、颈部淋巴结有无肿大。

2．临床意义　两侧乳房不对称可见于先天畸形、囊肿、炎症或肿瘤、发育不全等；乳房局限性隆起或凹陷伴皮肤水肿、毛囊及毛囊孔下陷、局部皮肤呈橘皮状、乳头上牵或内陷，常为乳腺癌表现；非哺乳期乳头分泌物为血性见于导管内良性乳头状瘤，亦可见于乳腺癌；乳房红、肿、热、痛见于乳腺炎；男性乳房发育见于肝功能损害、性腺功能减退症、雌激素等药物作用、睾丸和肾上腺皮质肿瘤等。

## 四、肺和胸膜评估

（一）视诊

1．呼吸运动

（1）呼吸运动及类型改变：正常情况下，成年男性及儿童以腹式呼吸为主，成年女性则以胸式呼吸为主，但两种呼吸运动均同时存在。一侧肺和胸膜有病变，表现为患侧呼吸运动减弱或消失，而健侧呼吸运动代偿性增强；两侧肺和胸膜有病变，双侧胸式呼吸运动减弱；腹部疾病，腹式呼吸运动减弱。

（2）呼吸困难：吸气费力伴吸气时间延长，严重者吸气时引起胸骨上窝、锁骨上窝及肋间隙向内凹陷称为"三凹征"（three concave sign），称吸气性呼吸困难，常见于上呼吸道阻塞，如气管异物、喉头水肿等。呼气费力伴呼气时间延长，称呼气性呼吸困难，常见于下呼吸道阻塞，如支气管哮喘、阻塞性肺气肿等。呼气与吸气均费力，伴呼吸浅快，为广泛肺和胸膜疾病使呼吸面积减少所致，常见于重症肺炎、重症肺结核、大量胸腔积液及气胸等。

2．呼吸频率、节律和深度　见本章第 2 节。

（考点：呼吸困难的类型及临床意义）

（二）触诊

1．胸廓扩张度（thoracic expansion）　即呼吸时的胸廓扩张动度。

（1）评估方法：评估者可将双手放置于胸廓前下部或背部肩胛下区两侧对称部位，左右拇指沿肋缘使拇指尖置于前正中线或后正中线两侧对称部位，其余四指伸展于两侧，嘱被评估者做深呼吸运动，观察比较两手分开的距离是否一致。

（2）临床意义：正常人两侧胸廓扩张度一致，两手拇指移动距离相等。胸廓扩张度增强常见于呼吸运动增强，如发热、代偿性呼吸增强等，减弱则见于胸膜炎、胸膜增厚、肺不张、大量胸腔积液等。

2．语音震颤（vocal fremitus） 为被评估者发出声音所产生的声波沿气管、支气管、肺泡传到胸壁而导致的共振，用手掌可触及细微的震动感，又称为触觉震颤。

（1）评估方法：评估者将两手掌尺侧缘或掌面轻置于两侧胸壁对称部位，嘱被评估者用同等强度反复发"yi"长音，按自上而下，由内到外，前胸侧胸到后背，交叉对比的顺序，感觉两侧相应部位语音震颤是否相等，注意有无增强或减弱。

（2）临床意义：可根据语音震颤的变化情况来判断胸内病变的性质。

1）生理差异：语音震颤的强弱受发音强弱、音调高低、胸壁厚薄及支气管与胸壁的距离差异等影响。例如，正常成人较儿童强，男性及消瘦者较女性和肥胖者强；前胸上部较下部强，右上胸部较左上胸部强。

2）病理变化：①语音震颤增强，主要见于肺实变，如大叶性肺炎实变期、大片肺梗死，或靠近胸壁的肺内大空洞，如空洞型肺结核等。②语音震颤减弱或消失，主要见于肺气肿、阻塞性肺不张、大量胸腔积液或气胸、胸膜显著增厚粘连等。

（考点：语音震颤的临床意义）

（三）叩诊

1．叩诊的方法 常用间接叩诊法。叩前胸与后背时，板指放于肋间隙内且与肋骨平行。叩肩胛间区时，板指则要与脊柱平行，按前胸、侧胸及背部的顺序，从上到下、由外到内逐个肋间叩诊，并注意对比。

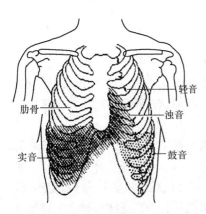

2．正常胸部叩诊音 正常胸部叩诊音有四种，即清音、浊音、实音、鼓音（图4-20）。不同部位稍有差异，正常人肺部叩诊音为清音，心和肝等实质脏器叩诊为实音，肺与心脏、肝脏等重叠部分叩诊为浊音，左侧第5、6肋间隙以下为胃泡鼓音区。

3．胸部异常叩诊音 若正常肺部清音区内出现浊音、实音、鼓音及过清音则为异常叩诊音。①浊音：见于肺内含气量减少的疾病，如肺炎、肺结核等。②实音：见于肺内不含气的病变、占位性病变、胸腔积液、胸膜增厚粘连等疾病。③过清音：为肺泡含气量增多，见于肺气肿等。④鼓音：见于肺内空腔性病变（空洞靠近胸壁且直径大于3cm）、气胸等。

图4-20 正常胸部叩诊音分布

（考点：异常胸部叩诊音的临床意义）

（四）听诊

被评估者取坐位或卧位，由肺尖开始，自上而下逐个肋间听诊前胸、侧胸及后背，同时对两侧进行比较。听诊内容主要包括呼吸音、异常呼吸音、啰音、语音共振及胸膜摩擦音。

（考点：正常胸部叩诊音分布）

1．正常呼吸音（normal breath sound） 包括支气管呼吸音、支气管肺泡呼吸音及肺泡呼吸音（图4-21，表4-12）。其强弱通常与性别、年龄、呼吸深浅、肺组织弹性大小及胸壁厚薄等有

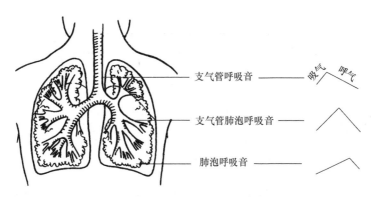

图 4-21　正常呼吸音的分布及特点

关。男性呼吸音强于女性，儿童呼吸音强于老年人；乳房下部、肩胛下部肺泡呼吸音最强，腋窝下部次之，肺尖及肺下缘处较弱。

表 4-12　正常呼吸音的区别

| | 支气管呼吸音 | 肺泡呼吸音 | 支气管肺泡呼吸音 |
|---|---|---|---|
| 发生机制 | 气流在声门、气管、主支气管内形成湍流 | 气流在细支气管及肺泡内进出产生的震动 | 兼有支气管和肺泡呼吸音的产生机制 |
| 听诊特征 | 音强而高调，呈现"哈"音，呼气时相长，吸：呼时长为 1：3 | 音调较低，呈柔和吹风样"夫"音，吸气时相长，吸：呼时长为 3：1 | 兼有支气管和肺泡呼吸音的特点，吸：呼时长为 1：1 |
| 听诊区域 | 喉部、胸骨上窝、背部第 6、7 颈椎及第 1、2 胸椎附近 | 除支气管呼吸音与支气管肺泡呼吸音以外的肺部区域 | 胸骨角附近，肩胛间区第 3、4 胸椎水平及肺尖前后部 |

（考点：正常呼吸音的听诊部位）

2. 异常呼吸音

（1）异常肺泡呼吸音：指肺泡呼吸音的减弱或增强。肺泡呼吸音减弱或消失常见于胸廓活动受限、呼吸道阻塞如气管异物、气胸、胸腔积液等。肺泡呼吸增强则见于运动、发热、贫血、酸中毒等，一侧肺或胸膜疾病，健侧肺泡呼吸音代偿性增强。

（2）异常支气管呼吸音：指在正常肺泡呼吸音的听诊部位闻及支气管呼吸音。多见于肺组织实变如肺炎、肺内大空洞、压迫性肺不张等。

（3）异常支气管肺泡呼吸音：指在肺泡呼吸音的听诊区域内可闻及支气管肺泡呼吸音。多见于支气管肺炎、肺结核、大叶性肺炎初期等。

3. 啰音（crackles，rales）　是指呼吸音以外的附加音，正常情况下无啰音。按其性质可分为干啰音及湿啰音。干、湿啰音的发生机制及听诊特点见图 4-22 和表 4-13。

表 4-13　干、湿啰音的区别

| | 干啰音 | 湿啰音 |
|---|---|---|
| 发生机制 | 空气通过狭窄的气管、支气管及细支气管时形成湍流而产生 | 吸气时气体通过呼吸道内稀薄的分泌物或吸气时陷闭的小支气管壁突然冲开而产生 |
| 听诊特点 | 持续时间长，附带乐性，音调较高；部位、强度与性质易变；吸气与呼气时均可听到，以呼气时明显 | 断续、短暂，常多个连续出现；部位恒定，性质不易变，咳嗽后可减弱或消失；于吸气时或吸气末明显 |

续表

| | 干啰音 | 湿啰音 |
|---|---|---|
| 分类 | 哨笛音：音调高且呈上升性，常产生于较小的支气管 | 粗湿啰音（大水泡音）：发生于气管、主支气管或空洞部位 |
| | | 中湿啰音（中水泡音）：发生于中等大小的支气管 |
| | | 细湿啰音（小水泡音）：发生于小支气管 |
| | 鼾音：音调低，呈呻吟声或鼾声，常发生于气管、主支气管 | 捻发音：多在吸气末闻及，似在耳边用手指捻搓一束头发时所发出的声音 |
| 临床意义 | 两肺干啰音，尤其是哮鸣音，多见于支气管哮喘、慢性支气管炎及心源性哮喘 | 局限性湿啰音，提示该部位有病变，如肺炎、肺结核、支气管扩张等 |
| | 局限性干啰音且部位固定，见于支气管内膜结核、肿瘤等 | 双肺底湿啰音，常见于心力衰竭所致的肺淤血、支气管肺炎等 |
| | | 双肺满布湿啰音，多见于急性肺水肿 |
| | | 捻发音多见于老年人或长期卧床的患者 |

（考点：啰音的听诊特点及临床意义）

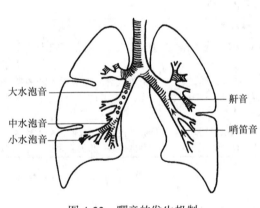

大水泡音
中水泡音
小水泡音
鼾音
哨笛音

图 4-22　啰音的发生机制

4. 语音共振　其发生机制、临床意义同语音震颤。检查方法：嘱被评估者重复发同一强度的"yi"长音，同时用听诊器按语颤的检查顺序进行左右对比听诊，比较其强度、性质的改变。

5. 胸膜摩擦音　正常情况下胸膜表面光滑，腔内有少许液体起润滑作用。胸膜炎症时，其表面粗糙，呼吸时发生摩擦，可闻及摩擦音，在呼气、吸气时均可闻及，屏气时则消失；其最佳听诊部位为前下侧胸壁，常见于急性纤维素性胸膜炎、胸膜肿瘤、尿毒症等。当胸腔积液较多时，该摩擦音反而消失。

## 五、心脏评估

心脏评估时，要求环境安静、温暖、光线充足，被评估者取坐位或卧位，评估者位于被评估者右侧，按视诊、触诊、叩诊及听诊的顺序依次进行检查，心脏听诊是评估的重点。

（一）视诊

1. 心前区隆起　正常人心前区无隆起。若心前区隆起则多见于先天性心脏病或儿童期风湿性心瓣膜病伴心脏增大；大量心包积液时心前区饱满。

2. 心尖搏动（apical impulse）　是指心室收缩时，心尖冲击前胸壁相应部位而形成。通常正常成人心尖搏动位于第 5 肋间、左锁骨中线内侧 0.5～1.0cm，其搏动范围直径为 2.0～2.5cm。

（1）心尖搏动位置改变：受多种生理性及病理性因素影响。正常人心尖搏动位置改变主要与体位、体型有关。仰卧时心尖搏动略上移；左侧卧位时心尖搏动可向左移位 2.0～3.0cm；右侧卧位可向右移位 1.0～2.5cm。肥胖者、小儿及妊娠者，心脏呈横位，心尖搏动可上移至第 4 肋间。瘦长体型者向下移位，可达第 6 肋间。病理性因素主要见于以下情况。

1）心脏疾病：左心室增大，心尖搏动向左下移位；右心室增大，心尖搏动向左移位。

2）胸部疾病：一侧气胸或胸腔积液时，心尖搏动向健侧移位；一侧胸膜增厚或肺不张时，心尖搏动向患侧移位。肺源性心脏病右心室增大时，剑突下可见心尖搏动。

3）腹部疾病：腹腔巨大肿块、大量腹水时心尖搏动向上移位。

（2）心尖搏动强度及范围的改变：生理情况下，剧烈运动、情绪激动及儿童、体型较瘦者等心尖搏动强，范围较大；肥胖、肋间隙狭窄者心尖搏动弱，范围缩小。病理情况下高热、贫血、甲状腺功能亢进症等心尖搏动强，范围增大；急性心肌梗死、肺气肿、气胸、扩张型心肌病等心尖搏动减弱或消失。

（考点：心尖搏动的位置、范围及临床意义）

**（二）触诊**

心脏触诊可进一步证实视诊的结果，还能获得视诊未能察觉的体征，起互补作用。评估者可用示指、中指及环指的指腹触诊或用右手手掌、手掌尺侧触诊，从而评估心尖搏动位置、强度、范围和有无震颤及心包摩擦感等。

1. 心尖搏动　在视诊的基础上进一步明确心尖搏动的位置、强度、范围及有无抬举性搏动。例如，触诊时感到心尖区搏动徐缓而有力，并能使手指尖端抬起停留片刻，称为抬举性心尖搏动，是左心室肥厚的体征。心尖搏动标志着心室收缩的开始，与第一心音同步，以此可判断震颤和杂音的时期。

2. 震颤（thrill）　又称猫喘，是触诊心前区时感觉到的一种细微震颤，类似于猫喉部能触及的呼吸震颤，通常是器质性心血管病的特征性体征。其形成主要是因为血液流经狭窄口径或沿异常方向流动产生湍流引起瓣膜、心腔壁或血管壁震动传至胸壁所致；常见于心脏瓣膜狭窄和先天性心脏病。如触及震颤应注意评估其部位、时相及临床意义。

3. 心包摩擦感　急性心包炎时于心前区或胸骨左缘第3、4肋间可触及，以收缩期、前倾坐位及呼气末更明显；屏气时仍存在，据此可与胸膜摩擦感鉴别。其产生机制类似于胸膜摩擦感。

**（三）叩诊**

心脏叩诊可明确心界，来判断心脏的形状、大小及位置。

1. 叩诊方法及顺序　①方法：多采用间接叩诊法，被评估者取仰卧位时，评估者左手板指与肋间平行；取坐位时，评估者板指则与肋间垂直。叩诊时力度需适中，用力要均匀。②顺序：先左界后右界，自下而上，由外向内的顺序依次叩诊。叩左界时，在心尖搏动外2～3cm（一般为第5肋间左锁骨中线外）处开始，由外向内，当叩诊音变浊音时为心界标记点，依次逐一肋间向上叩至第2肋间；分别做好标记。叩心脏右界时，于肝上界的上一肋间（一般为右锁骨中线第4肋间）开始，向内叩出浊音界，逐渐向上叩至第2肋间。③测量：用直尺测量左、右各标记点与胸骨中线间水平距离，即为心脏相对浊音界。

2. 正常心界　心脏表面不被肺遮盖部分叩诊呈实音，其边界称为绝对浊音界。心脏两侧被肺掩盖的区域叩诊为浊音，其边界称为相对浊音界（图4-23），可反映心脏实际大小和形状（表4-14），心脏相对浊音界各部的组成见图4-24。

（考点：正常心界叩诊）

3. 心脏浊音界改变及临床意义

（1）左心室增大：心浊音界向左下增大，心腰

表 4-14　正常成人心脏相对浊音界

| 右界（cm） | 肋间 | 左界（cm） |
| --- | --- | --- |
| 2～3 | 2 | 2～3 |
| 2～3 | 3 | 3.5～4.5 |
| 3～4 | 4 | 5～6 |
|  | 5 | 7～9 |

注：左锁骨中线距前正中线的距离一般为8～10cm。

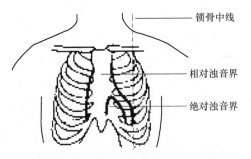

图 4-23　心脏绝对浊音界和相对浊音界

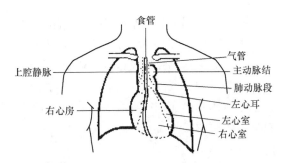

图 4-24　心脏相对浊音界各部的组成

呈直角似靴形，称为靴形心（图 4-25），见于高血压性心脏病、主动脉瓣关闭不全等。

（2）左心房增大：左心房显著增大伴肺动脉高压时，心左界第 2、3 肋间心浊音界增大，心腰饱满或膨出，呈梨形，称为梨形心（图 4-26），见于二尖瓣狭窄。

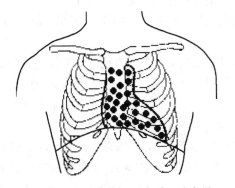

图 4-25　主动脉关闭不全时心浊音界
（靴形心）

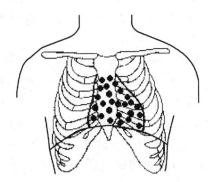

图 4-26　二尖瓣狭窄时心浊音界
（梨形心）

（3）右心室增大：轻度增大时，相对浊音界无明显改变；明显增大时，心浊音界向两侧增大，见于肺源性心脏病。

（4）左、右心室增大：心界向两侧增大，称普大型心，见于扩张型心肌病、全心衰竭等。

（5）心包积液：心浊音界向两侧增大，随体位而改变。坐位时呈烧瓶样，卧位时心底部浊音界增宽。

**表 4-15　心脏瓣膜听诊区及其体表位置分布**

| 瓣膜听诊区 | 位置 |
| --- | --- |
| 二尖瓣听诊区 | 心尖搏动最强点，又称心尖区，即左锁骨中线第 5 肋间稍内侧 |
| 肺动脉瓣听诊区 | 胸骨左缘第 2 肋间 |
| 主动脉瓣听诊区 | 胸骨右缘第 2 肋间 |
| 主动脉瓣第二听诊区 | 胸骨左缘第 3 肋间，又称 Erb 区 |
| 三尖瓣听诊区 | 胸骨下端左缘 |

（四）听诊

听诊是心脏评估的重要方法，内容主要包括心率、心律、心音、额外心音、心脏杂音和心包摩擦音等。

（考点：心脏浊音界改变的临床意义）

1. **心脏瓣膜听诊区**　心脏各瓣膜开放及关闭时产生的声音传导至体表最易听清的部位，称为瓣膜听诊区。通常有 4 个瓣膜 5 个听诊区（表 4-15）。

2. 听诊顺序　通常先从心尖部即二尖瓣区开始，按逆时针方向，依次听诊二尖瓣区→肺动脉瓣区→主动脉瓣区→主动脉瓣第二听诊区→三尖瓣区（图 4-27）。

3. 听诊内容

（1）心率（heart rate）：指每分钟心搏次数。正常成人在安静状态下心率范围为 60～100 次 / 分。儿童较快、老年人稍慢。如成人心率＞100 次 / 分，婴幼儿心率＞150 次 / 分，称为心动过速。心率＜60 次 / 分，称为心动过缓。心动过速与过缓可由生理性、病理性及药物性因素引起。

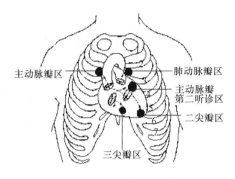

主动脉瓣区　　肺动脉瓣区　　主动脉瓣第二听诊区　　二尖瓣区　　三尖瓣区

图 4-27　心脏瓣膜解剖位置及听诊区

（2）心律（cardiac rhythm）：是指心脏跳动的节律。正常人心律规则，青年及儿童可出现窦性心律不齐，即吸气时心率加快，呼气时减慢，一般无临床意义。听诊所能发现的最常见心律失常为期前收缩及心房颤动。

（考点：心脏听诊的部位及顺序）

1）期前收缩：又称过早搏动（简称早搏），听诊特点为在规则心律基础上，突然提前出现一次心脏搏动，其后有一较长间歇，期前收缩时第一心音增强，第二心音减弱；如果期前收缩规律出现，可形成连律。例如，每次窦性搏动后出现一次期前收缩，称为二联律；每两次窦性搏动后出现一次期前收缩，称为三联律。偶发期前收缩无重要意义，频发期前收缩（＞5 次 / 分）多见于器质性病变，如冠心病、风湿性心脏病等。

2）心房颤动：简称房颤，听诊特点为心律绝对不齐、第一心音强弱不一致、脉搏短绌，即脉率少于心率。常见于二尖瓣狭窄、冠心病、甲状腺功能亢进症等。

（考点：房颤的听诊特点）

（3）心音（heart sound）：按心音在心动周期中出现的先后顺序，命名为第一心音（$S_1$）、第二心音（$S_2$）、第三心音（$S_3$）和第四心音（$S_4$），$S_1$ 和 $S_2$ 的产生机制及听诊特点见表 4-16。通常只能听到 $S_1$ 及 $S_2$，部分青少年可闻及 $S_3$，$S_4$ 一般听不到，闻及 $S_4$ 则属病理性。

表 4-16　第一心音和第二心音产生机制及听诊特点

| 心音 | 机制 | 听诊特点 |
| --- | --- | --- |
| 第一心音 | 由二尖瓣、三尖瓣关闭，瓣叶突然紧张产生振动引起，提示心室收缩期的开始 | 音调较低钝，音响较强，持续时间较长，约 0.1 秒，在心尖部较响，与心尖搏动同时出现 |
| 第二心音 | 由主动脉瓣、肺动脉瓣关闭，瓣叶振动引起，提示舒张期的开始 | 音调较高，音响较弱，持续时间较短，约 0.08 秒，在心底部较响，在心尖搏动后出现 |

知识链接

**心音的听诊技巧**

心脏听诊最基本的技能是判断 $S_1$ 和 $S_2$，之后才能确定杂音或额外心音所处的心动周期时相。一般可根据以下几点进行判断：①$S_1$ 调较 $S_2$ 低，持续时间较长，在心尖部最响；$S_2$ 时相较短，在心底部较响。②$S_1$ 至 $S_2$ 的距离较至下一心搏的 $S_1$ 短。③$S_1$ 与心尖和颈动脉搏动同步。④当心尖部听诊难以区分 $S_1$ 和 $S_2$ 时，可先听心底部即肺动脉瓣区和主动脉瓣区，心底部的 $S_1$ 和 $S_2$ 易于区分，再将听诊器胸件移向心尖，可帮助确定。

（4）心音改变及其临床意义：心音改变包括心音强度改变、心音性质改变及心音分裂。

1）心音强度改变：与多种因素相关，主要与心肌收缩力及心室充盈程度等有关。正常情况下，青少年 $P_2 > A_2$，成年人 $P_2 = A_2$，老年人 $P_2 < A_2$；其类型及临床意义见表4-17。

表4-17　心音强度改变的临床意义

| 心音强度改变类型 | 临床意义 |
| --- | --- |
| $S_1$ 增强 | 二尖瓣狭窄、运动、情绪激动、高热、贫血、甲状腺功能亢进症等 |
| $S_1$ 减弱 | 心力衰竭、心肌炎、二尖瓣关闭不全、心肌梗死等 |
| $S_1$ 强弱不等 | 心房颤动、完全性房室传导阻滞等 |
| $A_2$（主动脉瓣第二心音）增强 | 高血压、主动脉粥样硬化 |
| $A_2$ 减弱 | 主动脉瓣狭窄或关闭不全 |
| $P_2$（肺动脉瓣第二心音）增强 | 肺心病、二尖瓣狭窄伴肺动脉高压等 |
| $P_2$ 减弱 | 肺动脉瓣狭窄、肺动脉瓣关闭不全等 |
| $S_1$、$S_2$ 同时增强 | 情绪激动、运动、贫血、甲状腺功能亢进症等 |
| $S_1$、$S_2$ 同时减弱 | 心肌炎、休克、心肌严重受损、心包积液等 |

2）心音性质改变：心肌严重病变时，如大面积急性心肌梗死、重症心肌炎等，$S_1$ 性质失去原有的特征与 $S_2$ 相似，且多伴有心率增快，致舒张期与收缩期几乎相等，听诊类似钟摆声，称"钟摆律"或"胎心律"。

3）心音分裂：听诊时一个心音分裂为两个心音的现象称为心音分裂。$S_1$ 分裂在三尖瓣区听诊较清楚，主要见于完全性右束支传导阻滞，$S_2$ 分裂在肺动脉区听诊较清楚，多见于青少年、二尖瓣狭窄伴肺动脉高压等。

（5）额外心音（extra cardiac sound）：是指在正常心音之外出现的病理性附加心音，多出现在舒张期。主要包括舒张早期奔马律和开瓣音等。

1）舒张早期奔马律：是病理性的 $S_3$，出现在 $S_2$ 之后，与 $S_1$ 和 $S_2$ 的间距大致相等组成三音律，在心率增快时，听诊时犹如马奔跑的蹄声，故又称舒张早期奔马律，提示有严重器质性心脏病，常见于心力衰竭、急性心肌梗死、重症心肌炎等。

（考点：舒张期奔马律的临床意义）

2）开瓣音：又称二尖瓣开放拍击声，常在 $S_2$ 后 0.05～0.06 秒出现，听诊特点为高调、短促、响亮而清脆，于心尖部内侧听诊较清楚。见于二尖瓣狭窄且瓣膜弹性尚好时，是二尖瓣分离术适应证的参考条件。

（6）心脏杂音（cardiac murmurs）：是指除心音和额外心音之外出现的异常心脏听诊音。杂音是由于血流速度加快、瓣膜口狭窄或关闭不全、异常血流通道、心腔异常结构或扩张等原因，使血流由层流变为湍流或旋涡，冲击心壁、大血管壁、瓣膜、腱索产生振动所致。其评估要点包括以下内容。

1）最响部位：杂音的最响部位因病变部位而不同，一般杂音最响部位提示病变在相应瓣膜。

2）时期：发生在 $S_1$ 和 $S_2$ 之间的杂音称收缩期杂音；发生在 $S_2$ 与下一次心搏的 $S_1$ 之间的杂音称舒张期杂音；连续出现在收缩期和舒张期的杂音称连续性杂音。一般舒张期和连续性杂音均为器质性杂音，收缩期杂音有功能性和器质性两种。

3）性质：可有吹风样、隆隆样、叹气样、机器样、喷射样、乐音样等。功能性杂音较柔和，器质性杂音较粗糙。例如，心尖区收缩期粗糙的吹风样杂音，提示二尖瓣关闭不全。心前区舒张期隆隆样杂音是二尖瓣狭窄的特征。主动脉瓣区收缩期喷射样杂音，见于主动脉瓣狭窄。主动脉瓣区舒张期叹气样杂音，是典型的主动脉瓣关闭不全的杂音。

4）强度：收缩期杂音强度一般采用 Levine 6 级分级法，见表 4-18。一般 2 级以下收缩期杂音多为功能性杂音，3 级及以上多为器质性杂音。对舒张期杂音也可参照此标准，亦分为轻、中、重度三级。

表 4-18　心脏杂音强度分级及听诊特点

| 分级 | 听诊特点 |
| --- | --- |
| 1 级 | 响度很轻、很弱，易被忽略，须在安静环境下仔细听诊 |
| 2 级 | 响度轻度，弱，较易听到 |
| 3 级 | 响度中度，较响亮，容易听到 |
| 4 级 | 响亮易听到 |
| 5 级 | 很响，能向周围传导，听诊器离开胸壁时听不到 |
| 6 级 | 最响，震耳（即将听诊器稍离胸壁也可听到） |

5）杂音的传导：一般沿血流方向传导或经周围组织传导。

临床常见心脏瓣膜病变杂音特点见表 4-19。

表 4-19　常见心脏瓣膜病变杂音特点

| 瓣膜病变类型 | 最响部位 | 性质 | 时期 | 传导方向 |
| --- | --- | --- | --- | --- |
| 二尖瓣狭窄 | 心尖部 | 隆隆样 | 舒张期 | 局限 |
| 二尖瓣关闭不全 | 心尖部 | 吹风样 | 收缩期 | 左腋下 |
| 主动脉瓣狭窄 | 主动脉瓣区 | 喷射样 | 收缩期 | 颈部 |
| 主动脉瓣关闭不全 | 主动脉瓣第二听诊区 | 叹气样 | 舒张期 | 心尖部 |

（考点：杂音的听诊特点及临床意义）

（7）心包摩擦音（pericardial friction sound）：与心包摩擦感的产生机制、临床意义基本一致。在胸骨左缘 3、4 肋间或心前区最响亮，前倾坐位或呼气末较明显。

# 六、血 管 评 估

血管评估是心血管检查的重要部分，包括脉搏、血压、血管杂音和周围血管征。

（一）脉搏、血压

脉搏、血压评估见本章第 2 节。

（二）周围血管征

周围血管征阳性是由于脉压增大导致，常见于主动脉瓣重度关闭不全、甲状腺功能亢进症、动脉导管未闭等。主要体征包括以下三项。

1. 水冲脉　见本章第 2 节。

2. 枪击音及 Duroziez 双重杂音　将听诊器体件轻放于股动脉表面，可闻及与心跳一致、短促如射枪的声音即为枪击音。若听诊时稍加压力，可听到收缩期与舒张期双期吹风样杂音，即为 Duroziez 双重杂音。

3. 毛细血管搏动征　用手指轻压被评估者指甲末端或以干净玻片轻压其口唇黏膜，见到发白的局部边缘随心脏收缩和舒张而出现有规律的红、白交替现象即为毛细血管搏动征。

（考点：周围血管征的临床意义）

# 第 6 节　腹 部 评 估

**案例 4-6**　　　患者，男，60 岁。既往有乙肝病史多年，3 年前诊断为肝硬化，1 周前主诉乏力、食欲减退、腹胀，以"肝硬化失代偿期"收入院。

问题：1. 如何对患者进行腹部评估？
　　　2. 评估时可能会发现哪些异常体征？

## 一、腹部的体表标志和分区

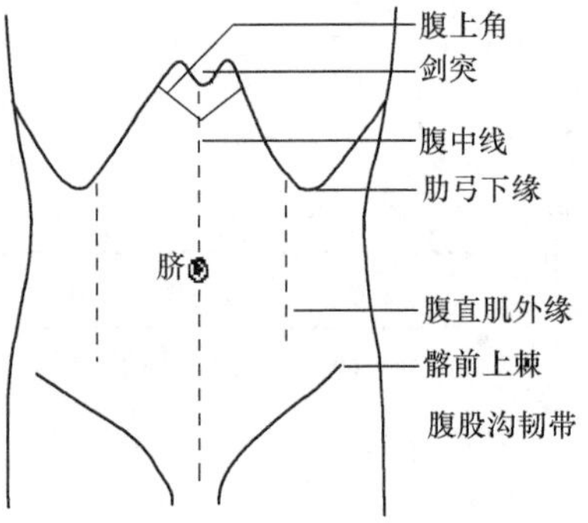

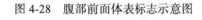

图 4-28　腹部前面体表标志示意图

腹壁、腹腔及腹腔内脏器组成了腹部，其范围是上起横膈、下至骨盆，前面及侧面为腹壁，后面为脊柱和腰肌。为了准确地描述腹部症状、体征的部位，常用下列体表标志和腹部分区。

（一）体表标志

常用的腹部体表标志有肋弓下缘、腹上角、脐、髂前上棘、腹中线、腹股沟韧带等（图 4-28）。

（二）腹部分区

临床上常用的有四区法和九区法。

1. 四区法　即通过脐做一条水平线和一条垂直线，将腹部分为右上腹、右下腹、左上腹和左下腹四区，见表 4-20。

表 4-20　四区法各区主要脏器

| 四分区 | 脏器 |
|---|---|
| 右上腹 | 肝、胆囊、幽门、十二指肠、小肠、结肠肝曲、部分横结肠、胰头、右肾、右肾上腺 |
| 左上腹 | 胃、小肠、部分横结肠、结肠脾曲、肝左叶、脾、胰体、胰尾、左肾、左肾上腺、腹主动脉 |
| 右下腹 | 小肠、盲肠、阑尾、部分升结肠、右输尿管、膨胀的膀胱、增大的子宫、女性右侧输卵管和卵巢、男性右侧精索 |
| 左下腹 | 小肠、部分降结肠、乙状结肠、左输尿管、膨胀的膀胱、增大的子宫、女性左侧卵巢和输卵管、男性左侧精索 |

2. 九区法　由两条水平线（左右肋弓下缘及左右髂前上棘的连线）和两条垂直线（通过左右髂前上棘至腹中线连线的中点所作的垂线），四线相交将腹部划分为井字形 9 区；即左、右上腹部（季肋部），左、右侧腹部（腰部），左、右下腹部（髂部）及上腹部，中腹部（脐部），下腹部（耻骨上部）（图 4-29、图 4-30）。

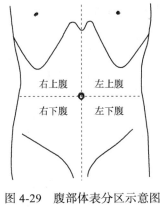

图 4-29　腹部体表分区示意图
（四区法）

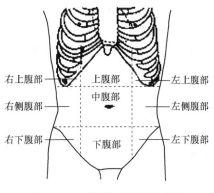

图 4-30　腹部体表分区示意图
（九区法）

## 二、腹 部 评 估

腹部评估采用视诊、触诊、叩诊、听诊，其中触诊是腹部评估重要的方法。

（一）视诊

视诊前，嘱被评估者排空膀胱；视诊时，环境温暖、光线柔和；被评估者取仰卧位，充分暴露全腹；评估者站在被评估者右侧，按一定顺序自上而下进行全面观察，必要时由侧面呈切线方向观察有无搏动、蠕动波等。视诊的主要内容有腹部外形、呼吸运动、腹壁静脉、胃肠型和蠕动波（peristalsis）等。

1. 腹部外形　注意腹部外形是否对称、有无隆起或凹陷。正常成年人平卧时，腹部外形对称，腹前壁处于肋缘到耻骨联合平面或略微凹陷，称腹部平坦。腹部圆凸或稍高出此平面者称腹部饱满，如肥胖者及小儿。消瘦者前腹壁稍内凹，称腹部低平。若腹部明显膨隆或凹陷者应视为异常。

（1）腹部膨隆：卧位时前腹壁明显高于肋缘到耻骨联合平面，分为全腹膨隆和局部膨隆。

1）全腹膨隆：见于大量腹水、腹内胀气、人工气腹、腹内巨大肿瘤及妊娠晚期、过度肥胖等。大量腹水时，平卧位液体沉于腹腔两侧，腹部扁平而宽，称蛙腹；坐位时，液体移位致下腹部膨隆。腹内胀气、人工气腹时腹部呈球形，不随体位的变化而变化。当全腹膨隆时，应定期测量腹围，以便观察其程度和变化。嘱患者排尿后平卧，用软尺经脐绕腹一周，测得的周长即为腹围，以厘米计。

2）局部膨隆：常因脏器肿大，腹内肿瘤或炎性包块，胃或肠内胀气，以及腹壁上的肿物和疝等引起。

（2）腹部凹陷：卧位时前腹壁明显低于肋缘到耻骨联合平面，见于显著消瘦、严重脱水等。严重者前腹壁凹陷几乎贴近于脊柱，全腹呈舟状，称为舟状腹，见于恶病质，如慢性消耗性疾病：结核病、恶性肿瘤、糖尿病等。

2. 呼吸运动　腹壁随呼吸上、下起伏称为腹式呼吸。腹式呼吸减弱或消失见于腹膜炎症、腹水、急性腹痛、腹腔内巨大肿块或妊娠等。肺部或胸膜疾病，由于胸式呼吸受限而致腹式呼吸增强。

3. 腹壁静脉　正常人腹壁静脉一般不显露。门静脉高压或上、下腔静脉回流受阻致侧支循环形成时，腹壁静脉显露甚至曲张，称腹壁静脉曲张。腹壁静脉曲张时应检查血流方向，有助于鉴别静脉曲张的来源。

（1）血流方向评估：选择一段没有分支的静脉，评估者将右手示指和中指并拢压在该段静脉上，然后手指紧压静脉向外滑动一段距离后放松一手指，另一手指仍紧压静脉，看静脉是否充盈，如立即充盈，则血流方向是从放松的一端流向紧压的一端（图4-31）。

（2）静脉曲张的来源：当门静脉高压时，静脉曲张以脐为中心呈水母状，血流方向与正常相同（图4-32）；当上腔静脉回流受阻时，脐上、脐下腹壁静脉的血流方向均向下（图4-33）；当下腔静脉回流受阻时，则均向上（图4-34）。

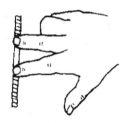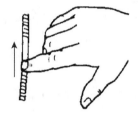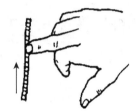

图 4-31　静脉血流方向评估法

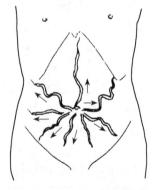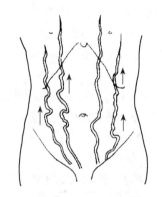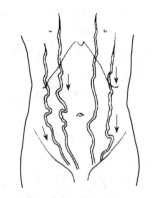

图 4-32　肝门静脉高压腹　　　　图 4-33　上腔静脉回流　　　　图 4-34　下腔静脉回流
　　　　壁静脉血流方向　　　　　　　　受阻腹壁静脉血流方向　　　　受阻腹壁静脉血流方向

4. 胃肠型和蠕动波　正常人腹部一般看不到胃和肠的轮廓及蠕动波。当胃肠道发生梗阻时，梗阻近端的胃或肠段饱满而隆起，可显示各自的轮廓，称为胃型或肠型，同时胃肠蠕动加强可出现蠕动波。见于幽门梗阻、机械性肠梗阻等。

（考点：肝门静脉高压，上、下腔静脉回流受阻腹壁静脉血流方向）

（二）触诊

腹部触诊是腹部评估的重要方法。腹部触诊应注意以下事项。

① 被评估者：排尿后取仰卧位，头垫低枕，两手自然平放于躯干两侧，两腿屈起稍分开，作缓慢腹式呼吸。②评估者：位于被评估者右侧，前臂应与腹部在同一平面，手要温暖，动作应轻柔。③触诊顺序：一般由浅入深，自左下腹开始沿逆时针方向触诊；若被评估者诉有腹痛，则从正常部位开始，逐渐移向病变区域。④避免紧张：边检查边观察评估对象的反应与表情；对精神紧张者，可采用谈话的方式转移其注意力而减少腹肌紧张。

触诊内容主要有腹壁紧张度、压痛与反跳痛、腹部肿块、腹腔脏器等。

1. 腹壁紧张度 正常人腹壁触之柔软，某些病理情况可使全腹或局部紧张度增加。

（1）弥漫性腹壁紧张：常见于急性胃肠穿孔，因腹膜刺激引起腹肌反射性痉挛，腹壁明显紧张，硬如木板，称为板状腹（rigidity）；结核性腹膜炎时，触之犹如揉面团一样，称为揉面感（dough kneading sensation），也见于癌性腹膜炎。

（考点：板状腹、揉面感的临床意义）

（2）局限性腹壁紧张：见于该处脏器的炎症侵及腹膜所致，如急性胆囊炎可出现右上腹紧张，急性阑尾炎出现右下腹紧张，急性胰腺炎可有上腹或左上腹肌紧张。

2. 压痛与反跳痛 正常腹部无压痛和反跳痛。

（1）压痛：由浅入深进行按压，发生疼痛者，称为压痛。腹部压痛常因炎症、结核、结石、肿瘤等病变引起，固定的压痛点提示病变部位。

临床常见的压痛点：阑尾点，又称麦氏点（McBurney point），位于右髂前上棘与脐连线的外 1/3 与中 1/3 交界处，阑尾炎时压痛明显；胆囊点，位于右侧腹直肌外缘与肋弓交界处，胆囊有病变时，常有压痛。

（考点：阑尾点、胆囊点的位置）

（2）反跳痛：当触诊出现压痛后，手指在原处停留片刻，使压痛感稍趋稳定后突然移去手指，腹痛骤然加剧，称为反跳痛。反跳痛的出现，提示炎症已累及壁腹膜。

压痛、反跳痛同时伴有腹肌紧张，是急性腹膜炎的重要体征，称为腹膜刺激征。

（考点：腹膜刺激征的概念、意义）

知识链接

**大 网 膜**

大网膜内含大量脂肪组织、毛细血管及巨噬细胞，有重要的防御和再生修复功能。当腹腔脏器发生炎症时（如阑尾炎），大网膜可将病灶部分包裹起来，防止炎症扩散，故有"腹部卫士"之称。在小儿，大网膜较短，所以阑尾炎、下腹部脏器病变，尤其是发生穿孔时，常引起弥漫性腹膜炎。

3. 腹部肿块 腹部触及包块多由肿大或异位的脏器、肿瘤、炎症性包块或肿大的淋巴结等形成。如触到肿块时须注意其部位、大小、形态、质地、压痛、活动度及与周围组织的关系。

（1）炎性包块：肿块与周围组织粘连、压痛明显、不易推动。

（2）肝、脾、胃、肾或其肿物：肿块边界清楚、表面光滑、质地不硬、压痛不明显、活动度较大，可能是良性肿块，其中肿块可随呼吸而上下移动。

（3）恶性肿瘤：肿块边界模糊、表面不平、质地坚硬、移动度差，则恶性肿瘤的可能性大。

4. 肝脏触诊

（1）评估方法：常用单手触诊法、双手触诊法、冲击触诊法（浮沉触诊法）三种。

1）单手触诊法：腹壁软、薄或肝缘较浅表时用右手单手触诊法（图 4-35）。

2）双手触诊法：评估者右手四指并拢，掌指关节伸直，与肋缘大致平行地放在右上腹部（或脐右侧），左手托住被评估者右腰部并向上推，使肝下缘紧贴前腹壁下移，同时限制右下胸扩张，增加膈下移的幅度，这样吸气时右手指就更容易碰到下移的肝脏（图 4-36）。

3）冲击触诊法：大量腹水患者，可用冲击触诊。

（2）临床意义：正常人肝脏质地柔软，边缘较薄，表面光滑，无压痛。触及肝脏时，应注

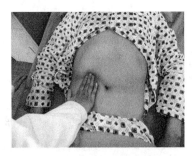

图 4-35　肝脏单手触诊法

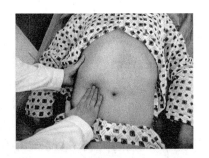

图 4-36　肝脏双手触诊法

意大小、质地、表面状态及边缘、压痛。触到肝脏后，应详细描述下列内容。

1）大小：正常成人的肝脏一般不易触及，但当腹壁松弛及较瘦者可触及，多在右锁骨中线肋缘下 1cm、剑突下 3cm 以内。若肝下缘超出上述标准，一般考虑异常情况。弥漫性肝大见于肝炎、肝淤血、脂肪肝、早期肝硬化、白血病、血吸虫病等；局限性肝大见于肝脓肿、囊肿、肿瘤等；肺气肿、右侧胸腔大量积液等可引起肝下垂。肝缩小见于暴发性肝衰竭和急性重型肝炎、晚期肝硬化。

2）质地：正常肝脏质地柔软；急慢性肝炎、脂肪肝及肝淤血时质韧；肝硬化质硬，肝癌质地最坚硬；肝脓肿或囊肿时呈囊性感。

3）边缘和表面状态：注意肝脏表面是否光滑，有无结节，边缘是否整齐。肝边缘钝圆常见于脂肪肝或肝淤血；肝边缘不规则，表面不光滑，呈不均匀的结节状，见于肝癌、多囊肝和肝包虫病；肝表面呈大块状隆起者，见于巨块型肝癌或肝脓肿。

4）压痛：正常肝脏无压痛，轻度弥漫性压痛见于肝炎、肝淤血等，局限性剧烈压痛见于肝脓肿。

（考点：肝脏触诊注意的内容）

5. 胆囊触诊　触诊方法采用单手触诊法或勾手触诊法。正常胆囊隐存于肝脏之后，不易触及。胆囊肿大时，在右肋下缘与腹直肌外缘交界处可触及一卵圆形或梨形、张力较高的囊性肿块，随呼吸而上下移动，常见于急性胆囊炎、胆囊结石等。

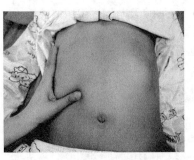

图 4-37　墨菲（Murphy）征评估法

墨菲征（Murphy sign）：评估者将左手掌放于被评估者右前胸下部，拇指按压在右腹直肌外缘与右肋弓下缘交界处（胆囊点），让被评估者缓慢深吸气，如在吸气过程中因疼痛而突然屏气，称墨菲征阳性，又称胆囊触痛征，常见于急性胆囊炎（图 4-37）。

（考点：墨菲征阳性的意义）

6. 脾脏触诊

（1）评估方法：脾脏触诊有单手触诊法、双手触诊法。脾脏明显肿大而位置表浅时，用单手触诊法；如果脾大而位置较深时，用双手触诊法（图 4-38）。被评估者仰卧，两腿稍屈，评估者左手掌置于被评估者左腰部第 9～11 肋处，将脾从后方向前托起。右手掌平放于脐部，与左肋弓呈大致垂直方向，以稍微弯曲的手指末端轻压向腹部深处，待被评估者吸气时向肋弓方向迎触脾，直至触及脾缘或左肋缘。脾脏轻度肿大而仰卧位不易触到时，嘱被评估者右侧卧位，右下肢伸直，左下肢屈髋、屈膝进行评估。

（2）脾大的测量：①轻度肿大：做甲乙线（第Ⅰ线）测量，即左锁骨中线与左肋缘交点至脾下缘的垂直距离，以厘米表示。②明显肿大：加测甲丙线（第Ⅱ线）即左锁骨中线与左肋缘交点至最远脾尖的距离和丁戊线（第Ⅲ线）即脾右缘到前正中线的距离。如脾大向右未超过前正中线，丁戊线以"－"表示；超过前正中线，以"＋"表示（图4-39）。

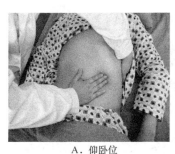

A．仰卧位　　　　B．右侧卧位

图4-38　脾脏双手触诊法　　　　　　图4-39　脾大测量法

### 知识链接

#### 脾的特点和功能

　　脾是人体最大的淋巴器官，质较软而脆，当左季肋部受暴力作用时易造成脾破裂。其主要功能是参与机体的免疫反应。胚胎时期可产生各种血细胞，出生后能产生淋巴细胞；脾还可吞噬衰老的红细胞、细菌和清除异物；同时还有储血功能，当机体需要时将储存血输入血液循环以调整血容量。

（3）脾大的分度及临床意义　见表4-21。

表4-21　脾大分度及临床意义

| 分度 | 测量标准 | 临床意义 |
| --- | --- | --- |
| 轻度 | 深吸气时脾下缘不超过肋下2cm | 肝炎、伤寒、急性疟疾、感染性心内膜炎、败血症等 |
| 中度 | 脾下缘超过2cm至脐水平线以上 | 肝硬化、慢性淋巴细胞性白血病、淋巴瘤、系统性红斑狼疮、疟疾后遗症等 |
| 高度 | 脾超过脐水平线或前正中线（巨脾） | 慢性粒细胞性白血病、慢性疟疾、恶性组织细胞病等 |

（三）叩诊

1. 腹部叩诊　正常情况下腹部叩诊为鼓音，肝、脾、充盈的膀胱、增大的子宫等部位叩诊呈浊音或实音。明显的鼓音可见于胃肠高度胀气、人工气腹和胃肠穿孔等。肝脾或其他实质性脏器极度肿大、腹腔内肿瘤和大量腹水时，鼓音范围缩小，病变部位可出现浊音或实音。

2. 肝脏叩诊

（1）叩诊方法：沿右锁骨中线由上而下进行叩诊，当叩诊音由清音变为浊音时即为肝上界，由于被肺遮盖又称相对肝浊音界（相当于被肺遮盖的肝顶部）；再往下叩，由浊音转为实音时，此处不被肺遮盖而直接贴近胸壁，称绝对肝浊音界；继续往下叩，由实音转为鼓音处即为肝下界。因肝下界与胃、结肠等重叠，很难叩准，一般多用触诊确定。

（2）正常肝脏上、下界：正常肝上界在右锁骨中线第5肋间，肝下界位于右季肋下缘，两者之间距离为9～11cm。体型对肝脏位置有一定影响，矮胖型肝上、下界可高一肋间，瘦长型则可低一肋间。肝浊音界变化见表4-22。

表4-22　肝浊音界变化及临床意义

| 肝浊音界变化 | 临床意义 | 肝浊音界变化 | 临床意义 |
|---|---|---|---|
| 肝浊音界缩小 | 暴发性肝衰竭、肝硬化、胃肠胀气等 | 肝浊音界上移 | 右肺纤维化、右肺不张、气腹和鼓肠等 |
| 肝浊音界扩大 | 肝癌、肝脓肿、肝淤血、肝炎、多囊肝等 | 肝浊音界下移 | 肺气肿，右侧张力性气胸、内脏下垂等 |
| 肝浊音界消失 | 常代之以鼓音，见于急性胃肠穿孔 | | |

3. 移动性浊音（shifting dullness）　是指因体位不同而出现浊音区变动的现象。它是判断腹腔内有无积液的重要体征。

（1）评估方法：嘱被评估者取仰卧位，评估者自腹中部脐水平处向被评估者左侧叩诊，发现浊音时，板指固定不动，让被评估者向右侧卧位，再度叩诊，如呈鼓音，表明有浊音移动，即有移动性浊音。同样方法向右侧叩诊。

（2）临床意义：移动性浊音阳性，提示腹腔内游离腹水超过1000ml以上；见于右心功能不全、缩窄性心包炎、肝硬化、腹膜炎、腹膜转移癌等。巨大卵巢囊肿患者腹部叩诊也呈浊音，但与腹水相反，仰卧位时，浊音区在腹中部，鼓音区在两侧腹部，且不随体位改变，可与腹水鉴别（图4-40）。

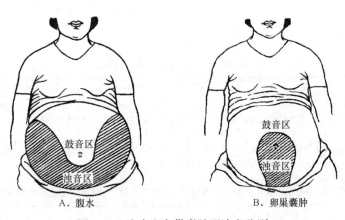

A. 腹水　　　　　　　　B. 卵巢囊肿

图4-40　腹水和卵巢囊肿叩诊音鉴别

（考点：移动性浊音阳性的临床意义）

4. 膀胱叩诊　在耻骨联合上方进行。膀胱充盈时，耻骨上方可叩出圆形浊音区，排尿或导尿后，浊音区变为鼓音，据此可与妊娠子宫、卵巢囊肿、子宫肌瘤形成的浊音鉴别。

5. 叩击痛　主要评估肝脏和肾脏有无叩击痛。评估者用左手掌平放在被评估者的肾区（脊柱和第12肋下缘夹角处）或肝区，右手握拳，用轻到中等的力量叩击左手背，评估有无叩击痛。正常人无叩击痛。肾炎、肾盂肾炎、肾结石、肾结核患者，肾区可有不同程度的叩击痛；肝区叩击痛主要见于肝炎、肝脓肿、肝淤血等。

（四）听诊

1. 肠鸣音（bowel sound） 是指肠蠕动时，肠管内气体和液体随之流动产生的一种断续的"咕噜"声。正常人为 4～5 次 / 分。常见异常肠鸣音及临床意义如下所述。

（1）肠鸣音活跃：是指肠蠕动增强时，肠鸣音超过 10 次 / 分以上，但音调不高亢。见于胃肠道大出血、急性肠炎或服泻药后等。

（2）肠鸣音亢进：是指肠蠕动增强时，肠鸣音超过 10 次 / 分以上，且肠鸣音响亮、高亢，甚至呈叮当声或金属音。常见于机械性肠梗阻。

（3）肠鸣音减弱或消失：指肠鸣音明显低于正常或 3～5 分钟才听到 1 次，称肠鸣音减弱或消失，见于急性腹膜炎或肠麻痹等。

2. 振水音（succussion splash） 被评估者仰卧，将听诊器体件置于被评估者上腹部，然后用弯曲的手指连续冲击其上腹部，如听到胃内气体与液体相撞击而发出的声音，称为振水音。若在清晨或餐后 6～8 小时以上仍有此音，提示幽门梗阻或胃扩张。

（考点：振水音阳性的意义）

3. 血管杂音　正常人腹部无血管杂音。腹主动脉瘤及腹主动脉狭窄可在腹中部呈收缩期杂音，门静脉高压腹壁静脉曲张在脐周及上腹部出现一种柔和的、连续的嗡鸣音。

附：消化系统常见疾病的主要体征（表 4-23）。

**表 4-23　消化系统常见疾病的主要体征**

| 疾病 | 视诊 | 触诊 | 叩诊 | 听诊 |
|---|---|---|---|---|
| 急性胃肠穿孔 | 腹式呼吸消失 | 腹肌紧张呈板状、压痛和反跳痛 | 肝浊音界缩小或消失 | 肠鸣音减弱或消失 |
| 肝硬化门静脉高压 | 腹部膨隆呈蛙状腹、腹式呼吸减弱、腹壁静脉曲张 | 脾大、液波震颤 | 移动性浊音阳性 | 剑突下或脐部听到静脉嗡鸣音，肠鸣音减弱 |
| 肠梗阻 | 麻痹性肠梗阻呈球形腹。机械性肠梗阻可见肠型及蠕动波 | 腹肌紧张，有压痛，绞窄性肠梗阻可有反跳痛 | 腹部鼓音范围可扩大 | 机械性肠梗阻肠鸣音亢进，呈金属音。麻痹性肠梗阻肠鸣音减弱或消失 |

# 第 7 节　脊柱与四肢评估

## 一、脊 柱 评 估

脊柱的评估方法以视诊为主，辅以触诊和叩诊。

（一）脊柱弯曲度

嘱被评估者取立位或坐位，两上肢自然下垂，保持肌肉放松状态。

正常脊柱有呈"S"状的四个生理弯曲，即颈段稍向前凸，胸段稍向后凸，腰段明显向前凸，骶段明显向后凸。评估时侧面观察脊柱有无过度的前凸与后凸；后面观察脊柱有无侧弯，手指沿脊柱棘突从上向下划压，观察脊柱有无侧弯。常见病理性变形如下所述。

1. 脊柱后凸　脊柱过度后弯，又称驼背，多发生于胸椎，如佝偻病、脊柱结核、老年人脊柱退行性变等（图 4-41）。

2. 脊柱前凸　脊柱过度向前弯曲，多发生于腰椎，如妊娠晚期、大量腹水、腹腔巨大肿瘤、髋关节结核及先天性髋关节后脱位等。

3. 脊柱侧凸 脊柱偏离后正中线向左或向右侧屈。可发生于胸段、腰段或胸、腰段联合处。①姿势性侧凸：无结构异常，弯曲度不固定，改变姿势可恢复正常，如儿童发育期姿势不良、椎间盘突出症、脊髓灰质炎等。②器质性侧凸：改变体位不能使其纠正，如佝偻病、胸膜肥厚、脊椎损伤等（图4-42）。

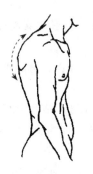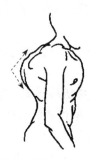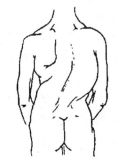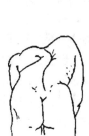

图 4-41 脊柱后凸　　　　　　　　　　　　　图 4-42 脊柱侧凸

（二）脊柱活动度

脊柱颈、腰段活动度大，存在个体差异。嘱被评估者做前屈、后伸、侧弯、旋转等动作。正常脊柱活动度见表4-24。活动受限见于软组织损伤、脊椎增生性关节炎、脊柱结核或肿瘤、骨折或脱位等。

表4-24　正常脊柱颈、腰段活动度

|  | 前屈 | 后伸 | 左右侧弯 | 旋转度（一侧） |
| --- | --- | --- | --- | --- |
| 颈段 | 35°～45° | 35°～45° | 45° | 60°～80° |
| 腰段 | 75°～90° | 30° | 20°～35° | 30° |

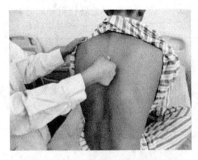

图 4-43 脊柱压痛评估方法

（三）脊柱压痛与叩击痛

1. 脊柱压痛 评估者用右手拇指自上而下逐个按压脊椎棘突及椎旁肌肉（图4-43）。压痛部位提示局部的脊柱或肌肉可能有病变或损伤。

2. 脊柱叩击痛 评估方法有直接叩诊法和间接叩诊法。直接叩诊法即以叩诊锤或手指直接叩击棘突，多用于颈、腰椎检查（图4-44）。间接叩诊法是评估者以左手置于被评估者头顶，右手握拳以小鱼际部叩击左手背（图4-45）。正常人脊柱无叩击痛，若某一部位有叩击痛，提示该处有病变，常见于脊柱结核、脊椎骨折、脊椎肿瘤、椎间盘突出等。

## 二、四肢与关节评估

（一）形态异常

1. 匙状指（koilonychia） 又称反甲。特点为指（趾）甲中央凹陷，边缘翘起，指甲变薄，表面粗糙而有条纹。多见于缺铁性贫血、高原疾病等（图4-46）。

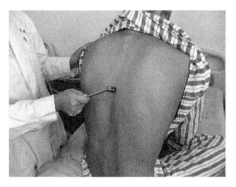
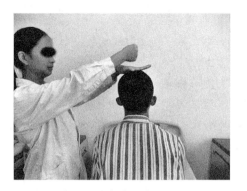

图 4-44 脊柱直接叩诊法　　　　　　　图 4-45 脊柱间接叩诊法

2. 杵状指（趾）（acropachy）　手指或足趾末端指节增厚、增宽，指甲从根部到末端拱形隆起呈杵状膨大。常见于支气管扩张、慢性肺脓肿、发绀型先天性心脏病等（图 4-47）。

3. 梭形关节　近端指间关节呈梭形畸形。见于类风湿关节炎（图 4-48）。

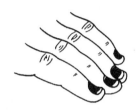
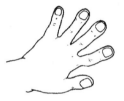
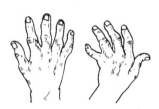

图 4-46 匙状指　　　　图 4-47 杵状指　　　　图 4-48 梭形关节

4. 爪形手　手呈鸟爪样，其大、小鱼际肌及骨间肌萎缩。常见于进行性肌萎缩、脊髓空洞症、尺神经损伤等（图 4-49）。

（考点：匙状指、杵状指、梭形关节、爪形手的临床意义）

5. 膝内翻、膝外翻　正常人双脚并拢直立时，两膝及两踝均能靠拢。如双脚内踝靠拢而两膝分离呈"O"形，称膝内翻（图 4-50）；当膝关节靠拢而两内踝分离，两小腿斜向下外翻呈"X"形，称膝外翻。常见于佝偻病和大骨节病（图 4-51）。

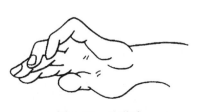
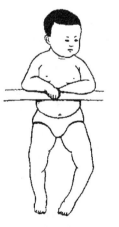
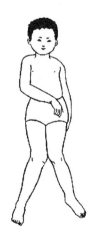

图 4-49 爪形手　　　　图 4-50 膝内翻　　　　图 4-51 膝外翻

6. 膝关节变形

（1）关节炎：表现为两侧膝关节形态不对称，出现红、肿、热、痛、活动障碍，如风湿性关节炎活动期。

（2）关节积液：关节明显肿胀，有浮髌现象。浮髌现象评估方法：被评估者仰卧、下肢伸直，评估者左手拇指和其他手指分别固定在关节上方两侧并加压，右手示指将髌骨连续向下按压数次，按压时有髌骨与关节面的碰触感，松手时有髌骨随手浮起感称浮髌试验阳性（图4-52）。

7. 足内翻、足外翻　多见于先天畸形、脊髓灰质炎后遗症等（图4-53）。

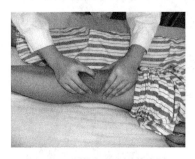

图 4-52　浮髌试验评估方法

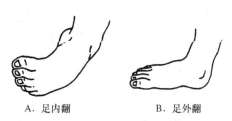

A. 足内翻　　　　B. 足外翻

图 4-53　足畸形

（二）运动功能

嘱被评估对象做各关节的主动运动和被动运动，以观察其活动范围及有无疼痛等。关节活动障碍见于相应部位骨折、脱位、炎症、肿瘤、关节的退行性变性及肌腱、软组织损伤等。

# 第8节　神经反射评估

**案例 4-7**　　患者，男，62岁。有"高血压"病史20余年，2小时前看电视时突然跌倒在地，头痛，喷射性呕吐，呕吐物为胃内容物，伴左侧肢体活动障碍。护理体检：呈嗜睡状，体温37.7℃，脉搏70次/分，呼吸19次/分，血压178/108mmHg。

问题：1. 该患者有哪些阳性体征？

2. 初步临床诊断是什么？

神经反射由反射弧完成。反射包括生理反射和病理反射，根据刺激的部位，又可将生理反射分为浅反射和深反射。

## 一、生 理 反 射

生理反射是正常人应具有的神经反射。

（一）浅反射

浅反射（superficial reflexes）是刺激皮肤、黏膜所引起的反射。浅反射包括角膜反射、腹壁反射、提睾反射。

1. 角膜反射（corneal reflex）　嘱被评估者向内上方注视，评估者用棉絮毛轻触其角膜外缘，正常反应是眼睑迅速闭合，同侧为直接角膜反射，对侧为间接角膜反射。一侧面神经麻痹时，同侧角膜反射消失而对侧反射存在；一侧三叉神经病变，其直接和间接角膜反射均消失；深昏迷者角膜反射消失。

（考点：浅反射包括的内容，角膜反射改变的意义）

2. 腹壁反射（abdominal reflex） 被评估者取仰卧位、双下肢稍弯曲，使腹壁肌肉松弛。评估者以钝头竹签分别由外向内轻划腹壁两侧上、中、下部的皮肤。正常反应为受刺激部位腹壁收缩（图4-54）。一侧腹壁反射消失见于同侧锥体束病损；双侧腹壁反射可减弱或消失见于昏迷患者、急腹症、经产妇、老年人。

3. 提睾反射（cremasteric reflex） 评估者以钝头竹签由下向上轻划大腿内侧皮肤。正常反应为同侧提睾肌收缩，睾丸上提。一侧提睾反射减弱或消失见于老年人、睾丸局部病变、脊髓病变、同侧锥体束损害。双侧提睾反射消失见于腰髓1～2节病变。

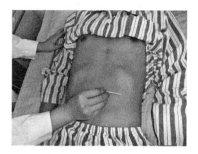

图 4-54 腹壁反射评估方法

（二）深反射

深反射是刺激肌腱或骨膜所引起的反射，深反射也称腱反射。

1. 评估方法 见表4-25和图4-55～图4-58。

表 4-25 深反射评估

| 深反射 | 评估方法 | 反应 | 节段定位 |
| --- | --- | --- | --- |
| 肱二头肌反射 | 前臂屈曲，叩击置于被评估者肱二头肌腱上评估者的左拇指 | 肘关节屈曲 | $C_5 \sim C_6$ |
| 肱三头肌反射 | 外展上臂，半屈肘关节，叩击鹰嘴上方的肱三头肌肌腱 | 肘关节伸展 | $C_6 \sim C_7$ |
| 膝腱反射 | 仰卧位或坐位，叩击髌骨下股四头肌肌腱 | 膝关节伸展 | $L_2 \sim L_4$ |
| 跟腱反射 | 下肢外弦外展位，足部背屈成直角，叩击跟腱 | 足部跖曲 | $S_1 \sim S_2$ |

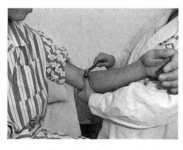

图 4-55 肱二头肌反射评估

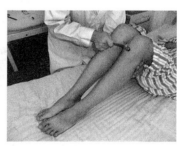

图 4-56 膝腱反射评估

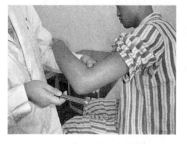

图 4-57 肱三头肌反射评估

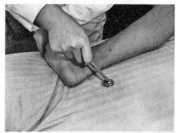

图 4-58 跟腱反射评估

2. 临床意义

（1）深反射减弱或消失：多为器质性病变，如末梢神经炎、神经根炎等下运动神经元病变；也见于麻醉、深昏迷、骨关节病变等。

（2）深反射亢进：常见于脑出血、脑栓塞、脑肿瘤等引起的上运动神经元病变如锥体束病损。

（考点：生理反射包括的内容，深反射减弱或消失、亢进的临床意义）

## 二、病 理 反 射

病理反射是指当锥体束受损时，大脑失去了对脑干和脊髓的抑制作用而出现的异常反射，也称锥体束征。巴宾斯基（Babinski）征是最典型的病理反射。评估时一手托起被评估者踝部，另一手用钝竹签由足跟向小趾方向划足底外侧缘，至小趾跖关节处转向拇趾侧。正常反应为各趾向跖面屈曲，阳性表现为拇趾背伸，其他四趾呈扇形展开。其他与巴宾斯基征临床意义相同的病理反射还有查多克征、奥本海姆征、戈登征（表 4-26 和图 4-59）。

（考点：病理反射包括的内容，病理反射阳性的临床意义）

表 4-26　常用的病理反射

| 病理反射 | 检查方法 | 阳性反应 |
| --- | --- | --- |
| 巴宾斯基征 | 用钝头竹签划被评估者足底外侧，自足跟向足趾方向 | 拇趾背伸、其余四指呈扇形分开 |
| 查多克征 | 用钝头竹签从被评估者外踝沿足背外侧向前划 | 同上 |
| 奥本海姆征 | 用拇指、示指沿胫骨前缘由上向下用力推压 | 同上 |
| 戈登征 | 用力捏腓肠肌 | 同上 |

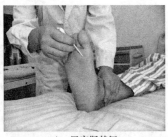

A．巴宾斯基征

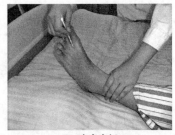

B．查多克征

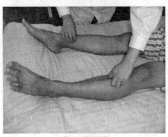

C．奥本海姆征

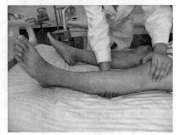

D．戈登征

图 4-59　常用的病理反射评估方法

知识链接

**上、下运动神经元性瘫痪的区别**

锥体系主要包括上、下两个神经元。锥体系的损伤可引起随意运动障碍，即瘫痪。上运动神经元性瘫痪表现为肌张力增高，深反射亢进，浅反射减弱或消失，病理反射阳性，早期肌无萎缩。下运动神经元性瘫痪表现为肌张力降低，深、浅反射减弱或消失，病理反射阴性，易肌萎缩。

## 三、脑膜刺激征

脑膜刺激征是指脑膜受到刺激所出现的体征。各种脑膜炎、蛛网膜下隙出血、颅内压增高等患者，均可出现阳性反应。脑膜刺激征的检查包括以下内容。

1. 颈项强直　被评估者取去枕仰卧位，下肢伸直，评估者用手托其枕部，使其被动屈颈，正常时下颌可贴近前胸。阳性反应为颈有抵抗感或下颏不能贴近前胸，排除颈部疾病后，即为颈项强直阳性（图 4-60）。

2. 凯尔尼格（Kernig）征　被评估者取仰卧位，评估者先将其一侧髋关节屈成直角，再用手抬高小腿。正常时可使膝关节伸达 135° 以上。如在 135° 以内出现抵抗感伴有疼痛与屈肌痉挛，则为阳性反应（图 4-61）。

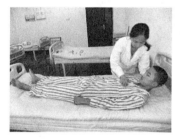

图 4-60　颈项强直检查方法

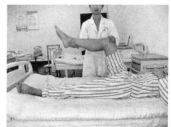 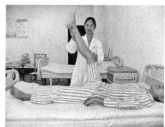

A. 屈髋关节　　　　　　　　B. 抬高小腿

图 4-61　凯尔尼格征评估方法

3. 布鲁津斯基（Brudzinski）征　被评估者取仰卧位，下肢自然伸直，评估者一手托被评估者枕部，一手置于被评估者胸前，然后使头部前屈。如被评估者两下肢发生不自主的屈曲，则为阳性反应（图 4-62）。

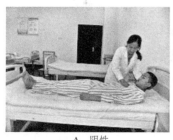 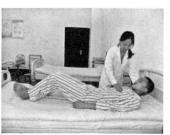

A. 阴性　　　　　　　　　B. 阳性

图 4-62　布鲁津斯基征评估方法

（考点：脑膜刺激证包括的内容，脑膜刺激证阳性的临床意义）

## 自测题

$A_1/A_2$ 型题

1. 患者，女，60岁。腹部手术后第3天，护士在观察病情时获得资料：患者的肠鸣音每分钟4次。护士运用了身体评估的哪种方法（　　）
   - A. 视诊
   - B. 触诊
   - C. 叩诊
   - D. 听诊
   - E. 嗅诊

2. 脉搏骤起骤落，犹如潮水涨落，此种脉搏称为（　　）
   - A. 细脉
   - B. 水冲脉
   - C. 交替脉
   - D. 奇脉
   - E. 迟脉

3. 评估皮肤弹性常取下列哪个部位（　　）
   - A. 两颊
   - B. 腹部
   - C. 上臂外侧
   - D. 手背或上臂内侧
   - E. 前臂内侧

4. 判断扁桃体Ⅱ度肿大的标准是（　　）
   - A. 不超过咽腭弓
   - B. 超过咽腭弓
   - C. 达咽后壁中线
   - D. 超过咽后壁中线
   - E. 超过咽腭弓但未达咽后壁中线

5. 护士半夜巡视病房时，发现傍晚平车入院的患者正坐在床沿上，下肢下垂，两手扶持床边，其体位是（　　）
   - A. 自主体位
   - B. 被动体位
   - C. 强迫体位
   - D. 辗转体位
   - E. 角弓反张位

6. 小儿表现为"落日现象"提示（　　）
   - A. 佝偻病
   - B. 先天性梅毒
   - C. 脑积水
   - D. Apert综合征
   - E. 囟门过早闭合

7. 患者，女，55岁。畏寒、水肿、便秘、嗜睡、行动迟缓一年。查体：颜面水肿，睑厚面宽，毛发稀疏，目光呆滞，反应迟钝。其面容为（　　）
   - A. 慢性面容
   - B. 肝病面容
   - C. 甲亢面容
   - D. 肾病面容
   - E. 黏液性水肿面容

8. 患者，男，45岁。车祸后1小时入院。其呼吸呈由浅慢逐渐加深加快，又由深快逐渐变为浅慢，继之暂停30秒再度出现前述状态，该患者的呼吸是（　　）
   - A. 鼾声呼吸
   - B. 潮式呼吸
   - C. 呼吸困难
   - D. 间停呼吸
   - E. 毕奥呼吸

9. 患者，男，57岁。起步时一脚高抬，骤然垂落，双目下视，两脚间距很宽，摇晃不稳，为（　　）
   - A. 酒醉步态
   - B. 共济失调步态
   - C. 跨阈步态
   - D. 剪刀步态
   - E. 蹒跚步态

10. 患者，男，18岁。身材矮小，智力正常，诊断为"侏儒症"，其原因为（　　）
    - A. 发育成熟前腺垂体功能减退
    - B. 发育成熟后腺垂体功能减退
    - C. 发育成熟前甲状腺功能减退
    - D. 发育成熟后甲状腺功能减退
    - E. 发育成熟前神经垂体功能减退

11. 患者，女，20岁。右侧大量胸腔积液，该采取的体位是（　　）
    - A. 仰卧位
    - B. 左侧卧位
    - C. 俯卧位
    - D. 右侧卧位
    - E. 中凹卧位

12. 患者，男，30岁。饮酒后出现双上肢及背部局部皮肤暂时性的水肿性隆起，大小不等，形态不一，苍白或淡红，伴瘙痒，消退后不留痕迹，为（　　）
    - A. 斑疹
    - B. 玫瑰疹
    - C. 丘疹
    - D. 斑丘疹
    - E. 荨麻疹

13. 计算肋间隙顺序时，找到胸骨角，对应（　　）
    - A. 第1肋骨
    - B. 第2肋骨
    - C. 第3肋骨
    - D. 第4肋骨
    - E. 锁骨

14. 前胸壁计数肋骨的重要标志是（　　）
    - A. 胸骨上窝
    - B. 胸骨角
    - C. 胸骨柄
    - D. 剑突
    - E. 胸骨下角

15. 肺部闻及呼气延长的哨笛音称为（　　）
    - A. 鼾音
    - B. 大水泡音
    - C. 小水泡音
    - D. 哮鸣音
    - E. 肺泡呼吸音

16. 正常成年男性右锁骨中线第3肋间的叩诊音是
（　　）
A. 清音　　　　　　B. 实音
C. 浊音　　　　　　D. 鼓音
E. 过清音

17. 支气管肺泡呼吸音的特点为（　　）
A. 像哨笛样的声音
B. 呼气与吸气时间大致相等
C. 像水泡似的声音
D. 呼气时间小于吸气时间
E. 呼气时间大于吸气时间

18. 患者，女，19岁。骑车与人碰撞后出现呼吸
困难前来急诊，考虑为左侧气胸。其触诊符合
（　　）
A. 右侧呼吸增强，语颤消失
B. 右侧呼吸及语颤均消失
C. 左侧呼吸增强，语颤消失
D. 左侧呼吸及语颤均消失
E. 双侧呼吸及语颤均增强

19. 患者，男，提重物时突感左胸刺痛，查体左胸
叩诊鼓音，气管移向右侧。考虑为（　　）
A. 胸腔积液　　　　B. 气胸
C. 肺气肿　　　　　D. 肺炎
E. 胸膜增厚

20. 肺气肿患者的胸廓常表现为（　　）
A. 正常胸　　　　　B. 漏斗胸
C. 扁平胸　　　　　D. 鸡胸
E. 桶状胸

21. 胸部触诊时，语颤增强见于（　　）
A. 肺气肿　　　　　B. 肺组织炎性实变
C. 气胸　　　　　　D. 阻塞性肺不张
E. 大量胸腔积液

22. 正常肺部叩诊音为（　　）
A. 鼓音　　　　　　B. 过清音
C. 清音　　　　　　D. 浊音
E. 实音

23. 在正常人前胸上部的肺野听诊，只能听到
（　　）
A. 肺泡呼吸音　　　B. 支气管呼吸音
C. 哮鸣音　　　　　D. 水泡音
E. 胸膜摩擦音

24. 两肺满布湿啰音最常见于（　　）
A. 慢性支气管炎　　B. 急性肺水肿

C. 肺结核　　　　　D. 肺淤血
E. 肺脓肿

25. 胸廓两侧呼吸运动减弱见于（　　）
A. 肺气肿　　　　　B. 肺不张
C. 肺炎　　　　　　D. 胸膜粘连
E. 气胸

26. 正常人心尖搏动的位置在（　　）
A. 第5肋间左锁骨中线上
B. 第5肋间左锁骨中线内侧0.5～1.0cm
C. 第5肋间左锁骨中线内侧1.0～2.0cm
D. 第5肋间左锁骨中线外侧0.5～1.0cm
E. 第4肋间左锁骨中线内侧0.5～1.0cm

27. 左心室增大时，其心尖搏动的位置（　　）
A. 向左移位　　　　B. 向右移位
C. 向左下移位　　　D. 向左上移位
E. 向下移位

28. 叩诊心界似靴形，见于（　　）
A. 二尖瓣狭窄
B. 二尖瓣关闭不全
C. 主动脉瓣关闭不全
D. 主动脉瓣狭窄
E. 肺动脉瓣狭窄

29. 胸骨右缘第2肋间为哪个瓣膜听诊区（　　）
A. 三尖瓣区　　　　B. 二尖瓣区
C. 肺动脉瓣区　　　D. 主动脉瓣第二听诊区
E. 主动脉瓣第一听诊区

30. 不符合心房颤动临床听诊特点的是（　　）
A. 心律绝对不规则
B. 心率快、慢不一致
C. 第一心音强弱不等
D. 脉率少于心率
E. 心率与脉率一致

31. 心脏听诊，先从哪个瓣膜听诊区开始（　　）
A. 二尖瓣区
B. 肺动脉瓣区
C. 主动脉瓣第一听诊区
D. 主动脉瓣第二听诊区
E. 三尖瓣区

32. 心脏听诊闻及心尖部舒张早期奔马律常提示
（　　）
A. 主动脉瓣关闭不全
B. 心包腔大量积液
C. 静脉压升高

D. 严重左心室功能低下

E. 严重心律失常

33. 二尖瓣狭窄特征性的杂音是（　　）

　　A. 心尖区舒张期隆隆样杂音

　　B. 胸骨左缘第 3 肋间舒张期叹气样杂音

　　C. 心尖区收缩期吹风样杂音

　　D. 胸骨左缘第 2 肋间收缩期吹风样杂音

　　E. 胸骨右缘第 2 肋间收缩期喷射样杂音

34. 第一心音减弱见于（　　）

　　A. 心肌炎　　　　B. 高热

　　C. 心室肥大　　　D. 甲状腺功能亢进

　　E. 二尖瓣狭窄

35. 叩诊心界似梨形，见于（　　）

　　A. 二尖瓣狭窄

　　B. 二尖瓣关闭不全

　　C. 主动脉瓣关闭不全

　　D. 主动脉瓣狭窄

　　E. 肺动脉瓣狭窄

36. 不属于周围血管征的是（　　）

　　A. 水冲脉　　　　B. 枪击音

　　C. 杜柔双重杂音　D. 毛细血管搏动征

　　E. 颈静脉怒张

37. 患者，男，28 岁。突发胸痛 2 小时，以自发性气胸诊断入院。查体：T 36.8℃，P 90 次/分，R 22 次/分；右侧胸部肋间隙增宽，语颤消失，叩诊鼓音。其肝浊音界的改变是（　　）

　　A. 下移　　　　　B. 上移

　　C. 左移　　　　　D. 右移

　　E. 不变

38. 患者，男，16 岁。因支气管哮喘发作入院。听诊可闻及（　　）

　　A. 两肺满布湿啰音　B. 两肺满布哮鸣音

　　C. 一侧满布湿啰音　D. 一侧满布哮鸣音

　　E. 两肺底满布干湿啰音

39. 小张护士对某慢性阻塞性肺气肿患者进行护理体检，检查结果中不会出现的表现是（　　）

　　A. 桶状胸

　　B. 双侧胸廓扩张度减弱

　　C. 两肺语音震颤减弱

　　D. 两肺叩诊清音

　　E. 两肺肺泡呼吸音减弱、呼气延长

40. 患者，女，19 岁。心率 92 次/分，吸气时心率增快，呼气时心率减慢，心尖部有舒张期杂音，心底部肺动脉瓣听诊区第二心音增强。反映有病理变化的特征是（　　）

　　A. 心率　　　　　B. 心律

　　C. 呼吸　　　　　D. 杂音

　　E. 第二心音

41. 最能提示壁腹膜有炎症的体征是（　　）

　　A. 腹部压痛　　　B. 肠鸣音亢进

　　C. 腹部反跳痛　　D. 移动性浊音

　　E. 腹肌紧张

42. 墨菲征阳性见于（　　）

　　A. 急性阑尾炎　　B. 急性胆管炎

　　C. 急性胆囊炎　　D. 急性胰腺炎

　　E. 胃、十二指肠溃疡急性穿孔

43. 腹部触诊有"揉面感"提示（　　）

　　A. 急性胃穿孔　　B. 肝硬化腹水

　　C. 结核性腹膜炎　D. 急性胰腺炎

　　E. 急性胃扩张

44. 正常腹部叩诊音为（　　）

　　A. 过清音　　　　B. 清音

　　C. 实音　　　　　D. 鼓音

　　E. 浊音

45. 可叩出移动性浊音，表明腹腔内游离液体至少在（　　）

　　A. 600ml　　　　B. 800ml

　　C. 1000ml　　　D. 1200ml

　　E. 1500ml

46. 局部检查扪及胆囊肿大并有压痛，首先考虑（　　）

　　A. 慢性胆囊炎　　B. 胆囊癌

　　C. 胰头癌　　　　D. 急性胆囊炎

　　E. 胆囊结石

47. 属于腹膜刺激征的是（　　）

　　A. 全腹压痛

　　B. 腹部压痛，肠鸣音消失

　　C. 腹膨隆，腹肌紧张

　　D. 腹部压痛，呼吸运动减弱

　　E. 腹肌紧张，压痛、反跳痛

48. 腹部产生反跳痛的原因是（　　）

　　A. 腹膜壁层已受炎症累及

　　B. 腹腔过度充血

　　C. 肠道黏膜层炎症

　　D. 急性消化道出血

　　E. 腹腔内淋巴结发炎

49. 门静脉高压患者腹壁静脉曲张，其血流方向是
（　　）
  A. 脐以上向上，脐以下向下
  B. 脐以下向上
  C. 脐以上向下
  D. 脐以下向下，脐以上向下
  E. 脐上、脐下均向下

50. 患者，男，70 岁。肝炎 20 年。近 2 个月来，
肝区疼痛，食欲减退、进行性消瘦、肝呈进行
性增大、质硬、表面有结节，面部有蜘蛛痣、
腹膨隆。临床首先考虑的是（　　）
  A. 原发性肝癌　　B. 继发性肝癌
  C. 肝硬化　　　　D. 慢性肝炎
  E. 结核性腹膜炎

51. 患者，男，35 岁。上腹部规律性疼痛 5 年，多
于秋季出现。1 周以来每晚 12 点左右出现上
腹痛，3 小时前患者进食后突然出现持续性剧
烈腹痛，以上腹正中为重，不敢呼吸，腹部查
体：板状腹，全腹压痛（＋），反跳痛（＋），
肝浊音界消失，肠鸣音减弱。该患者可能的诊
断为（　　）
  A. 急性胰腺炎
  B. 梗阻
  C. 十二指肠球部溃疡急性穿孔
  D. 幽门梗阻
  E. 急性胆囊炎

52. 患者，男，35 岁。腹部剧烈绞痛 5 小时，伴
呕吐，不排气，腹胀。腹部查体可闻及金属
音，肠鸣音 18 次 / 分，该患者最能的诊断为
（　　）
  A. 急性胰腺炎　　B. 急性机械性肠梗阻
  C. 急性胃炎　　　D. 幽门梗阻
  E. 急性胆囊炎

53. 下列属于脑膜刺激征的是（　　）
  A. 奥本海姆征　　B. 凯尔尼格征
  C. 戈登征　　　　D. 霍夫曼征
  E. 巴宾斯基征

54. 匙状指常见于（　　）
  A. 慢性肺脓肿　　B. 支气管肺癌
  C. 支气管扩张　　D. 肝硬化
  E. 缺铁性贫血

55. 梭形关节见于（　　）
  A. 进行性肌萎缩　　B. 尺神经损伤

C. 风湿性关节炎　　D. 类风湿关节炎
  E. 脊髓空洞症

56. 用一定力量挤压腓肠肌，可见拇趾缓缓背伸，
其余四趾呈扇形展开，此阳性反应为（　　）
  A. 查多克征　　　B. 凯尔尼格征
  C. 奥本海姆征　　D. 巴宾斯基征
  E. 戈登征

57. 爪形手见于（　　）
  A. 尺神经损伤　　B. 类风湿关节炎
  C. 桡神经损伤　　D. 风湿性关节炎
  E. 腕关节炎

58. 下列哪项为浅反射（　　）
  A. 膝腱反射　　　B. 肱二头肌反射
  C. 肱三头肌反射　D. 角膜反射
  E. 跟腱反射

59. 锥体束征受损的重要体征是（　　）
  A. 凯尔尼格征　　B. 巴宾斯基征
  C. 膝腱反射减弱　D. 跟腱反射减弱
  E. 提睾反射减弱

60. 属于病理性检查结果的是（　　）
  A. 瞳孔对光反射灵敏
  B. 双侧膝反射均不明显
  C. 奥本海姆征
  D. 腹壁反射明显
  E. 双侧跟腱反射检查不满意

61. 深反射减弱或消失的病因可能是（　　）
  A. 脑出血　　　　B. 脑栓塞
  C. 周围神经炎　　D. 甲状腺功能亢进
  E. 神经官能症

62. 患者，男，24 岁。因蛛网膜下隙出血入院，查
体可发现最具特征性的是（　　）
  A. 精神症状
  B. 颈项强直等脑膜刺激征
  C. 去大脑强直
  D. 偏瘫
  E. 失语

63. 患者，女，66 岁。原有高血压、糖尿病，突
发右侧肢体无力，体检：右侧鼻唇沟浅，伸舌
右侧，右侧上下肢肌力 0 级，肌张力低，腱反
射亢进，右下肢病理征阳性，还可能出现的是
（　　）
  A. 凯尔尼格征　　B. 巴宾斯基征
  C. 膝腱反射减弱　D. 跟腱反射减弱

E. 提睾反射减弱

$A_3/A_4$ 型题

（64、65 题共用题干）

患者，女，15 个月。2 天前发热、全身皮肤出现斑丘疹，并在第二磨牙相对的颊黏膜上出现针尖大小的白色斑点，周围有红晕。

64. 口腔黏膜损害为（　　）

   A. 瘀斑　　　　　　B. 黏膜疹

   C. Koplik 斑　　　　D. 鹅口疮

   E. 铅线

65. 可能的临床诊断为（　　）

   A. 麻疹　　　　　　B. 水痘

   C. 猩红热　　　　　D. 风疹

   E. 幼儿急疹

（66、67 题共用题干）

患者，男，20 岁。淋雨后出现打喷嚏、咳嗽、鼻塞、流鼻涕，开始为清水样，3 天后变黏稠，伴有咽痛，轻度畏寒、头痛。

66. 如果患者原有症状缓解，又出现了头痛、发热，伴有脓涕、鼻窦压痛等情况，考虑患者出现了（　　）

   A. 病毒性咽炎　　B. 鼻窦炎

   C. 中耳炎　　　　D. 病毒性支气管炎

   E. 急性肺炎

67. 如果患者原有症状缓解，又出现了耳痛、耳鸣、听力减退、外耳道流脓等情况，考虑患者出现了（　　）

   A. 病毒性咽炎　　B. 鼻窦炎

   C. 中耳炎　　　　D. 病毒性支气管炎

   E. 急性肺炎

（68、69 题共用题干）

患者，女，65 岁。有慢性肝炎病史 10 年，患肝硬化 5 年，体检发现肝掌和蜘蛛痣。

68. 患者出现蜘蛛痣的可能部位是（　　）

   A. 大腿　　　　　　B. 腹部

   C. 背部　　　　　　D. 上胸部

   E. 足部

69. 患者出现蜘蛛痣的可能原因是（　　）

   A. 体内雌激素灭活减少

   B. 体内雌激素灭活增加

   C. 体内雌激素含量减少

   D. 体内雄激素灭活减少

   E. 体内糖皮质激素灭活减少

（70、71 题共用题干）

患者，女，42 岁。因"风湿性心脏病、心房纤颤"收入住院。

70. 该患者的脉搏为（　　）

   A. 洪脉　　　　　　B. 速脉

   C. 细脉　　　　　　D. 缓脉

   E. 丝脉

71. 评估者为其测量脉率、心率的正确方法是（　　）

   A. 先测心率，后测脉率

   B. 先测脉率，后测心率

   C. 两人分别测心率和脉率

   D. 两人同时分别测心率和脉率

   E. 两人一人测心率一人测脉率

（72～74 题共用题干）

患者，男，50 岁。诊断胃溃疡 5 年多，近日出现中上腹饱胀不适，餐后加重，呕吐物含发酵性宿食，中上腹见左向右移动的胃蠕动波，振水音阳性。

72. 该患者可能并发了（　　）

   A. 腹水　　　　　　B. 急性阑尾炎

   C. 急性胆囊炎　　　D. 幽门梗阻

   E. 卵巢囊肿

73. 今晨患者饱食后，出现剧烈腹痛，有明显压痛、反跳痛、肌紧张，此时考虑合并了（　　）

   A. 结核性腹膜炎　　B. 急性胆囊炎

   C. 慢性肝炎　　　　D. 急性胃肠炎

   E. 急性腹膜炎

74. 对患者行肝脏叩诊，肝浊音界消失，代之鼓音，提示（　　）

   A. 暴发性肝衰竭　　B. 急性胃肠穿孔

   C. 肝硬化　　　　　D. 食物中毒

   E. 结肠炎

（程　颖　胡　泊　于志云）

# 第 5 章

# 心理 – 社会评估

案例 5-1　　　　患者，女，36 岁。因患乳腺癌，手术后进行化疗，化疗后头发脱落、面色憔悴，情绪低落、自卑，害怕照镜子，不愿与人交流，甚至有自杀念头。

**问题：** 1. 该患者有哪些心理问题？

　　　　 2. 可采用哪些方法进行心理评估？

## 第 1 节　心 理 评 估

　　心理评估是应用心理学的理论和方法对人的各种心理活动作出客观量化的评价，以了解个体的心理健康水平。心理评估在制订临床整体护理计划、实施心理障碍矫治及疾病的辅助诊断等方面均发挥着重要作用，它是健康评估的重要组成部分，也是医护人员必须了解掌握的基础知识。

### 一、心理评估的方法

　　1. 观察法　是通过感觉器官对个体的行为（表情、动作、言语、服饰、身体姿势等），进行有目的、有计划的观察和记录并根据观察结果作出评估，了解其内在的心理活动，注意其是否存在心理障碍，是心理评估最基本的方法之一。观察法包括自然观察法和实验观察法两种。

　　2. 交谈法　是以一种有目的的面对面谈话方式进行，是心理评估最基本、最常用的方法。其作用为建立交谈双方相互合作和信任的关系，获得个体对其心理状况和问题的自我描述。可分为正式会谈和非正式会谈两种类型，前者指事先通知对方，按照预定的问题提纲有目的、有计划、有步骤地交谈；后者为日常生活或工作中两人间的自然交谈。

　　3. 心理测量法　是对人的心理行为进行客观的、标准的测定方法，包括心理测量法、量表评定法，是心理评估常用的标准化手段之一，所得到的结果比较客观、科学。心理测量法是在标准情形下，用统一的测量手段（如器材）测试个体对测量项目所做出的反应。量表评定法指用一套预先已标准化的测试项目（量表）来测量某种心理品质。

　　4. 调查法　是通过全面收集了解患者的各方面情况而进行心理评估的方法。调查对象包括患者本人及其父母、兄弟姐妹、邻居、老师、同学、领导、同事等。调查方法可采用询问和调查表（问卷）的形式。

　　5. 医学检测法　包括身体评估和各种实验室检查，如测量血压、心率、呼吸、体液、血浆肾上腺皮质激素浓度等，作为对会谈法和心理测量学方法收集到的心理主观资料的补充，对资料真实性和准确性的验证。

## 二、心理评估的内容

心理评估包括对内在和外在的心理活动的评估。内在的心理活动是人脑对客观现实的反映过程，包括认知、情感、意志等。外在的心理活动是指人在与社会及其周围环境相互作用过程中的心理活动如压力与应对等。

（一）患者的自我认知

1. 自我认知的概念　也称自我概念，是个体通过对自己的内外在特征及他人对其反应的感知与体验而形成的对自我的认识与评价，是个体在与其心理社会环境相互作用过程中形成的动态的、评价性的"自我肖像"。

2. 自我认知的形成　包括生理的自我、社会的自我和心理的自我三个阶段。通常评估的具体内容包括生理功能的认知评价、体像的自我感知、社会角色的适应状况、自尊及自我价值的认可程度。

（1）生理自我：即体像，是个体对自己身体外形及身体功能的认识与评价，如高矮、胖瘦、柔弱、雄悍等。体像又分两种，客观体像和主观体像。客观体像是人们直接从照片或镜子里所看到的自我形象，主观体像则指个体通过分析和判断别人对自己的反应而感知到的自我形象。自我表现出自豪或自卑的情绪体验。

（2）社会认同：为个体在社会活动中，其他人对自己态度的评价判断，如年龄、性别、职业、参与政治学术团体的状况及社会名誉、社会地位及威望的认识与估价。可通过觉察他人对自己的重视与注意及他人对自己的情感，表现出自尊或自卑的情绪情感体验。

（3）自我认同：指个体对自己智慧、能力、性格、道德水平等方面的认识与判断，是高级的自我认知阶段。追求自己事业上、政治上、道德上的发展和发挥自己的潜能，维护自己的人格和尊严，从而表现出自我优越感或自尊等自我道德体验。

（4）自尊：是指人们尊重自己、维护自己的尊严和人格，不容他人任意歧视、侮辱的一种心理意识和情感体验。自尊源于对自我认知的客观正确的评价，对自我价值、能力和成就的恰当评估。人在患病过程中自我价值感受挫，自尊心不同程度地受到影响，表现出自我贬低、自卑、信心不足、犹豫不决、敏感多疑等。从以上观察和与被评估者的交谈中，已能对被评估者的自尊水平作大致判断。评估患者的自尊常用的有 Rosenberg 自尊量表（self-esteem scale，SES），见表5-1。

**表5-1　Rosenberg 自尊量表（RSES）**

| 项目 | A | B | C | D |
|---|---|---|---|---|
| 1. 我感到我是一个有价值的人，至少与其他人在同一水平上 | 4 | 3 | 2 | 1 |
| 2. 我感到我有许多好的品质 | 4 | 3 | 2 | 1 |
| 3. 归根结底，我倾向于觉得自己是一个失败者 | 1 | 2 | 3 | 4 |
| 4. 我能像大多数人一样把事情做好 | 4 | 3 | 2 | 1 |
| 5. 我感到自己值得自豪的地方不多 | 1 | 2 | 3 | 4 |
| 6. 我对自己持肯定态度 | 4 | 3 | 2 | 1 |
| 7. 总的来说，我对自己是满意的 | 4 | 3 | 2 | 1 |
| 8. 我希望我能为自己赢得更多尊重 | 4 | 3 | 2 | 1 |
| 9. 我确实时常感到自己毫无用处 | 1 | 2 | 3 | 4 |
| 10. 我时常认为自己一无是处 | 1 | 2 | 3 | 4 |

注：A 非常符合，B 符合，C 不符合，D 很不符合。总分范围是10～40分，分值越高，自尊程度越高。

3．患者的自我认知紊乱　自我认知紊乱是指个体对自己存在的感知、看法的消极评价或不适应状态，包括对自己的体像、社会角色、生理功能和自尊的消极认知评价。

（1）体像改变：任何体像的改变都会影响个体的自我认知，如毁容、截肢、乳房切除、结肠或膀胱造瘘、过度肥胖或消瘦、脱发或多毛症、怀孕等。常表现为回避现实，不愿与他人交往；不愿讨论容貌问题或身体有缺陷的部位，拒绝照镜子、照相等。

（2）社会角色改变的认知：社会角色改变指无能力承担或履行个体应有的特定角色功能的责任、权利和义务。当个体患病时，就进入患者角色，原有的角色部分或全部被替代，个体就难以适应当前的社会角色，出现角色失调。如一位优秀的外科医生突然出现上肢伤残而住院，就从医生角色变成患者角色，医生的责任就不能承担，而是要履行患者角色的义务，可感到难以适应，产生角色失调。角色改变后可表现为缺乏安全感，依赖性增强，出现紧张、恐惧、焦虑、抑郁等。

（3）生理功能认知改变：患病状态可影响生理功能认知的改变，表现为将注意力由外界集中到自身的感受和体验，过分关注身体自觉症状，如对心跳、呼吸、胃肠蠕动异常敏感；感觉障碍，思维紊乱或幻觉等；对各种刺激十分敏感。

（4）自尊低下：身体功能障碍、外表变化、精神因素及精神疾病常会导致自尊的下降，认为自己没有用，是一个失败者；认为前途、事业没有希望，缺乏自信心，自暴自弃；感到自卑，敏感多疑等。

（二）患者的情绪和情感

1．情绪与情感的概念　情绪和情感是个体对客观事物的主观体验，是人的需求是否获得满足的反映，是身心健康的重要标志。情绪和情感通过体验来反映客观事物与人需求之间的关系。

2．患者的情绪活动特征　①主导心境差：受疾病的影响，患者情绪普遍较差，多表现为郁郁寡欢、紧张不安、萎靡不振、忧心忡忡、寝食难安等。②情绪活动强度大：多数患者对消极情绪刺激的反应强度大于正常人，在疾病初期，因患者角色的不适应对微弱的刺激表现出敏感、惊恐不安的情绪；在疾病中、晚期，病情逐渐缓解恢复，患者情绪相对稳定；少数病情严重的患者则会出现情绪减弱或严重的心理障碍，甚至对许多刺激无动于衷。③情绪活动持续时间长：疾病对正常生理功能造成了明显影响，患者的情绪体验以消极情绪为主，且消极情绪体验持续时间较长。④情绪活动不稳定：多数患者的情绪活动不稳定，常表现为易激惹、冲动、急躁，情感脆弱易受伤害，可为微不足道的小事而激动不已、气愤争吵、悲伤哭泣等。评估患者的情绪情感常用的有 Avillo 情绪情感形容词量表，见表 5-2。

表 5-2　Avillo 情绪情感形容词量表

| | 1 | 2 | 3 | 4 | 5 | 6 | 7 | |
|---|---|---|---|---|---|---|---|---|
| 变化的 | | | | | | | | 稳定的 |
| 举棋不定的 | | | | | | | | 自信的 |
| 沮丧的 | | | | | | | | 高兴的 |
| 孤立的 | | | | | | | | 合群的 |
| 混乱的 | | | | | | | | 有条理的 |
| 漠不关心的 | | | | | | | | 关切的 |

续表

| | 1 | 2 | 3 | 4 | 5 | 6 | 7 | |
|---|---|---|---|---|---|---|---|---|
| 冷淡的 | | | | | | | | 热情的 |
| 被动的 | | | | | | | | 主动的 |
| 淡漠的 | | | | | | | | 有兴趣的 |
| 孤僻的 | | | | | | | | 友好的 |
| 不适的 | | | | | | | | 舒适的 |
| 神经质的 | | | | | | | | 冷静的 |

使用说明：该表共有12对意思相反的形容词，让被评估者从每一组形容词中选出符合目前情绪与情感的词，并给予相应得分。总分在84分以上，提示情绪情感积极，否则，提示情绪情感消极。该表适用于不能用言语表达自己情绪情感或对自己的情绪情感定位不明者。

3. 患者常见异常情绪情感　个体在患病后，由于社会角色及环境的改变，正常生活模式被破坏，不少患者的心理状态失去了平衡，产生不良情绪反应。常见的不良情绪有恐惧、焦虑、抑郁和愤怒等。其中焦虑和抑郁对个体健康状况和心理功能影响较大且持续时间较长，是最需要护理干预的情绪状态。

（1）焦虑：是一种预感到似乎将要发生不利情况而又难于应付的不愉快情绪体验。这种体验往往与现实处境不相称。焦虑情绪是机体适应正常生活所必需的生理机制活动，也是促进个体社会化发展和对社会文化的认同、促进人格成熟与完善的必要条件。由于引起焦虑的原因和严重性不同，以及个体承受能力的差异，人们可表现出不同程度的焦虑，适度的焦虑可提高机体的动机水平，增强工作和学习效率；但无端、过度的焦虑则属于病态情绪状态。

1）焦虑发生的原因：只要使人预感到无力避免或应对而感受到严重的、无法摆脱的威胁，就可产生焦虑。患者常常由于对疾病的病因诊断、转归、预后不明确或过分担忧，对手术的创伤性、安全性、可靠性等有疑虑，对机体有威胁的特殊检查不理解或不接受等原因而产生焦虑。

2）焦虑的表现：表现为生理和心理两方面的变化。生理方面主要有心悸、食欲缺乏、睡眠障碍等；心理方面则表现为注意力不集中、易激惹等。人们常以语言和非语言两种形式表达内心的焦虑。前者为直接诉说忧虑事件和原因及一些自觉症状，如心慌、出汗、头痛、胃痛、注意力无法集中等；后者有心跳、呼吸加快、姿势与面部表情紧张、神经质动作、望着固定位置如墙壁、天花板及肢端颤抖、快语、无法平静等。评估患者的焦虑常用的有Zung焦虑状态自评量表（self-rating anxiety scale，SAS），见表5-3。

表5-3　Zung焦虑状态自评量表

| 评定项目 | 偶尔 | 有时 | 经常 | 持续 | 评定项目 | 偶尔 | 有时 | 经常 | 持续 |
|---|---|---|---|---|---|---|---|---|---|
| 1. 你觉得最近比平常容易紧张、着急吗？ | 1 | 2 | 3 | 4 | 7. 你是否常感头痛或腰背痛？ | 1 | 2 | 3 | 4 |
| | | | | | 8. 你是否常感到疲乏无力？ | 1 | 2 | 3 | 4 |
| 2. 你无缘无故感到害怕吗？ | 1 | 2 | 3 | 4 | 9. 你是否发现自己无法静坐？ | 1 | 2 | 3 | 4 |
| 3. 你是否有惊恐感？ | 1 | 2 | 3 | 4 | 10. 你是否感到心跳得很厉害？ | 1 | 2 | 3 | 4 |
| 4. 你是否有将要发疯的感觉？ | 1 | 2 | 3 | 4 | 11. 你是否常感到头晕？ | 1 | 2 | 3 | 4 |
| 5. 你是否感到不如意或觉得其他糟糕的事将发生在你身上？ | 1 | 2 | 3 | 4 | 12. 你是否有过晕厥或觉得要晕倒似的？ | 1 | 2 | 3 | 4 |
| 6. 你是否感到自己发抖？ | 1 | 2 | 3 | 4 | 13. 你是否感到气不够用？ | 1 | 2 | 3 | 4 |

续表

| 评定项目 | 偶尔 | 有时 | 经常 | 持续 | 评定项目 | 偶尔 | 有时 | 经常 | 持续 |
|---|---|---|---|---|---|---|---|---|---|
| 14. 你是否有四肢或唇周麻木感? | 1 | 2 | 3 | 4 | 18. 你是否感到脸红发烫? | 1 | 2 | 3 | 4 |
| 15. 你是否感到心里难受、想吐? | 1 | 2 | 3 | 4 | 19. 你是否感到无法入睡? | 1 | 2 | 3 | 4 |
| 16. 你是否常常要小便? | 1 | 2 | 3 | 4 | 20. 你是否常做噩梦? | 1 | 2 | 3 | 4 |
| 17. 你手心是否容易出汗? | 1 | 2 | 3 | 4 | | | | | |

使用说明：每一项目按 1、2、3、4 四级评分。被评估者仔细阅读后根据 1 周的实际情况在相应的评分处选择，然后将 20 项评分相加，得总分，总分乘以 1.25，取其整数部分，即得到标准总分。正常总分值为 50 分以下。50~59 分，轻度焦虑；60~69 分，中度焦虑；70 分以上，重度焦虑。

（2）抑郁：是在个体失去某种他重视或追求的东西时产生的情绪体验。与人格特点、年龄、家庭经济条件有关。

1）抑郁发生的原因：常见于病情严重难以治愈或预后不良、治疗效果不如预期的理想、病情不稳定反反复复难以控制、家庭经济困难难以承担医疗费用，以及某些疾病本身的临床表现。

2）抑郁的表现：处于抑郁状态者可有情感、认知、动机及生理等多方面的改变。情感方面主要表现为情绪低落、心境悲观、自我感觉低沉、生活枯燥无味、哭泣、无助感；认知方面表现为注意力不集中、思维缓慢、不能作出决定；动机方面表现为过分依赖、生活懒散、逃避现实甚至想自杀；生理方面表现为易疲劳、食欲减退、睡眠障碍、运动迟缓及机体其他功能减退。抑郁情绪会导致患者不配合治疗，回避社会支持延误治疗时间，还会降低患者的机体免疫功能，从而增加治疗难度延误病情。医务人员要有高度的责任心引导和鼓励患者走出困境，帮助患者建立良好的社会支持网络，树立治疗和生活的信心。评估患者的抑郁常用的有 Zung 抑郁状态自评量表（self-rating depression scale，SDS），见表 5-4。

表 5-4　Zung 抑郁状态自评量表

| 会谈纲要 | 偶尔 | 有时 | 经常 | 持续 | 会谈纲要 | 偶尔 | 有时 | 经常 | 持续 |
|---|---|---|---|---|---|---|---|---|---|
| 你感到闷闷不乐、情绪低落吗? | 1 | 2 | 3 | 4 | 你是否感到你做事的动作越来越慢了? | 1 | 2 | 3 | 4 |
| 你要哭或想哭吗? | 1 | 2 | 3 | 4 | 你是否感到思路混乱无法思考? | 1 | 2 | 3 | 4 |
| 你早晨起来心情好吗? | 1 | 2 | 3 | 4 | 你是否感到内心空荡荡的? | 1 | 2 | 3 | 4 |
| 你入睡困难吗? 经常早醒吗? | 1 | 2 | 3 | 4 | 你对未来是否感到无助? | 1 | 2 | 3 | 4 |
| 你最近饭量减少了吗? | 1 | 2 | 3 | 4 | 你是否感到难以作出决定? | 1 | 2 | 3 | 4 |
| 你感到体重减轻了吗? | 1 | 2 | 3 | 4 | 你容易发脾气吗? | 1 | 2 | 3 | 4 |
| 你是否对异性感兴趣? | 1 | 2 | 3 | 4 | 你对以往感兴趣的事还感兴趣吗? | 1 | 2 | 3 | 4 |
| 你的排便习惯有何改变? | 1 | 2 | 3 | 4 | 你是否感到自己是无用之辈? | 1 | 2 | 3 | 4 |
| 你感到心跳得很厉害吗? | 1 | 2 | 3 | 4 | 你是否有轻生的念头? | 1 | 2 | 3 | 4 |
| 你容易感到疲劳吗? | 1 | 2 | 3 | 4 | | | | | |
| 你是不是总感到无法平静? | 1 | 2 | 3 | 4 | | | | | |

使用说明：使用方法同焦虑状态自评量表。正常标准总分值 50 分以下。50~59 分，轻度抑郁；60~69 分，中度抑郁；70 分以上，重度抑郁。

（考点：情绪的基本表现形式）

# 第2节　社会评估

随着社会经济不断发展，人们对自我健康的认知在改变。健康的概念随着医学科学的发展和人类与疾病做斗争的经验不断发展而变化；健康的要求由身体健康发展到心理健康；健康的内涵已经逐步由身体心理健康的领域扩充到社会健康领域。要全面认识和评价个体的健康状况，除了评价身体心理功能外，还应进行社会评估。

## 一、社会评估的方法

社会评估的方法主要有交谈法、观察法、问卷调查及量表评定等。在进行社会支持状态评估时，还可进行寻访、实地观察和抽样检查，如观察居住环境、空气取样检查有害物质浓度等。

1. 交谈法　是与被评估者以面对面交谈的方式进行评估，可分为正式交谈和非正式交谈两种形式。前者是指事先通知对方，按照问题提纲有目的、有计划、有步骤地交谈；后者是指完全开放式的自然交谈。

2. 观察法　是运用感觉器官对被评估者的可观察行为进行有目的、有计划的观察和记录，并根据观察结果进行评估。

3. 问卷调查　针对患者不同的生活背景、社会背景及不同的治疗阶段，设计开放式、封闭式调查问卷。评估者收集问卷后，对被评估者反映的社会状况经归纳整理最后确定被评估者的社会需求，为医疗和护理提供依据。

4. 社会支持测量　学术研究证明，个体所获得的社会支持的多少与其身心健康有着密切的联系。社会支持的评估：对客观的社会支持的评价；支持的主观感受或体验程度的评价。个体对社会支持利用存在差异，如有的人可以获得支持，但有些人却拒绝帮助。

## 二、社会评估的内容

社会因素是个体外在生活环境。由社会各项构成要素组成，包括社会制度、文化教育、职业、社会地位、经济状况、卫生保健、家庭结构、社会生活条件等。社会环境对健康的影响具有广泛性、持久性和交互作用的特点。个体适应的社会环境对疾病的预防、治疗、护理和促进健康起着重要作用；个体不适的社会环境则是各种躯体疾病和精神疾病的诱发因素。社会评估时着重个体角色评估、文化评估及社会支持状态的评估。

（一）角色评估

角色表示个体与其社会地位、身份相一致的一整套权利和义务的规范与行为模式。任何一种角色都与一系列行为模式相关，一定的角色必有相应的权利与义务。如患者既有配合医疗护理的义务，同时又有获得健康状态的知情权和享受治疗护理、健康教育的权利。

1. 角色的分类　见表5-5。角色的分类是相对的，可在不同情况下相互转换。如患者角色，因为疾病是暂时的，可视为第三角色，然而当疾病变成慢性病时，患者角色也就随之成为第二角色。

2. 角色适应不良　指当个体的角色表现与角色期望不协调或无法达到角色期望的要求时发生的身心行为反应。角色适应不良会给个体带来生理和心理两方面的不良反应。生理反应：可有头痛、头晕、睡眠障碍、心律异常，血肾上腺素、胆固醇、三酰甘油升高等。心理上可产生紧张、伤感、焦虑、易激惹、自责、抑郁、甚至绝望等不良情绪。

表 5-5 角色分类

| 分类 | 评价 |
|---|---|
| 第一角色 | 也称基本角色，决定个体的主体行为，是由每个人年龄、性别所赋予的角色，如儿童角色、妇女角色、老人角色等 |
| 第二角色 | 又称一般角色，系个体为完成每个生长发育阶段特定任务所必须承担的、由所处社会情形和职业所确定的角色，如母亲角色、护士角色等 |
| 第三角色 | 也称独立角色，可自由选择的，是为完成某些暂时性发展任务而临时承担的角色，如护理学会会员、患者角色等 |

3. 患者角色 个体出现生理或心理方面的异常，有求医行为，需要医护帮助，便无可选择地进入了患者角色，原有的社会角色部分或全部被患者角色所代替。患者角色的特点为脱离或部分脱离日常生活中的其他角色，减轻或免除相应的责任与义务；对自身疾病无直接责任，处于一种需要照顾的状态；有享受医护服务、知情同意、寻求健康教育和要求保密的权利；同时有积极配合医疗护理促进自身健康的义务。

4. 患者角色失调 个体对患者角色正确领会、合理表达有利于疾病的康复。然而由于患者角色的不可选择性，当人们从其他角色转化为患者角色时，常常会发生角色适应不良（表 5-6）。

表 5-6 常见的患者角色适应不良的类型

| 分类 | 评价 |
|---|---|
| 患者角色冲突 | 个体在适应患者角色过程中与其常态下的各种角色发生心理冲突和行为矛盾 |
| 患者角色缺如 | 即没有进入患者角色，不承认自己有病或对患者角色感到厌倦，也就是对患者角色的不接纳和否认。多见于初次住院初次生病尤其是初诊为癌症的患者 |
| 患者角色强化 | 当个体已恢复健康，需从患者角色向常态角色转变时，仍沉溺患者角色，对自我能力怀疑，对原承担的角色恐惧 |
| 患者角色消退 | 某种原因迫使已适应患者角色的个体迅速转入常态角色，在承担相应的义务与责任时使已具有的患者角色行为退化甚至消失 |

不同的人对患者角色的适应程度和适应反应不同，适应与否与其年龄、性别、个性、文化背景、家庭背景、经济状况等因素有关。年轻人对患者角色相对淡漠，而老年人由于体力减弱容易发生角色强化。女性患者相对容易发生强化、消退、冲突等角色适应不良反应。家庭支持系统强的患者适应患者角色快些。经济状况差的患者往往容易产生患者角色消退或缺如。此外患者角色适应还与环境、人际关系、病室气氛等有关。融洽的护患关系，优美的病室环境、愉悦的病室气氛是适应角色的有利因素。

（考点：常见的患者角色适应不良的类型）

（二）文化评估

文化是一个社会及其成员所特有的物质和精神财富的总和，即特定人群为适应社会环境和物质环境而共有的行为和价值模式，具有民族性、继承性、获得性、共享性、复合性等特征。文化的要素有价值观、意义体系（如语言）、信仰信念、规范、习俗等，其中以价值观、信仰信念、习俗为核心要素，并与健康密切相关。

1. 价值观 指一个社会或群体中的人们在长期社会化过程中通过后天学习逐步形成的、所共有的对于区分事物的好与坏、对与错、符合或违背人的愿望、可行与不可行的观点、看法与准则。通常价值观与健康行为是一致的。价值观能帮助个体认识自己的健康问题,左右个体决策健康问题的轻重缓急,影响对治疗手段的选择及对疾病治疗和护理的态度。如是否将病情真相告诉癌症患者,不同的文化有不同的回答。在美国,几乎所有情况下都将癌症告诉患者本人,我国则比较强调对患者保密。

2. 信念与信仰　信仰指人们对某种事物或思想、主义的极度尊崇和信服,并把它作为自己的精神寄托和行为准则。信念是信仰形成过程的终结和最高阶段,是认识的成熟阶段,情感化了的认识。与个体健康密切相关的信念是人的健康信念。不同社会文化的人,对健康和疾病的理解与观点却大相径庭。Koos 发现美国 Regioonville 地区低收入人群中很多中年人有腰背痛,但少有就医,因为他们认为腰背痛是随年龄增长而必然出现的现象。另一与个体健康,尤其精神健康关系较密切的信仰为宗教信仰。信仰虽然带有唯心色彩,但在人们精神寄托方面有一定作用。

3. 习俗　指一个民族的人们在生产、居住、饮食、沟通、婚姻、医药、丧葬、节日、庆典、礼仪等物质文化上的共同喜好、禁忌。但和健康相关的主要是沟通方式、饮食习惯、家庭关系和生活方式,以及求医问药习俗。

(三)社会支持情境

1. 社会支持的概念　社会支持是指个体在社会网络中获得的帮助和支持。社会网络、社会关系都不是社会支持本身,而是社会支持的资源。社会支持往往通过各种情境,对个体基本需要产生影响,形成其生活满意感,促进或阻碍其心理的成长,影响个体身体健康。常见的社会关系情境有四种。

(1)情感支持:指通过与个体分担痛苦、喜悦等知觉或情感体验,有效提高个体自尊使其获得主观生活满意感,为个体提供精神依托,情感支持是社会支持中重要的部分。主要来自网络中关系密切的成员的支持,如亲属、朋友、同事等。

(2)工具支持:也称有形支持,通过给个体提供生活、工作和经济上的实质援助,使个体获得客观满意感。

(3)信息支持:个体通过社会网络获得自己所需要的各种信息。

(4)评价性支持:指个体从社会网络中获得的对问题看法的认同、对个人价值的观念的认同或提供解决问题方案的分析。

2. 社会支持与健康　在社会互动过程中,与社会支持保持密切联系和接触的人死亡率低于社会支持少的人;而且社会支持较多的人在患病后病情的严重程度、功能受损程度都低于社会支持少的人且病情恢复得较快;缺乏社会支持也是心理障碍或慢性疾病反复发作的危险因素,对心理危机的高危人群提供足够的社会支持可降低自杀率。有效的社会支持有益于健康,原因是社会支持可使个体在社会联系中满足归属感;获得信息支持,满足自我的基本需要;获得物质支持和日常生活中的相互合作;获得情感支持,避免孤立无援感,释放心理压力,预防和阻止不理智行为的发生。有效的社会支持还可帮助受挫的个体走出阴影,重建生活信心,恢复正常社会生活。

个人对社会支持的体验,影响其对社会支持的利用程度;个体的社会关系网越健全,人际关系越融洽越容易得到情感、物质、精神、信息等方面的社会支持。

3. 社会支持评定量表(social support rating scale,SSRS)　见表 5-7。

## 表 5-7 社会支持评定量表

姓名: 　　　　　　　　　　性别: 　　　　　　　　　年龄（岁）

文化程度: 　　　　　　　　职业: 　　　　　　　　　婚姻状况:

住址或工作单位: 　　　　　　填表日期: 　　年　　月　　日

指导语: 下面的问题用于反映您在社会中获得的支持，请按问题的具体要求，根据您的实际情况填写。谢谢您的合作。

1. 您有多少关系密切可以得到支持和帮助的朋友

（1）一个也没有 　　　　　　　　（2）1～2 个

（3）3～5 个 　　　　　　　　　　（4）6 个或 6 个以上

2. 近一年来您（单选）

（1）远离家人，且单独一室

（2）住处经常变动，多数时间和陌生人住在一起

（3）和同学同事或朋友住在一起

（4）和家人住在一起

3. 您与邻居（单选）

（1）相互之间从不关心，只是点头之交

（2）遇到困难可能稍微关心

（3）有些邻居都很关心您

（4）大多数邻居都很关心您

4. 您与同事（单选）

（1）相互之间从不关心，只是点头之交

（2）遇到困难可能稍微关心

（3）有些同事都很关心您

（4）大多数同事都很关心您

5. 从家庭成员中得到的支持和照顾（在合适的框内划 ×）

| | 无 | 极少 | 一般 | 全力支持 |
|---|---|---|---|---|
| A. 夫妻（恋人） | | | | |
| B. 父母 | | | | |
| C. 儿女 | | | | |
| D. 兄弟姐妹 | | | | |
| E. 其他成员（如嫂子） | | | | |

6. 过去，在您遇到急难情况时，曾经得到的经济支持和解决实际问题的帮助来源

（1）无任何来源

（2）有下列来源（多选）

A. 配偶　　　　B. 其他家人　　　C. 朋友　　D. 亲戚　　E. 同事　　F. 工作单位

G. 党团工会等官方或半官方组织　　H. 宗教社会团体等非官方组织

I. 其他（请列出）

7. 过去，在您遇到急难情况时，曾经得到的安慰和关心的来源

（1）无任何来源

（2）有下列来源（多选）

A. 配偶　　　　B. 其他家人　　　C. 朋友　　D. 亲戚　　E. 同事　　F. 工作单位

G. 党团工会等官方或半官方组织　　H. 宗教社会团体等非官方组织

I. 其他（请列出）

续表

8. 您遇到烦恼时的倾诉方式（单选）

（1）从不向任何人诉说

（2）只向关系极为密切的1～2个人诉说

（3）如果朋友主动询问您会说出来

（4）主动诉说自己的烦恼，以获得支持和理解

9. 您遇到烦恼和困难时求助方式：（单选）

（1）只靠自己，不接受别人帮助

（2）很少请求别人帮助

（3）有时请求别人帮助

（4）有困难时经常向家人亲友组织求援

10. 对于团体（如党团组织、宗教组织、工会、学生会等）组织活动，您会：（单选）

（1）从不参加

（2）偶尔参加

（3）经常参加

（4）主动参加并积极活动

使用说明：

1. SSRS 的计分方法　第1～4、8～10条：每条只选1项，1、2、3、4项分别计1、2、3、4；第5条分A、B、C、D四项计总分，每项从无到全力支持分别计1～4分；第6、7条如回答无任何来源则计0分，回答下列来源者，有几个来源则计几分。

2. SSRS 的分析方法　总分：即10条目计分之和；客观支持分：第2、6、7条评分之和；主观支持分：第1、3、4、5条评分之和；对支持的利用度：第8、9、10条。

# 自测题

$A_1/A_2$ 型题

1. 心理护理的第一步是（　　）

　　A. 评估　　　　　　B. 计划

　　C. 执行　　　　　　D. 评价

　　E. 测量

2. 最有说服力的自我评价标准是（　　）

　　A. 幸福感　　　　　B. 他人的评价

　　C. 与他人比较　　　D. 活动成果的分析

　　E. 高等学历

3. 人对客观外界事物的态度的体验，并反映人与客观事物之间关系的是（　　）

　　A. 情绪情感　　　　B. 需要

　　C. 人格　　　　　　D. 动机

　　E. 态度

4. 情绪的基本表现形式是（　　）

　　A. 高兴与悲伤

　　B. 激动与平静

　　C. 喜、怒、哀、乐

　　D. 快乐、悲伤、愤怒和恐惧

　　E. 高兴、悲伤、激动、平静

5. 患者最常见、最主要的心理变化是（　　）

　　A. 认知的变化　　　B. 情绪的变化

　　C. 意识的变化　　　D. 行为的变化

　　E. 意志的变化

6. 疾病对患者的影响主要表现不包括（　　）

　　A. 人格改变　　　　B. 主观感觉异常

　　C. 自尊心减退　　　D. 自尊心敏感

　　E. 有时会对客观事物错误知觉

7. 患者常见的不良情绪包括（　　）

　　A. 害怕、焦虑、烦躁

　　B. 惊恐不安、犹豫、抑郁

　　C. 抑郁、犹豫、害怕

　　D. 焦虑、抑郁、担心

　　E. 恐惧、焦虑、抑郁、愤怒

8. 护士角色属于（　　）

　　A. 第一角色　　　　B. 第二角色

　　C. 第三角色　　　　D. 基本角色

　　E. 独立角色

9. 患者角色属于（　　）

　　A. 第一角色　　　　B. 第二角色

C. 第三角色　　　D. 基本角色

E. 独立角色

10. 人际关系是人与人之间（　　）

A. 生理上的联系　B. 空间上的距离

C. 心理上的联系　D. 社会上的联系

E. 工作上的联系

11. 期望继续享有患者角色所获得利益，是患者角色的（　　）

A. 角色行为缺如　B. 角色行为冲突

C. 角色行为减退　D. 角色行为强化

E. 角色行为异常

12. 属于患者义务的内容是（　　）

A. 受到社会尊重和理解

B. 遵守医疗部门规章制度

C. 享受医疗服务

D. 保守个人秘密

E. 免除或部分免除健康时社会责任

13. 对于患者来说，最重要的需要是（　　）

A. 安全感与早日康复的需要

B. 信息的需要

C. 被认识与接纳的需要

D. 关心、体贴的需要

E. 尊重的需要

14. 医务人员称呼患者的姓名，而避免叫床号，这是为了满足患者的（　　）

A. 被认识接纳的需要

B. 被关心尊重的需要

C. 获取信息的需要

D. 安全的需要

E. 生理的需要

（袁亚红）

# 第6章

# 常用实验室检查

实验室检查（laboratory examinations）通过在实验室进行物理或化学检查来确定送检物质的内容、性质、浓度、数量等特性。临床上常用的实验室检查，主要对人体血液、体液、分泌物、排泄物及组织细胞物质等进行检验分析，以获得机体功能状态、疾病的病原体、脏器和组织的病理变化等方面的信息。护士采集标本的方法正确与否，将直接影响检测结果的准确性，准确的检查结果可以协助护士评估患者、观察病情，有助于作出正确的护理诊断及制订合理的护理措施。

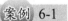

### 血液标本的基本采集方法

1. **血标本的类型**　全血、血浆、血清。

2. **血标本的采集部位**　①毛细血管：血量<0.1ml 的检验项目可采用。成人常选中指或环指尖，婴幼儿可选拇趾或足跟，也可选用耳垂。②静脉采血：可选用肘静脉、手部等表浅静脉。③动脉血：可选用桡动脉、肱动脉和股动脉。

3. **采血器材**　普通采血、真空管采血。

4. **采集时间**　空腹采血（空腹后 8～12 小时）、定时采血、随时或急诊采血。

## 第 1 节　血细胞检查

**案例 6-1**　　患者，男，20 岁。1 个月前被确诊为"缺铁性贫血"，在门诊接受治疗。现回
医院复诊，医生为其开"血常规检查"化验单。

**问题**：1. 血常规检查如何采集血液标本？

2. 血常规检查项目中可以判断贫血程度的是哪一项？

### 一、血液常规检查

血液常规检查主要有红细胞计数及血红蛋白测定、白细胞计数和白细胞分类计数、血小板计数等 20 多项检查。

（一）红细胞计数和血红蛋白测定

红细胞（RBC）计数及血红蛋白（Hb）测定是贫血诊断的主要依据之一。

1. **标本采集**

（1）自动化血液分析仪法：静脉采血 1ml，抗凝。

（2）手工法：末梢采血 1 滴，非抗凝。

2. **参考值**　见表 6-1。

3. 临床意义

（1）生理性变化：红细胞及血红蛋白可因性别、年龄、气压、妊娠等因素而发生生理性变化。高原居民、新生儿、剧烈运动后红细胞及血红蛋白增高。老年人及妊娠中、晚期可减少。

表 6-1 红细胞计数和血红蛋白测定参考值

|  | RBC | Hb |
| --- | --- | --- |
| 成年男性 | （4.0~5.5）×$10^{12}$/L | 120~160g/L |
| 成年女性 | （3.5~5.0）×$10^{12}$/L | 110~150g/L |
| 新生儿 | （6.0~7.0）×$10^{12}$/L | 170~200g/L |

（2）病理性变化

1）红细胞及血红蛋白增多：指单位容积外周血液中红细胞数与血红蛋白含量高于参考值上限。常见原因：①相对性增多（假性增多），是由于血液浓缩而致，见于休克、严重吐泻及大面积烧伤、出汗过多等。②继发性增多（代偿性增多），见于肺心病、先天性心脏病。③原发性增多，见于真性红细胞增多症。

2）红细胞及血红蛋白减少：见于各种贫血。①红细胞生成减少：如缺铁性贫血、巨幼细胞性贫血、再生障碍性贫血等。②红细胞破坏过多：如遗传性球性红细胞增多症、阵发性睡眠性血红蛋白尿、免疫性溶血性贫血等。③失血：各种原因导致的急、慢性失血。

4. 贫血的定义及分度

（1）定义：单位容积外周血液中红细胞计数与血红蛋白含量低于参考值下限，称为贫血。

（2）分度：血红蛋白测定是判断有无贫血及其程度的可靠指标。①轻度贫血：Hb 低于参考值下限，但＞90g/L。②中度贫血：Hb 为 60~89g/L。③重度贫血：Hb 为 30~59g/L。④极重度贫血：Hb＜30g/L。

（考点：贫血的定义及分度）

（二）白细胞（WBC）计数和白细胞分类计数（DC）

正常人外周血液中白细胞分为中性分叶核粒细胞及中性杆状核粒细胞、嗜酸粒细胞、嗜碱粒细胞、淋巴细胞、单核细胞五类。

1. 标本采集

（1）自动化血液分析仪法：静脉采血 1ml，抗凝，避免使用肝素。

（2）手工法：末梢采血 1 滴，非抗凝。

2. 参考值

（1）白细胞计数：成人（4~10）×$10^9$/L，6 个月至 2 岁（11~12）×$10^9$/L，新生儿（15~20）×$10^9$/L。

（2）白细胞分类计数：见表 6-2。

3. 临床意义　白细胞计数高于 $10×10^9$/L 称为白细胞升高，白细胞计数低于 $4×10^9$/L 称为白细胞减少。

（1）中性粒细胞

1）增多：①生理性增多，常见于新生儿、妊娠、分娩、寒冷、饱餐、剧烈运动等。②病理性增多，常见于急性感染，尤其是化脓性球菌引起的局部或全身性感染。严重组织损伤或坏死，如手术、创伤、心肌梗死等。其他如急性大出血、急性中毒、白血病及非造血系统恶性肿瘤等。

表 6-2 白细胞分类计数

|  | 百分率 | 绝对值（×$10^9$/L） |
| --- | --- | --- |
| 中性杆状核粒细胞（st） | 0~5 | 0.04~0.50 |
| 中性分叶核粒细胞（sg） | 50~70 | 2~7 |
| 嗜酸粒细胞（E） | 0.5~5.0 | 0.05~0.50 |
| 嗜碱粒细胞（B） | 0~1 | 0~0.1 |
| 淋巴细胞（L） | 20~40 | 0.8~4.0 |
| 单核细胞（M） | 3~8 | 0.12~0.80 |

2）减少：①感染，如伤寒、副伤寒及病毒感染等。②某些血液系统疾病，如再生障碍性贫血、粒细胞缺乏症等。③化学药物中毒或放射性损伤等。④脾功能亢进、系统性红斑狼疮等。

3）中性粒细胞的核象变化：中性粒细胞的核象是指外周血中性粒细胞核的分叶情况，可反映粒细胞成熟的程度。①核左移：外周血中未成熟的粒细胞（含杆状核粒细胞）的百分率＞5%时，称核左移。常见于急性化脓菌感染、急性溶血、急性中毒和白血病等。②核右移：外周血中分叶核粒细胞增多，且5叶核以上的粒细胞≥3%时，称核右移。核右移常伴有白细胞总数减少，为造血功能减退或造血原料缺乏所致，常见于巨幼细胞性贫血、恶性贫血、慢性感染、尿毒症及应用抗代谢药物治疗后。若在疾病进展期突然出现核右移，提示预后不良。中性粒细胞的核象变化见图6-1。

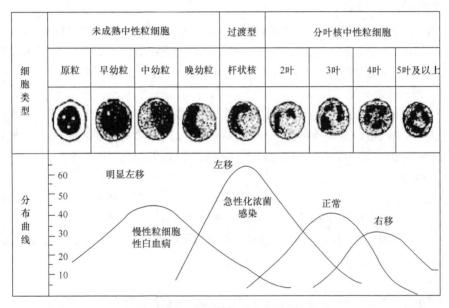

图 6-1　中性粒细胞核象变化

（考点：中性粒细胞改变的临床意义）

（2）嗜酸粒细胞

1）增多：常见于①变态反应性疾病，如支气管哮喘、风疹、食物过敏、血清病等。②寄生虫病，如蛔虫、血吸虫、钩虫病等。③皮肤病，如湿疹、银屑病等。④传染病，如猩红热。⑤其他，某些恶性肿瘤，如霍奇金病。某些血液病，如慢性粒细胞白血病等。

2）减少：见于长期使用肾上腺皮质激素及肾上腺皮质功能亢进、伤寒、副伤寒及严重烧伤等。

（3）嗜碱粒细胞

1）增多：见于慢性粒细胞白血病（特别是慢粒急变时）、骨髓纤维化症、慢性溶血及脾切除术后。

2）减少：临床意义较小。

（4）淋巴细胞

1）增多：①感染性疾病，如病毒、结核、传染性单核细胞增多症、百日咳等。②肿瘤，如淋巴细胞性白血病、淋巴瘤。③器官移植发生排斥反应。

2）减少：长期应用肾上腺皮质激素、接触放射线、细胞免疫缺陷病等。

（5）单核细胞

1）增多：见于某些感染，如疟疾、结核活动期、亚急性感染性心内膜炎。某些血液病，如单核细胞性白血病等。

2）减少：通常无临床意义。

（三）血小板计数

血小板计数（PLT）是通过测定单位容积外周血液中血小板的数量，是评估出血和血栓的重要指标之一。

1. 标本采集

（1）自动化血液分析仪法：EDTA 抗凝静脉采血 1ml。

（2）手工法：末梢采血 1 滴，非抗凝，使用塑料试管。

2. 参考值　（100～300）×$10^9$/L。

3. 临床意义

（1）增多：血小板>400×$10^9$/L 称为血小板增多。见于①反应性增多：如急性失血或溶血、急性感染等。②骨髓增生性疾病和恶性肿瘤：如真性红细胞增多症、脾切除、慢性粒细胞性白血病等。

（2）减少：血小板<100×$10^9$/L 称为血小板减少。见于①血小板生成障碍：如再生障碍性贫血、急性白血病、放射病等。②血小板破坏增加：如特发性血小板减少性紫癜、脾功能亢进等。③血小板消耗过多：如弥散性血管内凝血。④感染：如细菌、病毒感染性疾病。

（3）极危值：PLT<50×$10^9$/L 时有可能出现自发性出血。PLT<20×$10^9$/L 时应警惕颅内出血。

（考点：血小板的参考值及临床意义）

## 二、血液的其他检查

（一）网织红细胞

网织红细胞（Ret）是一种未完全成熟的红细胞，测定单位容积血液中所含网织红细胞的数量，既反映骨髓红细胞增生的情况，也反映骨髓造血功能的活跃程度。

1. 标本采集

（1）自动化血液分析仪法：静脉采血 1ml，抗凝。

（2）手工法：末梢采血 1 滴，非抗凝。

2. 参考值　成人相对值 0.5%～1.5%，绝对值（24～84）×$10^9$/L。

3. 临床意义

（1）判断骨髓造血功能：①增高：表示骨髓红细胞增生旺盛，如溶血性贫血、急性失血。②减少：表示骨髓造血功能低下，如再生障碍性贫血、急性白血病、淋巴瘤、骨髓病性贫血等。

（2）观察贫血的疗效：缺铁性贫血及巨幼红细胞贫血治疗后 3～5 天，Ret 增高，7～10 天达到高峰，2 周后逐渐减低，表示治疗有效。

（考点：网织红细胞检查的临床意义）

（二）红细胞沉降率

红细胞沉降率（ESR，简称血沉）是指红细胞在一定条件下沉降的速度。它是反映红细胞聚集性的常用指标。

1. 标本采集　静脉采血 1.6ml，与 3.8% 枸橼酸钠 0.4ml 充分混匀送检，采血后 2 小时测定完毕。

2. 参考值　成年男性 0～15mm/1 小时末。成年女性 0～20mm/1 小时末。

3. 临床意义

（1）生理性增快：婴幼儿、老年人、妇女妊娠 3 个月以上或月经期可出现血沉增快。

（2）病理性增快：①急性细菌性炎症。②高球蛋白血症：如系统性红斑狼疮、多发性骨髓病、巨球蛋白血症、肝硬化、慢性肝炎等。③组织损伤或坏死。④贫血、高胆固醇血症。⑤良恶性肿瘤鉴别：恶性肿瘤血沉明显增快，恶性程度越高，血沉增快越明显，恶性肿瘤切除后血沉趋于正常，复发或转移时又增快。良性肿瘤血沉多正常。⑥风湿性疾病和结核病变是否活动：活动期血沉加快，静止期血沉减慢。

（3）病理性减慢：临床意义不大。

（三）部分凝血活酶时间测定

部分凝血活酶时间测定（APTT）是指在受检血浆中加入部分凝血活酶磷脂悬液和钙离子后，观察血浆凝固所需时间，是内源性凝血系统的筛选试验。

1. 标本采集　采集空腹静脉血 1.8ml 缓缓注入枸橼酸钠抗凝管中，轻轻颠倒混匀，1 小时内送检。

2. 参考值　32～43 秒，超过正常对照 10 秒以上为异常。

3. 临床意义

（1）延长：见于以下几种情况。①各种凝血因子减少：如各型血友病和凝血因子 XI 缺乏症。②严重的凝血酶原、纤维蛋白原减少：如肝病、阻塞性黄疸、先天性纤维蛋白原缺乏症等。③应用抗凝药物：如肝素、双香豆素、华法林等。APTT 是监测肝素治疗的首选指标。

（2）缩短：见于弥散性血管内凝血（DIC）早期等。

（四）凝血酶原时间测定

凝血酶原时间测定（PT）是指在受检血浆中加入组织凝血活酶和钙离子后，测定血浆凝固所需时间，是外源性凝血系统的检测试验。

1. 标本采集采集　空腹静脉血 1.8ml，缓缓注入枸橼酸钠抗凝管中，轻轻颠倒混匀。

2. 参考值　11～13 秒，超过正常对照 3 秒以上有诊断价值。

3. 临床意义

（1）延长：主要见于①先天性凝血因子缺乏：如凝血酶原（因子 II）、因子 V、因子 VII、因子 X 及纤维蛋白原缺乏。②获得性凝血因子缺乏：严重肝病、维生素 K 缺乏、阻塞性黄疸、DIC 晚期等。③血循环中有抗凝物质如口服抗凝剂肝素和 FDP，以及抗凝血因子 II、V、VII、X 的抗体。

（2）缩短：先天性凝血因子 V 增多症、口服避孕药、高凝状态和血栓性疾病。

# 第 2 节　尿 液 检 查

## 一、标 本 采 集

1. 尿液标本的种类及适用范围

（1）晨尿：即清晨起床后第一次排尿时收集的尿液标本。标本较浓缩和酸化，有形成分较稳定，病理成分多且完整，饮食干扰少。适用于泌尿系统疾病者尿液的一般检查、化学成分检查及早期妊娠试验等。一般肾病患者为观察前后结果规定一律采用清晨起床第一次尿液检查。

（2）随机尿：指随时留取的尿液标本。适用于门诊或急诊患者的常规化验及尿中红细胞、酮体、葡萄糖、淀粉酶的检查。

（3）中段尿：适用于尿液化学定性、常规检查及尿细菌培养、药物敏感试验。

（4）负荷尿：包括葡萄糖负荷后的糖耐量试验，运动负荷后的运动后尿液，起立活动后的直立性蛋白尿等。

2. 收集尿液标本的方法、要求和注意事项

（1）用清洁干燥的容器盛装标本，最好使用一次性尿杯，不能从尿布、便池内采集标本，标本不能被其他物质污染。

（2）留取中段尿，女性应先冲洗外阴，避免白带混入，避开月经期。男性避免前列腺液、精液的污染，儿童避免粪便污染。

（3）尿细菌培养时，以 0.1% 新洁尔灭（苯扎溴铵）擦洗外阴及尿道口，留取中段尿于无菌容器内。

（4）收集定时尿，在规定时间内，计时开始排净尿弃去，收集规定时间内所有尿液，计时结束最后一次收集尿液，记录尿量，混匀尿液取 10～20ml 送检。

3. 尿标本的保存

（1）留取尿标本后，2 小时内送检。定量尿标本及不能及时送检的尿标本应在 2～8℃环境下冷藏，同时加适量防腐剂，如甲苯、甲醛、浓盐酸、碳酸钠等。

（2）尿液细胞计数和化学定量检测也需加防腐剂。

（考点：收集尿液标本的方法、要求和注意事项）

## 二、检 查 内 容

（一）一般性状检查

1. 尿量

（1）参考值：正常成人 24 小时尿量为 1000～2000ml。

（2）临床意义

1）多尿：24 小时尿量多于 2500ml 称多尿。生理性多尿见于饮水过多、输液过多、精神紧张、应用利尿药等；病理性多尿见于糖尿病、慢性肾炎、尿崩症、急性肾衰竭多尿期等。

2）少尿或无尿：24 小时尿量小于 400ml 或每小时尿量持续小于 17ml 称少尿。24 小时尿量小于 100ml 称无尿。生理性少尿见于出汗过多、水分摄入不足等。病理性少尿或无尿，见于①肾前性：如各种原因所致休克、严重脱水等。②肾性：如急性肾小球肾炎、慢性肾衰竭等。③肾后性：如肿瘤、结石等所致的尿路梗阻。

2. 颜色及透明度

（1）参考值：正常新鲜尿液多呈淡黄色至深黄色的清澈透明液体。其颜色变化受尿量、食物、药物的影响。

（2）临床意义

1）血尿：尿内含有一定量的红细胞时，称血尿。出血量不多时，尿液呈淡红色、洗肉水

样。出血量多时，呈红色，可混有血凝块。每升尿含血量超过 1ml 时，可出现淡红色，称肉眼血尿。如尿外观无变化，离心沉淀后，镜检时红细胞数＞3 个 / 高倍镜，称为镜下血尿。血尿提示泌尿系统出血，可见于急性肾炎、肾结石、肾肿瘤、出血性疾病等。

2）血红蛋白尿：呈酱油色或浓茶色，系血管内溶血所致。镜检无红细胞，但隐血试验呈阳性。见于阵发性睡眠性血红蛋白尿、蚕豆病、血型不合的输血反应等。

3）胆红素尿：因尿中含有大量的胆红素而呈深黄色，振荡后有黄色泡沫，用尿胆红素检查可证实。见于肝细胞性黄疸、阻塞性黄疸、急性重型肝炎等。

4）乳糜尿：因尿内含有大量脂肪微粒而呈乳白色，用苏丹Ⅲ染色或乙醚提取可证实。见于丝虫病、肾周围淋巴管阻塞等。

5）脓尿或菌尿：尿中含大量脓细胞或细菌渗出物，称为脓尿或菌尿。尿液呈灰白色或黄白色，镜检可见大量白细胞。离心尿液镜检白细胞＞5 个 / 高倍视野（HP），称为镜下白细胞尿或镜下脓尿。主要见于泌尿系统感染如肾盂肾炎、膀胱炎、尿道炎等。

（考点：尿色及透明度改变的临床意义）

3. 气味

（1）参考值：正常新鲜尿液无味、有时呈挥发性酸味，久置后可出现氨味。

（2）临床意义

1）生理情况：进食较多葱、蒜、韭菜后，尿液也可有特殊气味。

2）病理情况：新鲜尿液若出现氨味，则提示慢性膀胱炎及尿潴留等。尿液在糖尿病酮症酸中毒时有烂苹果气味，有机磷农药中毒时有蒜臭味，苯丙酮尿症时有鼠尿样臭味。

（考点：病理情况下尿液气味改变的临床意义）

4. 酸碱度

（1）参考值：正常人普通饮食时，尿 pH 约 6.2，在 4.5～8.0 范围波动。

（2）临床意义

1）生理性尿 pH 变化：尿液酸碱性常受食物、药物的影响，进食含碱性物质较多的植物性食物尿常呈中性或弱碱性，进食混合性食物尿呈弱酸性。

2）病理性尿 pH 变化：①病理性尿 pH 降低：见于酸中毒、糖尿病、肾炎、痛风、白血病及服用大量酸性药物等。②病理性尿 pH 升高：见于碱中毒、膀胱炎、严重呕吐及服用大量碱性药物等。

5. 比重　尿比重受饮水、排汗影响较大，连续测定可粗略判断肾小管浓缩和稀释功能。

（1）参考值：正常人尿比重为 1.010～1.025，最大波动范围在 1.003～1.030，新生儿在 1.002～1.004。

（2）临床意义

1）增高：见于急性肾炎、肾病综合征、糖尿病、高热、脱水等。

2）降低：见于尿崩症、慢性肾衰竭等，如尿比重持续在 1.010 左右，提示肾实质严重损害。

（二）尿液化学检查

1. 尿蛋白检查（PRO）

（1）参考值：定性试验为阴性。定量试验为 30～80mg/24h。

（2）临床意义：尿蛋白定性试验呈阳性反应，尿蛋白定量试验＞150mg/24h，称蛋白尿。常见的检查方法有加热醋酸法、磺基水杨酸法或试纸法。

1）生理性蛋白尿：又称功能性蛋白尿，见于劳累、剧烈运动、寒冷、长期站立、妊娠压迫等，多为暂时性。

2）病理性蛋白尿：多为持续性，根据尿蛋白来源不同可分为 5 种。①肾小球性蛋白尿，常见于肾小球疾病（如急进性肾炎、慢性肾炎等）。②肾小管性蛋白尿小管间质疾病（如间质性肾炎、感染性肾盂肾炎等）。③混合型蛋白尿：见于肾小球和肾小管均受损的疾病（如慢性肾炎、糖尿病肾损害、系统性红斑狼疮等）。④溢出性蛋白尿：如溶血性贫血形成的血红蛋白尿、挤压综合征形成的肌红蛋白尿。⑤组织性蛋白尿：指来源于肾小管代谢产生的、组织破坏分解的、炎症或药物刺激泌尿系统分泌的，进入尿液而形成的蛋白尿。

2．尿糖检查（GLU）

（1）参考值：定性试验为阴性。定量试验为 0.56～5.0mmol/24h。

（2）临床意义：尿糖定性试验呈阳性称为糖尿。生理性糖尿见于食糖过多、精神紧张、妊娠等。病理性糖尿见于内分泌疾病如糖尿病，库欣综合征，嗜铬细胞瘤等。颅脑外伤、脑血管意外、急性心肌梗死等可致应激性糖尿，呈暂时性特点。血糖浓度正常，由于肾小管病变导致葡萄糖的重吸收降低，尿糖定性试验阳性称为肾性糖尿，见于慢性肾炎、肾病综合征、间质性肾炎等。

3．尿酮体（KET） 包括丙酮、乙酰乙酸、$\beta$- 羟丁酸，是体内脂肪代谢的中间产物。

（1）参考值：定性试验为阴性。

（2）临床意义：尿酮体检查阳性见于糖尿病酮症酸中毒、严重呕吐、中毒性休克、发热、饥饿等。

4．尿胆原（UBG）

（1）参考值：定性试验为阴性或弱阳性。

（2）临床意义：增多见于肝细胞性黄疸、溶血性黄疸。减少见于胆道梗阻。

5．尿胆红素（UBIL）

（1）参考值：定性试验为阴性。

（2）临床意义：阳性主要见于阻塞性黄疸，其次是肝细胞性黄疸。

6．尿亚硝酸盐（NIT）

（1）参考值：定性试验为阴性。

（2）临床意义：尿亚硝酸盐阳性见于尿路感染，但阴性不能排除尿路感染。

（三）显微镜检查

尿液显微镜检查是指用显微镜对新鲜尿液标本中的沉渣进行镜检，观察细胞、管型和结晶及尿沉渣定量试验。正常人的尿液经离心沉淀可有少量上皮细胞和白细胞，无或偶见红细胞。

1．上皮细胞

（1）参考值：正常尿液中可有少量扁平上皮细胞和移行上皮细胞。

（2）临床意义：①上皮细胞明显增多伴有白细胞，见于泌尿生殖系统炎症，如肾盂肾炎、膀胱炎。②如出现肾小管上皮细胞则提示肾实质损害，见于急、慢性肾小球肾炎、肾移植后排异反应期，肾小管坏死等。

2．红细胞

（1）参考值：0～3 个 / 高倍视野。

（2）临床意义：显微镜下尿中红细胞＞3 个 / 高倍视野称为镜下血尿。常见于急性肾小球肾炎、狼疮性肾炎，还见于泌尿系统感染、结石、结核、肿瘤等。

3．白细胞

（1）参考值：正常尿中可见少量白细胞，男性 0～2 个 / 高倍镜，女性 0～4 个 / 高倍镜。

（2）临床意义：显微镜下尿液中的白细胞＞5 个 / 高倍视野称为镜下脓尿，常见于泌尿系统感染，如肾盂肾炎、膀胱炎、尿道炎、肾结核、前列腺炎等。

4．管型　是蛋白质、细胞及其破碎产物在肾小管内凝固而形成的圆柱状体。

参考值：正常人经过离心沉淀的尿液中无管型或偶见透明管型。

1）细胞管型：为含有各种细胞成分的管型，提示病变在急性期。①红细胞管型：表示肾内有出血，常见于急性肾炎、慢性肾炎急性发作、急性肾小管坏死等。②白细胞管型：常见于急性肾盂肾炎、间质性肾炎，也可见于狼疮性肾炎。③上皮细胞管型：常见于急性肾小管坏死、重金属中毒、肾移植急性排斥反应等。

2）透明管型：为无色半透明，是各种管型形成的基础。经常或大量出现提示肾小球毛细血管膜有损伤。见于急、慢性肾炎，肾淤血，肾动脉硬化，长期发热等。肾炎晚期可出现异常粗大的透明管型。

3）颗粒管型：为肾上皮细胞的变性产物，由变性蛋白颗粒、脂肪小体、类脂质颗粒组成。颗粒管型的出现提示肾小管有严重损害。见于急性肾小球肾炎、慢性肾炎、肾盂肾炎、慢性铅中毒等。

4）蜡样管型：是透明管型在肾小管内久留而形成，形似受热变形的蜡烛。它的出现提示肾小管有严重的病变坏死，多见于肾功能不全、肾淀粉样变等，常示预后不良。

5）其他管型：脂肪管型见于类脂质肾病、慢性肾炎晚期，常提示预后不良。色素管型常见于血红蛋白尿、肌红蛋白尿。肾衰竭管型在急性肾衰竭多尿期可大量出现，慢性肾衰竭出现此种管型，提示预后不良。

（考点：尿液管型的临床意义）

5．结晶

（1）参考值：正常尿液中有时可见盐类结晶（尿酸结晶体、草酸钙结晶及磷酸盐结晶体）。

（2）临床意义：新鲜尿液中经常出现盐类结晶体并伴有较多红细胞，提示尿路结石。亮氨酸结晶见于严重肝实质损伤。酪氨酸结晶见于氨基酸代谢障碍。

## 第3节　粪便检查

### 一、标　本　采　集

1．标本的采集　随机采集自然排出的新鲜粪便，特殊情况下可用肛诊采集，不可用灌肠后的粪便。

2．送检标本的部分　先挑取有病理成分的部分送检，如含有黏液或脓血等异常部分，外观无异常则多点取材。

3．采集标本的量　一般留取量约指腹（5～10g）或半匙量稀液便。做寄生虫虫体、虫卵计数检查时需收集一次排出的全部粪便或 24 小时标本，并及时送检。

4．采集标本的容器　清洁干燥不渗漏，未混有其他成分的有盖器皿。做细菌检查的标本应盛入无菌容器内送检。

5. 送检时间　采集后 1 小时内送检。检查痢疾、阿米巴滋养体，应于排便后立即送检，查原虫标本应注意保温。

6. 采集标本的注意事项　标本不应混入尿液、消毒剂等其他物质。

（考点：粪便标本采集的注意事项）

## 二、检 查 内 容

（一）一般性状检查

1. 量　正常大便每日一次，排泄量为 100～300g。胃肠、胰腺发生炎症、功能紊乱及消化不良时，粪便常增多。

2. 颜色和性状　正常粪便为黄褐色成形软便。其颜色变化可因服药、摄食不同而异。粪便的异常颜色及性状常可提示有关疾病。

（1）柏油样便：常见于上消化道出血。

（2）黏液或脓血便：常见于细菌性痢疾、溃疡性结肠炎、结肠或直肠癌。

（3）血便：常见于下消化道出血。

（4）粥样或稀水样便：常见于腹泻。

（5）果酱样便：常见于阿米巴痢疾。

（6）米泔水样便：常见于霍乱。

（7）白陶土样便：常见于胆道梗阻。

（8）绿色稀便或乳凝块状便：常见于小儿消化不良。

（9）球形硬便：常见于便秘。

（10）细条状、扁平状便：常见于直肠癌。

（考点：异常颜色性状粪便的临床意义）

3. 气味　正常粪便有臭味，系因粪便中含蛋白分解产物——吲哚及粪臭素而致。食肉者味重，食素者味轻。直肠癌继发感染时常有恶臭或腥臭。

4. 寄生虫体　正常粪便不含寄生虫体。寄生虫感染者，粪便中蛔虫、绦虫等较大虫体肉眼可见，粪便冲洗过筛后可见钩虫虫体。

（二）化学检查

1. 粪便隐血试验（OBT）　肉眼及显微镜均不能发现的胃肠出血称隐血。临床上隐血试验的方法分为两大类：一类是化学检查法，目前常用邻甲苯胺法。另一类是免疫学方法，其特异性高，不需控制饮食。

（1）标本采集：化学检查法，检查前 3 天禁食铁剂及维生素 C、动物血、瘦肉、动物肝脏及富含叶绿色的食物，停服铁剂，勿咽下口咽部的血液（如牙龈出血），以免发生假阳性。免疫法检查则不必做此准备。检查日采集自然排出的新鲜粪便 10g，立即送检。

（2）参考值：阴性。

（3）临床意义：粪便隐血试验阳性主要见于各种疾病所致的上消化道出血，如消化性溃疡活动期、胃癌、钩虫病。如持续性阳性要考虑是否消化道恶性肿瘤。消化性溃疡活动期常呈阳性，静止期常呈阴性，是消化道肿瘤普查的初筛指标，也是观察消化道出血是否完全停止的最可靠实验检查。

（考点：粪便隐血试验阳性的标本采集及临床意义）

2．胆色素

（1）参考值：粪胆红素定性实验阴性。粪胆原及粪胆素定性实验阳性。

（2）临床意义

1）粪胆红素阳性或强阳性：见于肠道炎症、腹泻等肠蠕动加速及乳儿。

2）粪胆原、粪胆素：①强阳性：见于溶血性黄疸、阵发性睡眠性血红蛋白尿症、恶性贫血、珠蛋白生成障碍性贫血、再生障碍性贫血、组织内出血等红细胞破坏显著者。②弱阳性：见于胆道部分梗阻。③阴性：见于胆道完全梗阻，如胆总管结石、肿瘤等致完全阻塞时，粪便中因无胆色素而呈白陶土色。④肝细胞性：黄疸时粪胆原可增加也可减少，视肝内梗阻情况而定。

（三）显微镜检查

1．细胞　正常人粪便中无红细胞，不见或偶见白细胞。

（1）红细胞：见于下消化道出血、阿米巴痢疾、溃疡性结肠炎、结肠癌和直肠癌等。

（2）大量白细胞或脓细胞：见于肠道疾病。

（3）肠黏膜上皮细胞：见于假膜性肠炎。

（4）较多的嗜酸粒细胞：见于过敏性肠炎和肠道寄生虫病（如钩虫病及阿米巴痢疾）等。

（5）巨噬细胞：见于细菌性痢疾、直肠炎患者等。

（6）癌细胞：见于结肠癌和直肠癌患者等消化道恶性肿瘤。

2．寄生虫虫卵和原虫　正常粪便不含寄生虫虫体及虫卵。在粪便中检查到各种寄生虫虫体、虫卵，可确诊肠道寄生虫病和原虫病。

3．食物残渣　正常粪便中的食物残渣经充分消化形成无定形的细小微粒。如肌纤维、淀粉颗粒、脂肪小滴等大量出现，提示消化不良、胰腺功能不全等。

（四）细菌学检查

正常粪便中可含有大量细菌，多数属肠道正常菌群，无临床意义。肠道致病菌检测主要通过粪便细菌培养分离和鉴定，或直接涂片镜检，粪便培养用于肠道感染性疾病的确诊和病种鉴定。

# 第4节　肾功能检查

案例 6-2　　　　　患者，男，68岁。因"肾衰竭"入院。医生为其开具"肾功能"的检查。

问题：1. 测定肾功能，护士如何进行标本采集？

2. 如何判断肾小球滤过功能的受损程度？

## 一、肾小球功能检查

（一）内生肌酐清除率

肾在单位时间将若干毫升血浆中的内生肌酐全部清除出去，称内生肌酐清除率（Ccr）。Ccr是测定肾小球滤过功能最常用的也是最敏感的方法。

1．标本采集　连续3天低蛋白饮食（<40g/d），禁食鱼、肉类，禁饮咖啡、茶，禁服含高肌酐的药物，避免剧烈运动。于第4日晨8时排净尿液，收集此后至次晨8时的24小时的尿

液，并加入甲苯 4～5ml 防腐。在同一天的任何时间，抽取静脉血 2～3ml，注入抗凝管内，充分混匀。将血、24 小时尿同时送检。测定尿液及血液中的肌酐浓度。

2. 参考值 成人 80～120ml/min。

**知识链接**

### 内生肌酐清除率（Ccr）检查前为什么要低蛋白饮食

人体低蛋白饮食 3 天，体内的外源性肌酐大部分已排出，此时血浆中的肌酐大多为内源性肌酐，浓度稳定。肌酐分子小，绝大部分由肾小球滤过，不被肾小管重吸收，肾小管也很少分泌肌酐，所以 Ccr 基本上能反映肾小球滤过率，所以常用 Ccr 来评估肾小球功能。所以检查 Ccr 的患者必须连续 3 天摄入蛋白质少于 40g 的低蛋白饮食，并避免剧烈运动，减少肌酐的分解，检查结果才能更准确。

3. 临床意义

（1）是反映肾小球滤过功能有无损害的敏感指标：成人 Ccr<80ml/min 应视为肾小球滤过功能下降。急性肾小球肾炎患者首先出现 Ccr 下降，并随病情好转而回升。慢性肾小球损害，Ccr 呈进行性下降。

（2）反映肾小球滤过功能受损程度：Ccr 51～80ml/min 为肾衰竭代偿期。Ccr 25～50ml/min 为肾衰竭失代偿期。Ccr 10～25ml/min 为肾衰竭期。Ccr<10ml/min 为尿毒症期。

（3）指导临床治疗：① Ccr 为 30～40ml/min 时，应限制蛋白质摄入。② Ccr<30ml/min 时，噻嗪类利尿药治疗常无效。③ Ccr<10ml/min 时，应进行人工透析治疗。

（4）肾移植术的疗效观察指标：如肾移植手术成功，Ccr 将逐渐回升，反之 Ccr 不回升。若发生急性排异反应，Ccr 可回升后快速再度下降。

（二）血清尿素氮

血清尿素氮（BUN）主要由肾小球滤过随尿排出，当肾实质损害，肾小球滤过率降低，则血中尿素氮浓度增加。

1. 标本采集 抽取空腹静脉血 3ml，注入干燥试管，不抗凝。

2. 参考值 成人 3.2～7.1mmol/L，儿童 1.8～6.5mmol/L。

3. 临床意义 血中尿素氮增高见于①肾脏疾病：如慢性肾炎、肾动脉硬化、肾盂肾炎、肾结核或肾肿瘤的晚期。②肾前或肾后因素引起的尿量显著减少或尿闭：如脱水、前列腺肥大、尿路结石、循环功能衰竭等。③体内蛋白质分解过多，如上消化道大出血、大面积烧伤、甲状腺功能亢进等。

（三）血肌酐

1. 标本采集 抽取空腹静脉血 3ml，注入含抗凝剂的抗凝管中。

2. 参考值 男性 53～106μmol/L，女性 44～97μmol/ L。

3. 临床意义 血肌酐（Cr）升高见于①肾实质性损害：由于肾储备力及代偿能力很强，肾小球受损早期或损害较轻时，血中浓度可正常，故不能反映肾早期受损的程度。②脏器功能不全：肾源性肾功能不全，血肌酐常超过 200μmol/ L。心力衰竭时，肾血流量减少，血肌酐上升一般不超过 200μmol/ L。③血肌酐与尿素氮的变化：若血肌酐与尿素氮均升高，则说明肾损害明显。若只尿素氮升高，血肌酐正常，则可能是肾外因素所致。

（考点：内生肌酐清除率、血清尿素氮及血肌酐测定的临床意义）

## 二、肾小管功能检查

（一）尿液浓缩稀释试验

在日常或特定的饮食条件下，观察患者的尿量及尿比重的变化，来判断肾浓缩与稀释功能的方法，称为尿浓缩稀释试验（CDT）。

1. 参考值

（1）尿量：24小时尿量为1000～2000ml。日尿量＞夜尿量，日、夜尿量之比为（3～4）∶1。晚8时至晨8时夜尿量＜750ml。

（2）比重：最高尿比重＞1.020。最高比重与最低比重之差≥0.009。

2. 临床意义

（1）夜尿量＞750ml，夜尿量＞日尿量，提示早期肾功能不全。

（2）多尿、夜尿增多、低比重尿或比重固定在1.010，提示肾浓缩功能不全，见于慢性肾盂肾炎、慢性肾小球肾炎、慢性肾衰竭或急性肾衰多尿期。

（3）尿量少而比重高，见于血容量不足而引起的肾前性少尿。

（4）尿量＞4000ml/24h，而各次尿比重均低于1.006，见于尿崩症。

（二）尿渗量和血浆渗量测定

尿渗量（Uosm）是指尿液全部溶质的微粒总数。血浆渗量（Posm）是指血液全部溶质的微粒总数。

1. 参考值　尿渗量600～100mmol/L，血浆渗量275～305mmol/L，尿渗量与血浆渗量之比（3～4.5）∶1。

2. 临床意义　Uosm在300mmol/L左右时，称为等渗尿。Uosm＜300mmol/L称为低渗尿。慢性肾炎、慢性肾盂肾炎、阻塞性肾病及多囊肾等病变均可出现肾间质损害，当远端肾小管受累出现浓缩功能障碍时，可出现尿渗量降低、尿渗量与血浆渗量比值显著降低。

# 第5节　肝功能检查

## 一、蛋白质代谢功能试验

肝脏是合成蛋白质的重要器官。血液中的白蛋白、小部分α及β球蛋白、纤维蛋白原、凝血酶原及其他凝血因子均由肝合成。当肝细胞受损时，这些血浆蛋白合成减少，球蛋白增加，出现白蛋白与球蛋白比值改变甚至倒置。

（一）血清总蛋白和白蛋白、球蛋白测定

1. 参考值　血清总蛋白（TP）60～80g/L，白蛋白（A）40～55g/L，球蛋白（G）20～30g/L，A/G为（1.5～2.5）∶1。

2. 临床意义

（1）总蛋白：血清总蛋白降低与白蛋白减少相平行，总蛋白升高常同时有球蛋白的升高。当血清总蛋白＞80g/L，称为高蛋白血症，见于各种原因所致的血液浓缩、球蛋白增加（慢性肝炎、肝硬化、多发性骨髓瘤）等。＜55g/L为低蛋白血症，见于血液稀释、慢性肝病、营养不良、消耗增加等。急性肝炎无明显变化。

（2）白蛋白：增加见于血液浓缩、大面积烧伤、急性失血等。减少见于①肝脏病变：如慢性肝炎、肝硬化、肝癌等。②其他病变：如慢性胃肠疾患、营养不良、甲状腺功能亢进、糖尿病、肾病综合征等。白蛋白减低常伴 γ 球蛋白增高。

（3）球蛋白：当血清球蛋白＞35g/L，称为高球蛋白血症。其中以 γ 球蛋白增高为主。见于①肝肾疾患：慢性肝炎、肝硬化、肾病综合征等。②其他疾病：风湿热、系统性红斑狼疮、多发性骨髓瘤、淋巴瘤、白血病、结核病、亚急性感染性心内膜炎等。减少见于丙种球蛋白缺乏症、原发性低球蛋白血症等。

（4）A/G 比例降低或倒置：可以是清蛋白降低亦可因球蛋白增高引起。见于慢性肝炎、肝硬化、原发性肝癌等。常出现白蛋白减少，球蛋白增加。若白蛋白持续低于 30g/L 则预后较差。

（考点：血清总蛋白、白蛋白、球蛋白测定的正常值及临床意义）

（二）血清蛋白电泳

血清蛋白在碱性缓冲液中带有负电荷，同时向阳极移动。分子小而带负电荷多的移动较快。常可分为清蛋白、$\alpha_1$ 球蛋白、$\alpha_2$ 球蛋白、β 球蛋白与 γ 球蛋白。

1. 参考值（醋酸纤维素法） 白蛋白 62%～71%，$\alpha_1$ 球蛋白 3%～4%，$\alpha_2$ 球蛋白 6%～10%，β 球蛋白 7%～11%，γ 球蛋白 9%～18%。

2. 临床意义

（1）肝细胞损害时，白蛋白、α 及 β 球蛋白均减少，γ 球蛋白增多。此种变化与肝细胞损伤程度成正比。

（2）肝脏疾病、轻型急性肝炎时蛋白电泳一般无变化，病情加重可有白蛋白、α 及 β 球蛋白均减少，γ 球蛋白增多，γ 球蛋白增多与肝炎的严重程度成正比。慢性活动性肝炎和肝硬化增加尤为显著。

（3）肝细胞癌基本同上（肝硬化），但常有 $\alpha_2$ 球蛋白增高。

（4）肝外疾病可出现血清蛋白变化。

## 二、胆红素代谢检查

血清中的胆红素大部分来源于衰老红细胞被破坏后产生出来的血红蛋白衍化而成，在肝内经过葡糖醛酸化的称为直接胆红素，又称结合性胆红素（CB）。未在肝内经过葡糖醛酸化的称为间接胆红素，又称非结合性胆红素（UCB）。二者合称为总胆红素（STB）。

1. 参考值 总胆红素（STB）为 1.7～17.1μmol/L。直接胆红素（CB）0～6.8μmol/L。间接胆红素（UCB）为 1.7～10.2μmol/L。

2. 临床意义

（1）用于黄疸的判断：总胆红素 17.1～34.2μmol/L 的黄疸，视诊不易察出，称为隐性黄疸。总胆红素＞34.2μmol/L 时，皮肤、黏膜、巩膜出现黄染，称为临床黄疸，34.2～171μmol/L 为轻度黄疸。171～342μmol/L 为中度黄疸。大于 342μmol/L 为重度黄疸。

（2）鉴别黄疸类型：不同类型的黄疸血清胆红素检查结果不同，见表6-3。

**表 6-3 三种类型黄疸血清胆红素的检查结果**

| 黄疸类型 | STB | UCB | CB | CB/UCB |
|---|---|---|---|---|
| 溶血性黄疸 | 增高 | 明显增高 | 轻度增高 | ＜0.2 |
| 肝细胞性黄疸 | 增高 | 中度增高 | 中度增高 | 0.2～0.5 |
| 阻塞性黄疸 | 增高 | 轻度增高 | 明显增高 | ＞0.5 |

（考点：根据血清胆红素检查结果鉴别黄疸类型）

# 三、血清酶学检查

肝脏是人体含酶最丰富的脏器，酶蛋白含量约占肝脏总蛋白含量的 2/3，肝细胞中所含酶种类已知约有数百种，但常用于临床诊断的不过 10 余种，临床上用这些酶作为判断肝细胞损害的指标。肝功能检查血清酶学主要项目有血清丙氨酸氨基转移酶（ALT）、血清天冬氨酸氨基转移酶（AST）、碱性磷酸酶（ALP）、γ- 谷氨酰转移酶（GGT 或 γ-GT）、单胺氧化酶（MAO）。

（一）血清氨基转移酶

1. 参考值　速率法（37℃）：ALT10～40U/L，AST10～40U/L，ALT / AST ≤1。

2. 临床意义

（1）急性肝炎：ALT 及 AST 是反映肝细胞受损的灵敏指标，其中 ALT 更灵敏。急性肝炎时，ALT 及 AST 均升高，以 ALT 升高更明显，ALT / AST ＞1。黄疸极期 ALT 迅速下降。肝硬化活动期 ALT 轻、中度增高。

（2）重症肝炎及暴发肝炎：ALT 及 AST 均明显升高。若出现 ALT 明显上升后又很快随病情恶化而降低，同时黄疸加深时，称 "胆酶分离" 现象，提示肝细胞严重坏死。

（3）慢性病毒性肝炎：氨基转移酶轻度上升或正常，ALT/AST＞1。若 ALT/AST＜1，提示慢性肝炎进入活动期。

（4）血清 AST 的升高也有助于急性心肌梗死（AMI）的诊断。

（考点：ALT、AST 测定的正常参考值及临床意义）

（二）血清碱性磷酸酶

ALP 在碱性环境中能水解磷酸酯产生磷酸。大部分来自肝脏和毛细胆管内、骨骼。ALP 为肝脏疾病的检查指标之一。

1. 参考值　磷酸硝基苯酚连续监测法（37℃）：成人 40～110U/L，儿童＜350U/L。

2. 临床意义

（1）肝胆疾病：阻塞性黄疸血清 ALP 活性升高，在升高幅度上肝外梗阻＞肝内梗阻，完全梗阻＞不完全梗阻，恶性肿瘤＞胆石症。原发性肝癌和 90% 转移性肝癌 ALP 升高最明显。无黄疸患者 ALP 异常升高应警惕肝癌可能。

（2）骨骼疾病：骨软化症、佝偻病、骨折恢复期等血清 ALP 活性升高。

（三）γ- 谷氨酰转移酶

1. 参考值　硝基苯酚速率法（37℃）：＜50U/L。

2. 临床意义　正常人或慢性肝炎、肝硬化的非活动期 GGT 可正常。急性肝炎、慢性肝炎、肝硬化时，GGT 均可增高，若持续增高，提示病情不稳定或病情恶化。胰腺癌、前列腺癌、脂肪肝、胆管疾病或长期酗酒，均可导致 GGT 轻度增高。

（四）单胺氧化酶

MAO 以肝脏、肾脏及脑组织里含量最多，主要存在线粒体中。MAO 能促进结缔组织成熟。故测定 MAO 可反映肝脏纤维化程度。

1. 参考值　速率法（37℃）：0～3U/L。

2. 临床意义

（1）肝脏病变：80% 以上的晚期肝硬化患者 MAO 活性增高。急性肝炎时 MAO 大多正常，但若伴有暴发性肝衰竭时，MAO 增高。

（2）肝外疾病：如慢性充血性心力衰竭、糖尿病、甲状腺功能亢进、系统硬化症等。

## 第 6 节 浆膜腔穿刺液检查

在正常情况下，人体浆膜腔内有少量液体起润滑作用。若有多量液体潴留，形成积液，即为病理变化。这些积液因部位不同而分别称为胸膜积液、腹水、心包积液等。临床上分为漏出液和渗出液两类，漏出液为非炎症所致，渗出液多为炎症所致，也可因风湿、肿瘤、外伤、化学刺激等引起。医护人员在相应的检查部位穿刺抽取积液 10～20ml，注入 4 支干燥试管，分别进行一般性状检查、化学检查、显微镜检查和细菌学检查，化学检查和细菌学检查的留取液中应加抗凝剂。

### 一、一般性状检查

1. 颜色 正常浆膜腔积液为淡黄色。

（1）红色：常见于穿刺损伤、内脏损伤、结核病、恶性肿瘤及出血性疾病。

（2）黑色：常见于曲霉菌感染。

（3）黄色脓性积液：见于化脓菌感染。

（4）乳白色：由胸导管或淋巴管阻塞引起的真性乳糜液。

（5）绿色积液：见于铜绿假单胞菌感染，腹水患者胆道或肠道穿孔，胆汁混入腹水呈绿色。

（6）草绿色积液：多见于尿毒症引起的心包积液。

（7）棕色：阿米巴脓肿破溃进入胸腔或腹腔所致。

2. 透明度 正常浆膜腔积液清澈透明。漏出液也呈清澈透明外观。渗出液因含有大量细胞、细菌而呈不同程度的混浊，化脓性感染最混浊，可有凝块或絮状物，结核菌感染可呈云雾状。乳糜液也呈混浊外观。

3. 凝固性 正常浆膜腔积液不凝固，无凝块。漏出液一般不易凝固，渗出液因含有细菌、纤维蛋白原、组织或细胞破坏放出的凝血活酶，易自行凝固。

4. 相对密度 漏出液相对密度多低于 1.018，渗出液因含有大量蛋白质及细胞，相对密度多高于 1.018。

### 二、化 学 检 查

1. 黏蛋白定性实验 漏出液多为阴性反应，渗出液因含有大量的黏蛋白多呈阳性反应。

2. 蛋白质定量实验 浆膜腔积液中总蛋白测定是鉴别漏出液和渗出液最有价值的检查。漏出液中总蛋白常＜25g/L，渗出液中总蛋白常＞30g/L。

3. 葡萄糖测定 浆膜腔积液中葡萄糖含量比血清中含量稍低，漏出液中葡萄糖含量与血糖相近，渗出液中葡萄糖常因细菌或细菌酶的分解而含量减少。葡萄糖降低见于化脓性积液，其次是结核性积液，还有风湿性积液等。恶性肿瘤葡萄糖降低提示肿瘤转移、浸润，预后不好。

4. 乳酸脱氢酶（LD）测定 ①漏出液：LD 与血清接近，一般＜200U/L。②渗出液：LD＞200U/L，且积液 LD/ 血清 LD 值＞0.6。③化脓性积液：LD 明显增高，且增高程度与感染程度成正比。④恶性积液：LD 中度增高，积液 LD/ 血清 LD 值＞1。⑤结核性积液 LD 略高于正常。

5. C- 反应蛋白（CRP） CRP＜10mg/L 为漏出液，CRP＞10mg/L 为渗出液。

## 三、显微镜检查

1. 细胞计数　渗出液中细胞计数常<$100×10^6$/L，渗出液常>$500×10^6$/L，化脓性积液细胞计数常>$1000×10^6$/L。

2. 分类　漏出液主要为淋巴细胞和间质细胞。渗出液细胞较多，见于以下情况。①中性粒细胞为主：见于化脓性炎症积液和结核性积液早期。②淋巴细胞为主：见于慢性炎症、恶性肿瘤及结缔组织病引起的积液。③嗜酸粒细胞为主：见于寄生虫感染和免疫反应性疾病。④间皮细胞增多，提示浆膜受损或受刺激。

3. 细胞学检查　恶性肿瘤引起的积液中可找到癌细胞，是诊断恶性肿瘤的重要依据。

区别浆膜腔积液的性质，对疾病的诊断和治疗具有重要意义。漏出液与渗出液的鉴别见表6-4。

**表6-4　漏出液与渗出液的鉴别**

| 鉴别要点 | 漏出液 | 渗出液 | 鉴别要点 | 漏出液 | 渗出液 |
|---|---|---|---|---|---|
| 原因 | 非炎症 | 炎症、肿瘤、理化因素刺激 | 乳酸脱氢酶 | <200U/L | >200U/L |
| 颜色性状 | 淡黄、浆液性 | 不定、黄色、血性、脓性 | 积液与血清的乳酸脱氢酶比值 | <0.6 | >0.6 |
| 透明度 | 透明或微混 | 大多混浊 | 细胞计数 | <$100×10^6$/L | >$500×10^6$/L |
| 凝固性 | 不易凝 | 能凝固 | 细胞分类 | 以淋巴和间皮细胞为主 | 急性感染以中性粒细胞为主，慢性感染以淋巴细胞为主。肿瘤时可有肿瘤细胞 |
| 相对密度 | <1.018 | >1.018 | | | |
| Rivalta试验 | 阴性 | 阳性 | | | |
| 蛋白总量 | <25g/L | >30g/L | 细菌学检查 | 阴性 | 可找到致病菌 |
| 蛋白定量/血白蛋白 | <0.5 | >0.5 | | | |
| 葡萄糖定量 | 与血糖相近 | 低于血糖 | 肿瘤细胞 | 无 | 恶性积液可找到肿瘤细胞 |

（考点：漏出液与渗出液的主要鉴别要点）

# 第7节　常用血生化检查

## 一、血清电解质检查

血清电解质测定为临床上常用的血液生化检验项目，主要检查血清中钾、钠、氯、钙、磷的含量。医护人员通过抽取空腹静脉血检测患者体内的电解质含量，为补充电解质、维持体内渗透压及酸碱平衡提供诊疗依据。

（一）血清钾测定

1. 参考值　3.5～5.5mmol/L。

2. 临床意义

（1）血清钾降低：①摄取不足，如营养不良、胃肠功能紊乱、大手术后禁食过久又未及时补钾。②丢失过度，如剧烈呕吐、长期腹泻、瘘管引流。肾小管功能障碍、大量使用排钾利尿药等。③钾的分布异常，如碱中毒、甲状腺功能亢进、肌无力症等。

（2）血清钾增高：①摄入过多，如心、肾功能衰竭，补钾过快、过多等。②排泄障碍，如肾衰竭、肾上腺皮质功能减退、长期大量使用潴钾利尿药等。③细胞内钾大量释出，如严重溶血、大面积烧伤和挤压综合征、呼吸功能障碍、休克、组织损伤、酸中毒等。④其他，如细胞外液因失水或休克而浓缩，食入或注射大量钾盐等，使血清钾增高。

（3）极危值：血清钾<3.0mmol/L 或>7.5mmol/L 均可导致心搏骤停。

（二）血清钠测定

1. 参考值　135～145mmol/L。

2. 临床意义

（1）血清钠增高：①摄入过多，如输入过多钠盐溶液。②肾排钠减少，如原发性醛固酮增多症、肾上腺皮质功能亢进、脑外伤或急性脑血管病等。

（2）血清钠降低：①严重呕吐、腹泻、胰腺手术后造瘘等。②糖尿病酸中毒时、严重肾盂肾炎、慢性肾上腺功能不全时，钠从尿中排泄增多。③心、肾疾病及肾病综合征、肝硬化腹水等大量使用利尿药又控制钠盐摄入时。④大面积烧伤及创伤、大量出汗等。

（三）血清钙测定

1. 参考值　2.25～2.75mmol/L。

2. 临床意义

（1）增高：见于甲状旁腺功能亢进、多发性骨髓瘤、骨转移癌等。

（2）降低：见于甲状旁腺功能减退、维生素 D 缺乏、佝偻病、婴儿手足搐搦症、急性出血性胰腺炎、低蛋白血症等。

（3）极危值：血清钙<1.75mmol/L 可发生手足搐搦。血清钙>2.75mmol/L，可使神经、肌肉兴奋性降低，表现为乏力、表情淡漠、腱反射减弱，严重者可出现精神障碍、木僵和昏迷。血清钙>4.5mmol/L 可发生高钙血症危象，患者易死于心搏骤停、坏死性胰腺炎和肾衰竭等。

（四）血清氯化物测定

1. 参考值　98～105mmol/L。

2. 临床意义　血清氯离子的变化与钠离子呈平行关系。低氯血症常伴低钠血症。但大量丢失胃液时血中氯离子较血中钠离子降低更明显。大量丢失肠液时则相反。

（考点：血清电解质测定的正常值及临床意义）

## 二、血清脂类测定

血清脂类主要包括胆固醇（TC）、三酰甘油（TG）、磷脂和游离脂肪酸。脂蛋白是血脂在血液中存在、转运及代谢的形式，根据密度不同将脂蛋白分为乳糜微粒（CM）、极低密度脂蛋白（VLDL）、低密度脂蛋白（LDL）和高密度脂蛋白（HDL）。

1. 标本采集法　素食3天，抽取空腹静脉血2ml，注入干燥试管内。

2. 参考值　见表6-5。

3. 临床意义

（1）血脂增高：见于原发性高脂血症、冠心病、原发性高血压、糖尿病、肾病综合征、甲状腺功能减退等。

（2）血脂降低：见于甲亢、重症肝病、慢性消耗性疾病。

表 6-5　血清脂类测定参考值

| 项目 | 英文缩写 | 参考值（mmol/L） | 合适水平（mmol/L） | 异常数值（mmol/L） |
|---|---|---|---|---|
| 总胆固醇 | TC | 2.86～5.72 | <5.2 | >5.72 |
| 三酰甘油 | TG | 0.56～1.70 | ≤1.7 | >1.7 |
| 高密度脂蛋白 | HDL | 1.03～2.07 | >1.04 | <0.91 |
| 低密度脂蛋白 | LDL | ≤3.12 | ≤3.12 | >3.64 |

（3）低密度脂蛋白增高：低密度脂蛋白为动脉粥样硬化因子，其含量与冠心病的发病呈正相关。

（4）高密度脂蛋白降低：高密度脂蛋白是抗动脉硬化脂蛋白，其含量与冠心病的发病呈负相关，HDL-C 降低是冠心病发病的危险因素，也可见于脑血管病、糖尿病和肝硬化等。

## 三、血　糖　测　定

（一）空腹血糖测定

血糖是指血液中的葡萄糖。空腹血糖（FBG）可判断糖代谢情况，是目前诊断糖尿病的主要依据，也是判断糖尿病病情和控制程度的主要指标。

1. 标本采集　抽取早晨空腹静脉血 1ml，注入抗凝试管内。采血前 8 小时禁饮食、停用胰岛素和降糖药。

2. 参考值　葡萄糖氧化酶法 3.9～6.1mmol/L。邻甲苯胺法 3.9～6.4mmol/L。

3. 临床意义

（1）血糖增高：空腹血糖增高而未达到诊断糖尿病标准时，称为空腹血糖增高。空腹血糖＞7.0mmol/L 称为高糖血症。①生理性增高：见于高糖饮食、剧烈运动、情绪紧张等。②病理性增高：见于糖尿病、内分泌疾病（如甲状腺功能亢进、库欣综合征等）、肝和胰腺疾病（如严重肝病、坏死性胰腺炎、胰腺癌等）、应激性高血糖（如颅脑损伤、脑出血、中枢神经系统感染、心肌梗死、大面积烧伤等）、药物影响（如噻嗪类利尿药、口服避孕药、泼尼松等）、其他（高热、脱水、缺氧、麻醉等）。

（2）血糖降低：空腹血糖＜3.9mmol/L。①生理性降低：见于饥饿、妊娠、剧烈运动等。②病理性降低：见于胰岛素及口服降血糖药过量、对抗胰岛素激素（如肾上腺皮质激素、生长激素等）分泌不足、肝糖原储存缺乏性疾病（如肝硬化、暴发性肝衰竭、肝癌等）或严重营养不良等。

（3）极危值：静脉血浆葡萄糖浓度低于 2.8mmol/L，可称为低血糖。可引起患者出现头晕、出冷汗、饥饿、软弱无力，严重者甚至昏迷、休克。

（二）口服葡萄糖耐量试验

口服葡萄糖耐量试验（OGTT）是检查人体血糖调节功能的葡萄糖负荷试验，主要用于诊断可疑的糖尿病。

正常人一次口服 75g 葡萄糖粉，血糖浓度略升高，且 2 小时后即可恢复正常，称为糖耐现象。当糖代谢紊乱时，口服同样剂量的葡萄糖粉后，血糖水平急剧增高，且短时间内不能降至正常水平，称为糖耐量异常。

1．标本采集　患者试验前 3 天正常进食及活动，停用影响糖代谢的药物。试验日将葡萄糖粉 75g（儿童按 1.75g/kg 计算，总量不超过 75g）溶于 250～300ml 水中空腹口服，5 分钟饮完。分别在服葡萄糖前、服后 30 分钟、服后 1 小时、服后 2 小时、服后 3 小时采集静脉血 1ml，测定血浆葡萄糖浓度，同时留取尿标本进行尿糖定性，试验过程不得进食、吸烟、饮茶、喝酒等。

2．参考值　空腹血糖<6.1mmol/L。服糖后 30 分钟～1 小时血糖浓度达高峰，一般为 7.8～9.0mmol/L，峰值<11.1mmol/L。2 小时血糖<7.8mmol/L。3 小时血糖应恢复至空腹水平。各检测时间点的尿糖均为阴性。

3．临床意义　主要用于诊断糖尿病和判断糖耐量是否异常。

（1）诊断糖尿病：空腹血糖>7.0mmol/L，峰值>11.1mmol/L，并出现尿糖阳性，2 小时血糖仍≥11.1mmol/L，可诊断为糖尿病。

（2）判断糖耐量是否异常

1）糖耐量减低：指空腹血糖<7.0mmol/L，峰值浓度>11.1mmol/L，2 小时血糖浓度在 7.8～11.1mmol/L。多见于 2 型糖尿病、肥胖症、甲亢及库欣综合征等。

2）糖耐量增高：指空腹血糖降低，服糖后血糖上升不明显，2 小时后仍处于低水平。常见于胰岛 B 细胞瘤、腺垂体功能减退症和肾上腺皮质功能减退症等。

（考点：血糖的正常值及临床意义）

**知识链接**

**糖尿病诊断标准**

①糖尿病症状＋任意时间血浆葡萄糖水平≥11.1mmol/L；或②空腹血浆血糖水平≥7.0mmol/L；或③OGTT 试验，2 小时血浆血糖水平≥11.1mmol/L。其中空腹是指 8～10 小时内无任何热量摄入。任意时间是指一天内任何时间，不论上一次进餐的时间及食物摄入量。

## 四、心肌坏死标志物测定

心肌酶测定主要包括肌酸激酶及其同工酶测定、乳酸脱氢酶及其同工酶测定。肌酸激酶（CK）广泛存在于骨骼肌、心肌和脑组织中。CK 的同工酶有肌型同工酶（CK-MM）、脑型同工酶（CK-BB）和混合型同工酶（CK-MB）三种。肌酸激酶（CK）对心肌缺血和心内膜下心肌梗死的诊断比其他酶灵敏。乳酸脱氢酶（LDH）的同工酶可分为三大类：第一类以 $LDH_1$ 为主，主要分布在心肌。第二类以 $LDH_5$ 为主，主要分布于骨骼肌和肝脏。第三类以 $LDH_3$ 为主，主要存在于脾、肺等组织中。心肌蛋白测定主要测定心肌肌钙蛋白 T（cTnT）、心肌肌钙蛋白 I（cTnI）和肌红蛋白（Mb）。

1．标本采集法　抽取空腹静脉血 2ml，注入干燥试管内，勿使溶血。

2．参考值　见表 6-6～表 6-8。

表 6-6　血清肌酸激酶及其同工酶参考值

| 检测项目 | 英文缩写 | 参考值（U/L） |
| --- | --- | --- |
| 肌酸激酶 | CK | 男 38～174U/L，女 26～140U/L（酶偶联法，37℃） |
| 肌酸激酶同工酶 | | |
| 肌型同工酶 | CK-MM | 94%～96% |
| 脑型同工酶 | CK-BB | 极少或为 0 |
| 混合型同工酶 | CK-MB | <5% |

表6-7　血清乳酸脱氢酶及其同工酶参考值

| 检测项目 | 检测方法 | 参考值（U/L） |
| --- | --- | --- |
| 乳酸脱氢酶 | 连续监测法 | 104～245 |
|  | 速率法 | 95～200 |
| 乳酸脱氢酶同工酶 | 圆盘电泳法 |  |
| LDH$_1$ |  | 32.70±4.60 |
| LDH$_2$ |  | 45.10±3.53 |
| LDH$_3$ |  | 18.50±2.96 |
| LDH$_4$ |  | 2.90±0.89 |
| LDH$_5$ |  | 0.85±0.55 |

表6-8　血清心肌蛋白参考值

| 检测项目 | 参考值（μg/L） | 临界值 |
| --- | --- | --- |
| 心肌肌钙蛋白T | 0.02～0.13 | >0.2 |
| 心肌肌钙蛋白I | <0.2 | >1.5 |
| 肌红蛋白 | 定性：阴性 | >75 |
|  | 定量：ELISA法 50～85 |  |
|  | RIA法 6～85 |  |

3. 临床意义　血清心肌酶和心肌蛋白测定主要应用于急性心肌梗死、心肌和骨骼肌损伤、颅脑及肝脏疾病的诊断。

（1）急性心肌梗死：急性心肌梗死后血清心肌酶和心肌蛋白均可出现升高，肌红蛋白升高最早，发病后半小时即可出现升高，是急性心肌梗死早期诊断的指标之一。肌酸激酶及其同工酶也是早期诊断的灵敏指标之一，其中CK-MB的灵敏度和特异性均明显高于CK。血清心肌肌钙蛋白T和肌钙蛋白I是诊断急性心肌梗死的确定性标志物。

（2）其他心肌损伤或骨骼肌疾病：心肌炎、不稳定型心绞痛、多发性肌炎、进行性肌营养不良等疾病，CK、CK-MM、Mb均可明显升高。

（3）颅脑疾病：脑梗死、急性颅脑损伤、脑出血、脑膜炎等疾病可出现CK-BB升高，且升高程度与损伤严重程度、范围和预后成正比。

（4）肝脏及其他疾病：急性肝炎、慢性活动性肝炎、肝癌、白血病、淋巴瘤、肺梗死、贫血等疾病可出现乳酸脱氢酶升高。

血清心肌肌钙蛋白T和肌钙蛋白I是诊断急性心肌梗死的确定性标志物。

（考点：心肌坏死标志物的临床意义）

## 五、胰腺酶学测定

临床上，胰腺酶学测定对急性胰腺炎的早期诊断、疗效监测有重要的意义，主要包括血清淀粉酶（AMS）和血清脂肪酶（APS）的测定。

1. 标本采集法　抽取空腹静脉血2ml，注入干燥试管内，勿使溶血。

表6-9　血清淀粉酶和脂肪酶测定参考值

| 检测项目 | 检测方法 | 参考值（U/L） |
| --- | --- | --- |
| 血清淀粉酶 | Somogyi法 | 800～1800 |
| 血清脂肪酶 | BMD浊度法（30℃） | 成人：30～109 |
|  |  | >60岁：18～180 |

2. 参考值　见表6-9。

3. 临床意义

（1）血清淀粉酶测定：主要用于急性胰腺炎的早期诊断，血清淀粉酶增高超过参考值3倍可确诊。急性胰腺炎发病后6～12小时血清AMS开始升高，12～24小时达高峰，3～5天恢复正常。血清AMS的高低不一定反映病情的轻重，出血坏死性胰腺炎血清AMS可正常或低于正常。

（2）血清脂肪酶测定：急性胰腺炎时，脂肪酶活性升高多与淀粉酶并行，但可能开始升高地时间更早、持续时间更长、升高的程度更大。发病后 4～8 小时内血清脂肪酶活性升高，24小时达峰值，一般持续 8～14 天。

# 第 8 节　常用免疫学检查

## 一、病毒性肝炎标志物检查

目前公认的人类肝炎病毒包括甲型肝炎病毒（HAV）、乙型肝炎病毒（HBV）、丙型肝炎病毒（HCV）、丁型肝炎病毒（HDV）、戊型肝炎病毒（HEV）、庚型肝炎病毒（HGV）和输血传播病毒（TTV）。病毒性肝炎病毒标志物主要包括各型肝炎病毒相关抗原、抗体及核酸。根据血液中各型肝炎病毒的抗原及抗体不同可有助于疾病诊断、了解病情、判断预后等。

（一）甲型肝炎病毒标志物检查

甲型肝炎病毒标志物主要有甲型肝炎病毒抗原（HAVAg）和甲型肝炎病毒抗体（抗 HAV-IgM 和抗 HAV-IgG）。

1. 标本采集　抽取静脉血 2ml，注入干燥试管内，勿使溶血。

2. 参考值　血清 HAVAg 阴性，抗 HAV-IgM 阴性，抗 HAV-IgG 阴性或阳性。

3. 临床意义

（1）HAVAg 阳性：见于甲型病毒性肺炎患者。

（2）抗 HAV-IgM：是早期诊断甲型肝炎的特异性指标，阳性表示机体正在感染 HAV。在发病后升高，并在第 2 周达高峰。约 6 个月后转为阴性。

（3）抗 HAV-IgG：阳性表示患者过去曾感染过 HAV，现体内无 HAV，是保护性抗体。可长期存在，也可作为流行病学调查。

（二）乙型肝炎病毒标志物检查

乙型肝炎病毒免疫学标志物一共 3 对，即表面抗原（HBsAg）和表面抗体（抗 HBs）、e 抗原（HBeAg）和 e 抗体（抗 HBe）、核心抗原（HBcAg）和核心抗体（抗 HBc）。因 HBcAg 存在于肝细胞核内，传统检测方法测不出，因此乙型肝炎病毒标志物测定俗称"乙肝两对半"，又称"乙肝五项"。但随着临床检验技术的不断发展，HBcAg 也逐渐被纳入乙型肝炎病毒标志物的检测范围。HBV-DNA 阳性是乙型肝炎病毒感染的可靠诊断指标，它的阳性和 HBeAg 阳性意义基本一致。目前主要以 HBeAg 和 HBV-DNA 的阴性或定量检查作为抗病毒治疗是否有效的指标。

1. 标本采集　抽取静脉血 2～4ml，注入干燥试管内，勿使溶血。采血前避免剧烈运动和饮酒等，采血时应严格执行消毒隔离制度，防止医源性交叉感染。

2. 参考值　血清 HBsAg、抗 HBs、HBeAg、抗 HBe、HBcAg、抗 HBc 结果均为阴性。

3. 临床意义　见表 6-10。

（三）丙型肝炎病毒标志物测定

1. 标本采集　抽取静脉血 2ml，注入干燥试管内，勿使溶血。

2. 参考值　抗 HCV-IgM、抗 HCV-IgG 和 HCV-RNA 均阴性。

3. 临床意义

（1）抗 HCV-IgM：阳性表明急性丙型病毒病毒感染，是诊断丙型肝炎的早期敏感指标，也是判断病情活动性、传染性的指标。

表 6-10  乙型肝炎病毒标志物检查结果的临床意义

| 检查结果 | | | | | | 临床意义 |
|---|---|---|---|---|---|---|
| HBsAg | 抗 HBs | HBeAg | 抗 HBe | 抗 HBc | HBV-DNA | |
| − | − | − | − | − | − | 未感染 HBV |
| ＋ | − | − | − | − | − | 急性乙型肝炎潜伏后期，慢性 HBV 感染，HBV 携带者 |
| − | ＋ | − | − | − | − | 乙型肝炎恢复期，注射乙肝疫苗或抗 - HBs 免疫球蛋白 |
| − | − | − | − | ＋ | − | 急性乙型肝炎早期，既往感染 HBV |
| ＋ | − | ＋ | − | − | ＋ | 急性乙型肝炎早期，病毒复制，传染性强 |
| ＋ | − | ＋ | − | ＋ | ＋ | 急性或慢性乙型肝炎，病毒复制，传染性强 |
| ＋ | − | − | − | ＋ | ＋ | 急性或慢性乙型肝炎，传染性中度 |
| − | ＋ | − | ＋ | ＋ | ＋ | 乙型肝炎恢复期，正在产生免疫力 |
| − | ＋ | − | − | ＋ | − | 乙型肝炎恢复期，已经产生免疫力 |
| ＋ | − | ＋ | ＋ | ＋ | − | 急性或慢性乙型肝炎，传染性中度 |
| − | − | − | ＋ | ＋ | ＋ | 乙型肝炎恢复期，传染性低 |
| ＋ | − | − | ＋ | ＋ | − | 急性乙型肝炎趋向恢复，慢性携带者，传染性低 |

（考点：乙型肝炎病毒标志物测定的临床意义）

（2）抗 HCV-IgG：是既往感染 HCV 的指标。因 HCV 抗体出现时间长短有差异，不作为早期诊断指标。如在疾病早期检测不出抗体，可行 HCV-RNA 检测，以明确诊断。

（3）HCV-RNA 阳性：有助于 HCV 感染的早期诊断，阳性提示病毒复制活跃，传染性强。转阴提示病毒复制受抑制，预后较好。

## 二、肿瘤标志物检查

肿瘤标志物（tumor marker）是反映肿瘤存在的化学类物质。肿瘤标志物检查有助于了解肿瘤的组织的存在和生长，对肿瘤的诊断、分类、预后判断及治疗具有一定的价值。

（一）血清甲胎蛋白

血清甲胎蛋白（AFP）由卵黄囊及胚胎肝脏产生，在妊娠 3～4 个月开始升高，7～8 个月达高峰，但一般低于 300μg/L，分娩后 3 周恢复正常。AFP 是原发性肝癌的最灵敏、最特异的肿瘤标志。

1. 标本采集　抽取空腹静脉血 3ml，注入干燥试管内，勿使溶血。

2. 参考值　定性试验阴性，定量试验＜25μg/L。

3. 临床意义

（1）原发性肝细胞癌：约 90% 的原发性肝细胞癌患者 AFP 增高，超过 300μg/L 有诊断价值。但原发性胆管细胞癌和肝脏转移癌血清 AFP 含量正常。

（2）慢性肝病：活动性肝炎、肝硬化时血清 AFP 也有不同程度的增高。

（3）其他恶性肿瘤：生殖腺胚胎癌、胃癌或胰腺癌等，血清 AFP 含量也可增高。

（考点：AFP 的临床意义）

（二）血清癌胚抗原

血清癌胚抗原（CEA）是一种广谱肿瘤标志物，可在多种肿瘤中出现，对大肠癌、乳腺癌和肺癌的疗效判断、病情发展、监测和预后估计是一个较好的肿瘤标志物，但其特异性不强，灵敏度不高，对肿瘤早期诊断作用不明显。

1. 标本采集　抽取空腹静脉血 3ml，注入干燥试管内，勿使溶血。

2. 参考值　＜5μg/L。

3. 临床意义　CEA 升高常见于大肠癌、胰腺癌、胃癌、乳腺癌、甲状腺髓样癌等。良性肿瘤、炎症和退行性疾病，如结肠息肉、溃疡性结肠炎、胰腺炎和酒精性肝硬化患者 CEA 也有部分升高，但远远低于恶性肿瘤，一般小于 20μg/L，CEA 超过 20μg/L 时往往提示有消化道肿瘤。

（三）癌抗原 125

癌抗原 125（CA125）存在于上皮性卵巢癌组织和患者的血清中，主要用于辅助诊断恶性浆液性卵巢癌、上皮性卵巢癌，同时也是卵巢癌术后、化疗后疗效观察的常用指标。CA125 诊断的敏感性较高，但特异性较差。

1. 标本采集　抽取空腹静脉血 3ml，注入干燥试管内，勿使溶血。

2. 参考值　RIA、ELISA 法：男性及 50 岁以上女性＜2.5 万 U/L；RIA 法：20～40 岁女性＜4.0 万 U/L。

3. 临床意义　卵巢癌患者血清 CA125 水平明显升高，其阳性率可达 97%，故对诊断卵巢癌有较大临床价值，尤其对观察治疗效果和判断复发较为灵敏。其他癌症，如宫颈癌、乳腺癌、胰腺癌、胆道癌、肝癌、胃癌、结肠直肠癌、肺癌等也有一定的阳性反应。此外，3%～6% 的良性卵巢瘤、子宫肌瘤患者血清 CA125 有时也会增高，但多数不超过 10 万 U/L。肝硬化失代偿期血清 CA125 明显增高，妊娠前 3 个月内也有增高的可能。

（四）前列腺特异性抗原

1. 标本采集　空腹 12 小时后抽取静脉血 5ml，注入干燥试管内，勿使溶血。

2. 参考值　RIA 法和 CLIA 法：PSA≤4μg/L。

3. 临床意义　前列腺特异性抗原（PSA）对于前列腺癌的早期诊断、临床分期、术后疗效观察及随访具有重要的临床意义。前列腺癌时，90%～97% 的患者血清 PSA 水平明显升高，90% 的患者在行外科切除手术后 PSA 明显降低。此外，在前列腺增生（BPH）、前列腺梗死、急性细菌性前列腺炎、急性尿路梗阻等也会引起血清 PSA 水平的升高，应注意鉴别。

## 第 9 节　脑脊液检查

脑脊液是血液流经脑室脉络丛等部位滤过生成的一种无色透明液体，对脑和脊髓起到保护、营养等多重作用。中枢神经系统任何部位发生感染、外伤、水肿、出血、肿瘤等都可以引起脑脊液成分和（或）压力的改变，检查脑脊液对神经系统疾病的诊断、疗效观察和预后判断均有重要意义。但由于脑脊液检查需进行腰椎穿刺采集标本，操作复杂且具有一定的创伤和危险性，加上 CT 和 MRI 的广泛应用，所有脑脊液检查的临床应用逐渐减少。

### 一、标　本　采　集

一般选用腰椎穿刺术采集标本。穿刺成功后先测脑脊液压力，然后用 3 支无菌试管每管留取 1~2ml 脑脊液，分别做细菌学、化学和免疫学、细胞计数和分类检查。如果怀疑为恶性肿瘤须另留取一管做脱落细胞学检查。标本收集后应立刻送检，以免细胞破坏、葡萄糖分解影响检查结果。特殊情况下可采用小脑延髓池或脑室穿刺术采集脑脊液标本。

## 二、检查项目及临床意义

脑脊液检查项目主要包括压力、颜色及透明度、凝固度、蛋白定性和定量、葡萄糖、氯化物、细胞计数和白细胞分类、细菌学检查等，正常人及常见疾病脑脊液特点见表 6-11。

**表 6-11　正常人及常见疾病脑脊液特点**

| 项目 | 压力（kPa） | 颜色及凝固性 | 蛋白质 定性 | 蛋白质 定量（g/L） | 葡萄糖（mmol/L） | 氯化物（mmol/L） | 细胞计数及分类（×10⁶/L） | 细菌 |
|---|---|---|---|---|---|---|---|---|
| 正常成人 | 0.69~1.76 | 无色透明，静置24小时不会凝固 | - | 0.20~0.40 | 2.5~4.5 | 120~130 | 0~8，淋巴细胞为主 | 无 |
| 化脓性脑膜炎 | 显著增高 | 混浊、脓性、可有凝块 | +++~++++ | 显著增高 | 明显减少或消失 | 轻度减少 | 显著增加，中性粒细胞为主 | 化脓菌 |
| 结核性脑膜炎 | 增高 | 微浊或呈毛玻璃样，静置后有薄膜形成 | +~+++ | 增高 | 减少 | 明显减少 | 增加，早期中性粒细胞为主，几日后淋巴细胞为主 | 抗酸杆菌 |
| 病毒性脑膜炎 | 轻度增高 | 清晰或微浊 | +~++ | 轻度增高 | 正常或轻度增高 | 正常 | 增加，淋巴细胞为主 | 无 |
| 脑肿瘤 | 增高 | 透明或黄色 | +~+ | 轻度增高 | 正常 | 正常 | 正常或轻度增加，淋巴细胞为主 | 无 |
| 蛛网膜下腔出血 | 轻度增高 | 均匀血性 | +~++ | 轻度增高 | 增高 | 正常 | 增加，红细胞为主 | 无 |

（考点：常见疾病脑脊液特点）

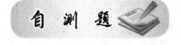

**自测题**

A₁/A₂ 型题

1. 判断有无贫血最有价值的实验室指标是（　　）
   A. 红细胞计数　　B. 白细胞计数
   C. 血红蛋白测定　D. 血小板计数
   E. 白细胞分类测定

2. 中度贫血的血红蛋白测定值为（　　）
   A. Hb<30g/L　　B. Hb 为 30~59g/L
   C. Hb 为 60~89g/L　D. Hb 为 90~120g/L
   E. Hb 为 90~110g/L

3. 外周血中未成熟的粒细胞（含杆状核粒细胞）

的百分率大于多少时，称为核左移（　　）
   A. 3%　　　　　B. 4%
   C. 5%　　　　　D. 6%
   E. 7%

4. 外周血中分叶核粒细胞增多，且 5 叶核以上的粒细胞大于等于多少时，称核右移（　　）
   A. 3%　　　　　B. 4%
   C. 5%　　　　　D. 6%
   E. 7%

5. 某缺铁性贫血患者，遵医嘱使用铁剂治疗一段

时间后，其疗效指标最早出现的是（　　）

A. 血红蛋白升高

B. 红细胞计数升高

C. 网织红细胞数升高

D. 血小板计数升高

E. 白细胞计数升高

6. 门诊或急诊患者的尿液常规检查需留取（　　）

A. 晨尿　　　　　　B. 随机尿

C. 清洁中段尿　　　D. 负荷尿

E. 24 小时尿

7. 某尿路感染患者，医嘱需要进行尿细菌培养，护士应指导患者留取（　　）

A. 晨尿　　　　　　B. 随机尿

C. 清洁中段尿　　　D. 负荷尿

E. 24 小时尿

8. 下列属于导致肾前性少尿的病因是（　　）

A. 休克　　　　　　B. 急性肾小球肾炎

C. 慢性肾衰竭　　　D. 肾结石

E. 膀胱肿瘤

9. 下列属于导致肾性少尿的病因是（　　）

A. 休克　　　　　　B. 严重脱水

C. 慢性肾衰竭　　　D. 肾结石

E. 膀胱肿瘤

10. 下列属于导致肾后性少尿的病因是（　　）

A. 休克　　　　　　B. 严重脱水

C. 慢性肾衰竭　　　D. 肾结石

E. 急性肾小球肾炎

11. 某糖尿病患者住院期间并发酮症酸中毒，其尿液可出现（　　）

A. 蒜臭味　　　　　B. 鼠尿样臭味

C. 氨味　　　　　　D. 烂苹果气味

E. 恶臭味

12. 有机磷农药中毒患者尿液可出现（　　）

A. 蒜臭味　　　　　B. 鼠尿样臭味

C. 氨味　　　　　　D. 烂苹果气味

E. 恶臭味

13. 乳糜尿可见于下列哪种疾病（　　）

A. 急性肾小球肾炎

B. 丝虫病

C. 阻塞性黄疸

D. 尿路感染

E. 肾结石

14. 关于采集粪便标本的注意事项不正确的是

（　　）

A. 随机采集自然排出的新鲜粪便，不可用肛诊采集

B. 不可用灌肠后的粪便

C. 先挑取有病理成分的部分送检

D. 采集后 1 小时内送检

E. 标本不应混入尿液、消毒剂等其他物质

15. 某患者自诉解柏油样便 2 次，医护人员应考虑下列哪一项疾病最有可能（　　）

A. 上消化道出血　　B. 细菌性痢疾

C. 阿米巴痢疾　　　D. 霍乱

E. 胆道梗阻

16. 某患者自诉解果酱样便，医护人员应考虑下列哪一项疾病最有可能（　　）

A. 上消化道出血　　B. 细菌性痢疾

C. 阿米巴痢疾　　　D. 霍乱

E. 胆道梗阻

17. 原发性肝细胞癌患者 AFP 增高超过多少有诊断价值（　　）

A. 100μg/L　　　　B. 200μg/L

C. 300μg/L　　　　D. 400μg/L

E. 500μg/L

18. 某患者自诉解黏液脓血便十余次，医护人员应考虑下列哪一项疾病最有可能（　　）

A. 上消化道出血　　B. 细菌性痢疾

C. 阿米巴痢疾　　　D. 霍乱

E. 胆道梗阻

19. 某患者 3 日后要进行粪便隐血试验检查，护士应嘱咐其禁食的项目不包括（　　）

A. 铁剂　　　　　　B. 维生素

C. 瘦肉　　　　　　D. 牛奶

E. 富含叶绿色的食物

20. 下列哪一项是观察消化道出血是否完全停止的最可靠实验检查（　　）

A. 粪便常规检查

B. 粪便隐血试验

C. 粪便寄生虫检查

D. 粪胆色素检查

E. 粪便细菌学检查

21. 下列哪一项检查可用于肠道感染性疾病的确诊和病种鉴定（　　）

A. 粪便培养　　　　B. 粪便隐血试验

C. 粪便寄生虫检查 D. 粪胆色素检查

E. 粪便细菌学检查

22. 某患者, 既往无消化性溃疡病史, 查粪便隐血试验持续性阳性要考虑 ( )
    A. 上消化道出血　　B. 消化道恶性肿瘤
    C. 阻塞性黄疸　　　D. 肠道感染
    E. 下消化道出血

23. 某患者于 3 日后进行肾小球滤过率检查, 护士应嘱咐其需 ( )
    A. 低蛋白饮食　　B. 低盐饮食
    C. 高蛋白饮食　　D. 低脂饮食
    E. 无盐饮食

24. 患者, 男, 56 岁。尿毒症 3 年, 出现神志不清紧急入院。查血尿素氮 35mmol/L, 肌酐 1210mmol/L。此时最宜采取的治疗措施是 ( )
    A. 积极补充血容量
    B. 5% 碳酸氢钠 250ml 静脉滴注
    C. 腹膜透析
    D. 血液透析
    E. 利尿、扩血管治疗

25. 某患者进行肾移植手术后, 护士遵医嘱对肾小球滤过率进行监测, 当出现下列哪项改变时, 应考虑发生了急性排斥反应 ( )
    A. Ccr 快速升高
    B. Ccr 快速下降
    C. Ccr 先升高再快速下降
    D. Ccr 先下降再快速升高
    E. Ccr 缓慢升高

26. 以下实验室检查需抽取空腹静脉血的是 ( )
    A. 红细胞计数　　B. 血清蛋白测定
    C. 血沉检验　　　D. 白细胞计数
    E. 血小板计数

27. 下列哪项化验结果是冠心病的危险因素 ( )
    A. 血清总胆固醇下降
    B. 血清三酰甘油下降
    C. 血清高密度脂蛋白 - 胆固醇增高
    D. 血清低密度脂蛋白 - 胆固醇增高
    E. 血清肌酸磷酸激酶降低

28. 标本溶血可造成检查结果不正确的项目是 ( )
    A. 血钾　　　　B. 肌酐
    C. 尿素氮　　　D. 葡萄糖
    E. 三酰甘油

29. 下列哪项是乙型肝炎病毒感染的可靠诊断指标

( )
    A. HBsAg 阳性　　B. 抗 HBs 阳性
    C. 抗 HBe 阳性　　D. HBcAg 阳性
    E. HBV-DNA 阳性

30. 患儿, 7 岁, 1 周前 "感冒" 后出现高热、头痛、嗜睡, 继而昏迷。实验室检查脑脊液基本正常。首先应考虑 ( )
    A. 病毒性脑膜炎　　B. 结核性脑膜炎
    C. 化脓性脑膜炎　　D. 脑脓肿
    E. 脑栓塞

$A_3/A_4$ 型题

(31、32 题共用题干)

某女性患者月经过多半年, 近 1 个月以来全身皮肤出现多处皮下出血, 到医院就诊后医生为其进行血常规检查。

31. 最有可能出现下列哪项实验室指标的改变 ( )
    A. 红细胞数升高　　B. 血红蛋白升高
    C. 血红蛋白减少　　D. 血小板计数减少
    E. 白细胞数升高

32. 经过检查确诊患者为 "血小板减少性紫癜"。医护人员在给予治疗的同时要注意监测血小板的变化。若血小板计数为多少时, 医护人员应警惕患者出现颅内出血 ( )
    A. PLT $<60\times10^9$/L
    B. PLT $<50\times10^9$/L
    C. PLT $<40\times10^9$/L
    D. PLT $<30\times10^9$/L
    E. PLT $<20\times10^9$/L

(33~36 题共用题干)

患者, 男, 45 岁。1 周来晨起眼睑水肿, 排尿不适, 尿色发红, 血压偏高, 疑为急性肾小球肾炎, 需留 12 小时尿做艾迪计数。

33. 为了防止尿液久放变质, 应在尿液中加入 ( )
    A. 甲苯　　　　B. 稀盐酸
    C. 浓盐酸　　　D. 己烯雌酚
    E. 乙醛

34. 留取尿液的正确方法是 ( )
    A. 晨 7 时开始留尿, 至晚 7 时弃去最后一次尿
    B. 晨 7 时排空膀胱, 弃去尿液, 开始留尿, 至晚 7 时留取最后一次尿
    C. 晚 7 时开始留尿, 至晨 7 时弃去最后一次尿

D. 晚 7 时排空膀胱，弃去尿液，开始留尿，至晨 7 时留取最后一次尿

E. 任意取连续的 12 小时均可

35. 留尿过程中患者出现头晕、视物模糊，应采取的措施是（　　）

A. 协助患者饮水

B. 协助患者进食

C. 让患者自由活动

D. 协助患者休息，预防摔伤

E. 报告医生

36. 为进一步明确肾功能情况，护士拟对患者进行采血查尿素氮，正确的做法是（　　）

A. 采集量一般为 10ml

B. 采血前不需禁食

C. 从输液针头处取血

D. 采集后直接注入采血管

E. 采血前需禁食

（37、38 题共用题干）

患者，男，65 岁。确诊肝硬化 5 年，发现腹部增大 1 周，经脐腹围 105cm，移动性浊音（＋）。

37. 如经检查患者被诊断为肝硬化，遵医嘱给患者行腹腔穿刺抽腹水，腹水的性质最有可能是（　　）

A. 漏出液　　　　　　B. 渗出液

C. 血性积液　　　　　D. 炎性积液

E. 脓性积液

38. 如经检查患者被诊断为原发性肝癌，遵医嘱给患者行腹腔穿刺抽腹水，腹水的性质最有可能是（　　）

A. 无色　　　　　　　B. 草绿色

C. 血性　　　　　　　D. 黄色

E. 脓性

（39、40 题共用题干）

患者，女，40 岁。因食欲缺乏、尿色深 3 周入院。查体：皮肤黏膜黄染，肝大，肋下 2cm 处可及，轻度触痛，脾未触及。实验室检查：总胆红素 120μmol/L，直接胆红素 60μmol/L，ALT 200U/L，ALP 100U/L，GGT 100U/L，尿胆红素及尿胆原阳性，彩超检查未见胆囊肿大及胆管扩大。

39. 患者黄疸的分级是（　　）

A. 隐性黄疸　　　　　B. 轻度黄疸

C. 中度黄疸　　　　　D. 高度黄疸

E. 临床黄疸

40. 考虑其黄疸属于（　　）

A. 肝细胞性黄疸　　　B. 溶血性黄疸

C. 药物性黄疸　　　　D. 食物诱发黄疸

E. 阻塞性黄疸

（韦蓓莉）

# 第7章 心电图检查

## 第 1 节　心电图基本知识

心电图（electrocardiogram，ECG）是通过心电图机及导线与人体相连接后，记录心脏每一个心动周期所产生的各种电活动变化的图形。医护人员可通过对图形的分析，了解患者心脏电活动的相关问题，尤其在判断心律失常、心肌缺血及心肌梗死方面具有较大的意义。目前心电图检查和心电监护已广泛应用于临床工作。

## 一、心电图导联

用导线将心电图机的电极放置在人体不同部位形成的电路称为心电图导联。目前所采用的国际通用导联，称为常规 12 导联体系。其中肢体导联 6 个，Ⅰ、Ⅱ、Ⅲ为标准导联；aVL、aVF、aVR 为加压肢体导联。胸导联 6 个，分别为 $V_1$、$V_2$、$V_3$、$V_4$、$V_5$、$V_6$。

（一）肢体导联

1. 标准导联　反映两个肢体之间的电位差，两个肢体分别与心电图机的正、负两极相连接（图 7-1）。Ⅰ导联：正极连接左上肢，负极连接右上肢；Ⅱ导联：正极连接左下肢，负极连接右上肢；Ⅲ导联：正极连接左下肢，负极连接左上肢。

2. 加压肢体导联　包括左上肢（aVL）导联、左下肢（aVF）导联和右上肢（aVR）导联。

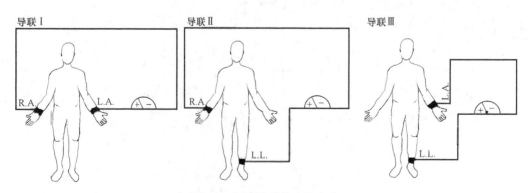

图 7-1　标准导联的连接方式

连接方式为某一个肢体和心电图机的正极连接，另外两个肢体的电极串联电阻后并联起来连接负极（图 7-2）。aVL 导联：正极连接左上肢，负极连接右上肢和左下肢；aVF 导联：正极连接左下肢，负极连接左上肢和右上肢；aVR 导联：正极连接右上肢，负极连接左上肢和左下肢。

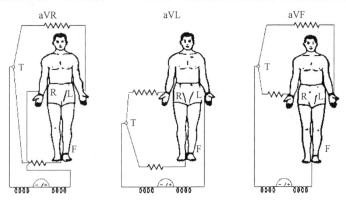

图 7-2　加压肢体导联的连接方式

（二）胸导联

　　胸导联又称心前区导联，包括 $V_1 \sim V_6$ 导联。连接方式为心前区规定部位连接正极，肢体导联 3 个电极串联电阻后并联连接负极。具体导联放置部位见图 7-3。$V_1$ 导联：探查电极放置在胸骨右缘第 4 肋间；$V_2$ 导联：胸骨左缘第 4 肋间；$V_3$ 导联：$V_2$ 与 $V_4$ 连线中点；$V_4$ 导联：左锁骨中线与第 5 肋间交汇处；$V_5$ 导联：左腋前线 $V_4$ 水平；$V_6$ 导联：左腋中线 $V_4$ 水平。

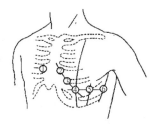

图 7-3　胸导联探查电极
体表位置

（考点：心电图胸导联探查电极体表位置）

## 二、心电图各波段的组成与临床意义

（一）心电图各波段的组成

　　一个完整的心电活动周期所描记的心电图：①四个波，即 P 波、QRS 波、T 波、u 波；②三个间期（段），即 PR 间期、QT 间期、ST 段（图 7-4）。

（二）心电图各波段临床意义

　　1. P 波　为心房除极波，代表心房的快速除极。

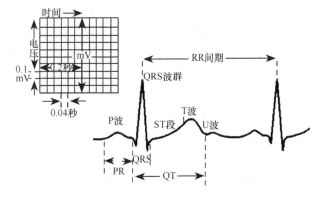

图 7-4　心电图各波段示意图及心电图记录纸示意图（走纸速度 25mm/s）

2. PR 间期　从 P 波起点至 QRS 波群起点的距离，为心房开始除极到心室开始除极的时间，反映了窦房结冲动传导到心室所需要的时间。

3. QRS 波群　为心室快速除极波，反映心室除极的时间与电位变化。由于探测电极位置不同，QRS 波群在各导联上显示的波形不一，总体命名原则如下：首先出现的位于参考水平线以上的正向波称为 R 波；R 波之前的负向波称为 Q 波；S 波是 R 波之后第一个负向波；R' 波是继 S 波之后的正向波；R' 波后再出现的负向波称为 S' 波；如果 QRS 波只有负向波，则称为 QS 波。QRS 大小写字母的选择由波幅决定，波幅≥0.5mV 者，用大写字母表示，反之则用小写字母表示。

4. ST 段　从 QRS 波群终点至 T 波起点间的时距，反映心室缓慢复极的过程。

5. T 波　为心室快速复极波，反映心室快速复极过程的电位变化。

6. QT 间期　从 QRS 波群起点至 T 波终点的时距，反映心室除极和复极所需要的总时间。

7. u 波　紧跟于 T 波之后振幅较小的波，机制不明，目前认为和血清钾离子浓度有关。

## 三、心电图描记

（一）描记前准备

1. 物品准备　检查心电图机性能是否完好，检查心电图纸是否安装到位，准备好导电胶或生理盐水及棉签和酒精棉球。

2. 受检者准备

（1）受检者休息，静卧于检查床，解开上衣，暴露四肢远端，放松。

（2）避免与他人皮肤接触，避免受检者接触地面、铁床等。

（二）操作方法

1. 皮肤处理　放置电极部位皮肤需预先清洁，体毛过多者需剃毛。

2. 放置电极　按常规 12 导联心电图连接方式放置电极，连接导联线。

（1）肢体导联电极：上肢电极板固定于手腕关节上方屈侧 3cm 处，下肢电极板固定于内踝上方 7cm 处。根据电极板末端英文缩写连接，LA 接左上肢、RA 接右上肢、LL 接左下肢、RL 接右下肢。

（2）胸导联电极：将 $V_1 \sim V_6$ 6 个胸导联电极固定于胸部相应位置，参考图 7-3。

3. 描记心电图

（1）设定心电图机：良好接地后接通电源，走纸速度一般选择 25mm/s、定电压为 10mm/mV。

（2）切换导联：目前临床使用心电图机多为 12 导联同时记录，可根据需要选择个别导联单独记录，以 Ⅱ 导联参考价值较高，需注意尽量记录至少 5 个心动周期，以便后期分析。

（3）整理用物：描记完成后，取下电极，整理导线，各控制键复位，切断电源。

（4）标记：根据情况选择标记内容，目前部分心电图机和电脑连接，在打印纸上已显示受检者各项信息，如未显示则手动标记。

（三）注意事项

1. 保持室温合适，避免引起肌电干扰。

2. 避免饱餐后或吸烟后检查。

3. 注意心电图机周围其他电器干扰。

4. 电极必须要紧贴皮肤，如受检者应置放电极部位有绷带等特殊情况，应就近选择安放电极位置。

## 第 2 节　正常心电图

### 一、心电图测量

（一）心电图记录纸

心电图由纵横交织的小方格组成，小方格边长为 1mm。

1. 横向距离　代表时间，在常用走纸速度设定为 25mm/s 时，横向每一小格所代表的时间为 0.04 秒，随着走纸速度的改变，横向每一小格代表的时间也随之改变。

2. 纵向距离　代表电压，用来测量心电图中各种波形的振幅。当心电图机定准电压设定为 10mm/mV 时，纵向每小格代表的电压为 0.1mV。随着定准电压的改变，每一小格所代表的电压也随之改变（图 7-4）。

（二）各波段时间及振幅的测量

1. 时间的测量　测量各波段时间应自该波起点的内缘测量到终点的内缘。

（1）单导联心电图测量：P 波、QRS 波、QT 间期均应选择最宽的进行测量；PR 间期应选择 P 波宽大且有 Q 波的导联测量。

（2）12 导联同步心电图测量：P 波、QRS 波、QT 间期应测量相应最早的起点至最晚的终点；PR 间期应测量最早的 P 波起点至最早的 QRS 波起点。

2. 振幅的测量　各波形振幅的参考水平以邻近波形的起始水平线作为参考水平。

（1）测量正向波的高度：自参考水平线上缘垂直测量到该波顶点。

（2）测量负向波的深度：自参考水平线的下缘垂直测量至该波的底端。

（3）测量双向波：上下振幅的绝对值相加即为所测结果。

（三）心率的测量

测量 PP 或 RR 间距所得的时间被 60 除，所得的数值即为心率。若患者为心律不齐或者心房颤动等情况，可采取计算 6 秒内的 P 波数或 QRS 波群数，然后乘以 10。

（四）心电轴的测量

目测 I 导联和 III 导联 QRS 波群的主波方向，可大致估计心电轴是否偏移。如 I 导联和 III 导联主波均向上，则表示电轴不偏；如 I 导联主波向上，III 导联主波向下，则表示电轴左偏；如 I 导联主波向下，III 导联主波向上，则表示电轴右偏；如两者主波均向下，则难以判断电轴是否偏移（图 7-5）。

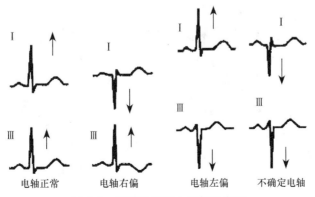

图 7-5　目测法判断心电轴示意图

## 二、心电图各波段正常值

正常心电图为窦性心律，频率在 60～100 次 / 分，各项指标均在正常范围之内，不同导联各种波形的正常范围并不相同，详情见表 7-1，正常心电图见图 7-6。

表 7-1　心电图各波段正常值范围

| 各波段 | 项目 | 正常值范围 |
|---|---|---|
| P 波 | 形态 | 呈钝圆形，可有轻度切迹 |
| | 方向 | I、II、$V_5$～$V_6$ 导联直立，aVR 导联倒置 |
| | 电压 | 胸导联<0.20mV，肢体导联小于 0.25mV |
| | 时间 | 一般<0.12 秒 |
| PR 间期 | 时间 | 0.12～0.20 秒，老年人可放宽至 0.22 秒 |
| QRS 波 | 形态 | $V_1$～$V_6$ 表现为 R 波递增，S 波递减，$V_3$ 的 R/S≈1 |
| | 时间 | 0.06～0.11 秒 |
| | 电压 | R I<1.5mV，RaVR<0.5mV，RaVL<1.2mV，RaVF<2.0mV，$RV_1$<1.0mV，$RV_5$<2.5mV，$RV_1$+$SV_5$<1.2mV，$RV_5$+$SV_1$<3.5mV（女）或<4.0mV（男） |
| Q 波 | 时间 | <0.04 秒 |
| | 电压 | <同导联的 R 波电压的 1/4 |
| ST 段 | 上移 | $V_1$，$V_2$ 导联应<0.3mV，$V_3$ 导联应<0.5mV，其余<0.1mV |
| | 下移 | <0.05mV |
| T 波 | 形态 | 前后肢不对称，前肢较平缓，后肢较陡 |
| | 方向 | 与 QRS 波群主波方向一致 |
| | 电压 | >同导联 R 波振幅的 1/10 |
| QT 间期 | 时间 | 0.32～0.44 秒 |

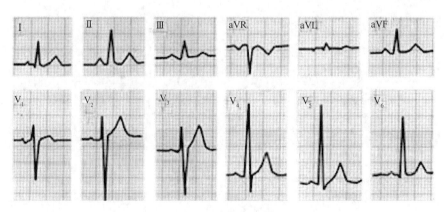

图 7-6　正常心电图

## 三、心电图的分析方法和临床应用

（一）分析方法

1. 浏览 全面预览心电图，检查导联是否连接正确，基线是否稳定、确认走纸速度和定准电压。

2. 判断心律 根据 P 波特点和 QRS 波群的关系，确定是否为窦性心律。如为异位心律，需仔细分析心律来源。

3. 计算心率 方法已述。

4. 观察和测量 注意按照各个波形的振幅和时间来判断心电图是否正常，以及判断电轴是否偏移。

5. 给出书面报告 根据患者病史，结合心电图资料，综合给出心电图诊断。

（二）临床应用

1. 能初步判断心脏结构变化，但特异性不高。

2. 对心律失常的患者，心电图可基本确诊。

3. 可对患者心肌梗死的部位提供较为准确的定位诊断。

4. 可评估患者心肌缺血及是否存在电解质紊乱等。

5. 常规应用 II 导联心电图进行心电监护，及时发现患者病情变化。

## 第3节 常见异常心电图

### 一、房 室 肥 大

心电图检查在判断心腔扩大方面有一定的参考价值，常见的单一心腔改变包括左、右心房肥大和左、右心室肥大，临床上患者可同时合并多种心腔改变。具体心电图特点对比及各自心电图特征见表 7-2，图 7-7～图 7-10。

表 7-2 房室肥大心电图改变特点对比

| 房室肥大种类 | 心电图特点 |
| --- | --- |
| 左心房肥大 | P 波增宽，时间≥0.12 秒，呈双峰型，I、II、aVL 导联明显，称为"二尖瓣型 P 波" |
| 右心房肥大 | P 波高尖，肢体导联振幅≥0.25mV，以 II、III、aVF 导联突出，称为"肺型 P 波"，P 波时限正常 |
| 左心室肥大 | QRS 波群电压增高，肢体导联：$R_I$>1.5mV；$R_{aVL}$>1.2mV；$R_{aVF}$>2.0mV；$R_I$+$R_{III}$>2.5mV；胸导联：$R_{V_5}$ 或 $R_{V_6}$>2.5mV；$R_{V_5}$+$S_{V_1}$>3.5mV（女）或>4.0mV（男）。QRS 波群时限正常，可有继发性 ST-T 改变 |
| 右心室肥大 | 电轴右偏≥90°，$V_1$ 导联 R/S≥1；$V_5$ 导联 R/S≤1；$R_{V_1}$+$S_{V_5}$>1.05mV（重症>1.2mV）；$R_{aVR}$>0.5mV，$V_1$、$V_2$ 导联可出现继发性 ST-T 改变 |

### 二、心 律 失 常

心脏正常的起搏点位于窦房结，窦房结发出冲动后，按一定的传导速度和顺序下传，从而完成心脏泵血的功能。各种因为起源和（或）传导的异常，称为心律失常（cardiac arrhythmias）。

（一）窦性心律与窦性心律失常

心电图阅图者首先要确定的是该份心电图的心律来源，正常人的心律来源应为窦性心律，

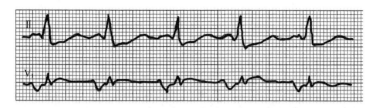

图 7-7 左心房肥大

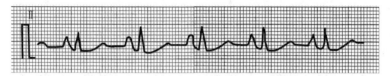

图 7-8 右心房肥大

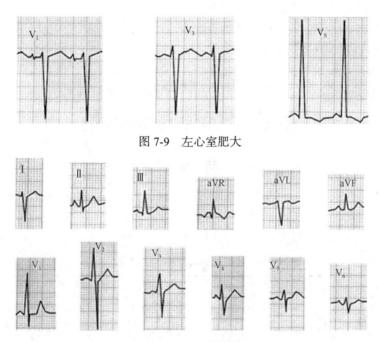

图 7-9 左心室肥大

图 7-10 右心室肥大

窦性心律失常包括：①窦性心动过速；②窦性心动过缓；③窦性心律不齐等（表 7-3，图 7-11~图 7-13）。

表 7-3 窦性心律失常特点对比

| 类型 | 心电图特点 |
| --- | --- |
| 窦性心律 | P 波规律出现，频率 60~100 次 / 分，P 波在 Ⅱ、Ⅲ、aVF 导联及 $V_4$~$V_6$ 导联直立，在 aVR 导联倒置。PR 间期 0.12~0.20 秒 |
| 窦性心动过速 | 窦性心律，心率 >100 次 / 分 |
| 窦性心动过缓 | 窦性心律，心率 <60 次 / 分 |
| 窦性心律不齐 | 窦性心律快慢不等，同导联 PP 间期相差 >0.12 秒 |

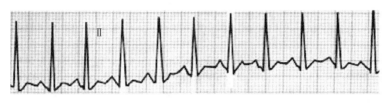

图 7-11　窦性心动过速

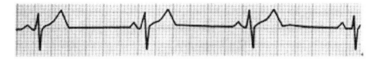

图 7-12　窦性心动过缓

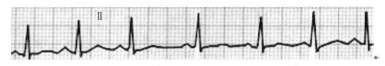

图 7-13　窦性心律不齐

（二）期前收缩

期前收缩又称为过早搏动，指起源于窦房结以外的异位起搏点提早发出的电激动。可分为房性、交界性和室性期前收缩。期前收缩频率＞5 次 / 分，称为频发性期前收缩。其各自心电图特点及表现见表 7-4，图 7-14～图 7-16。

表 7-4　期前收缩分类及心电图特点

| 类型 | 心电图特点 |
| --- | --- |
| 房性期前收缩 | 提前出线一个 P′ 波，形态和正常 P 波稍有不同，P′R 间期＞0.12 秒，QRS 波群形态正常，代偿间歇不完全 |
| 交界性期前收缩 | 逆行 P′ 波，可出现与 QRS 波群的前、中、后任何位置。QRS 波群形态正常，多为完全性代偿间歇 |
| 室性期前收缩 | 无 P 波，QRS 波群宽大畸形，时间＞0.12 秒，T 波与 QRS 波群主波方向相反，多为完全性代偿间歇 |

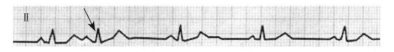

图 7-14　房性期前收缩

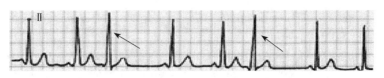

图 7-15　交界性期前收缩

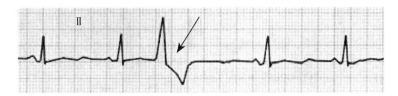

图7-16　室性期前收缩

## （三）异位性心动过速

异位性心动过速是指连续出现≥3次的期前收缩。通常根据异位节律点的部位不同，可分为室上性心动过速和室性心动过速。其中室上性心动过速又可分为房性心动过速和交界性心动过速，但心电图较难鉴别，故本书仅介绍室上性和室性心动过速两大类（表7-5，图7-17，图7-18）。

表7-5　异位性心动过速种类及心电图表现

| 类型 | 心电图特点 |
| --- | --- |
| 室上性心动过速 | 突然发生、突然停止，QRS波群形态和时间正常，频率160～250次/分，P'波不易辨认，如能确认，可帮助鉴别具体类型。ST-T段继发改变 |
| 室性心动过速 | 连续宽大畸形QRS波群≥3个，时间>0.12秒，频率140～200次/分，节律可不齐，一般无P波，特征性表现为心室夺获和室性融合波 |

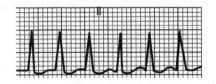

图7-17　室上性心动过速

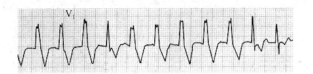

图7-18　室性心动过速

## （四）传导阻滞

心脏窦房结发出的冲动在传导过程中的特定部位发生延搁即为传导阻滞，传导阻滞大致可分为窦房阻滞、房内阻滞、房室传导阻滞及室内传导阻滞四大类。本书介绍其中的房室传导阻滞。房室传导阻滞又可分为四种类型，分别为一度、二度Ⅰ型、二度Ⅱ型及三度房室传导阻滞（表7-6、图7-19～图7-22）。

表7-6　房室传导阻滞分类及心电图特点

| 类型 | 心电图特点 |
| --- | --- |
| 一度 | PR间期延长>0.20秒，老年人>0.22秒，可见于正常人 |
| 二度Ⅰ型 | 又称莫式Ⅰ型，PR间期逐渐延长，直至一个P波不能下传，其后脱落一个QRS-T波群，如此周而复始。亦可见于正常人 |
| 二度Ⅱ型 | 又称莫式Ⅱ型，PR间期固定（时限可正常或延长），部分P波后未下传QRS-T波群，房室传导比例可固定或不固定 |
| 三度 | 又称完全性房室传导阻滞，P波与QRS波无下传关系；P波频率高于QRS波频率，QRS波群形态和起搏点位置有关，起搏点高，QRS波不宽；起搏点低，QRS波可增宽 |

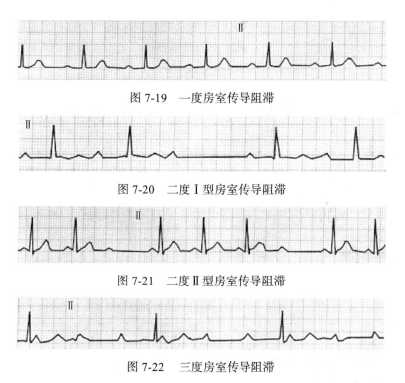

图 7-19 一度房室传导阻滞

图 7-20 二度Ⅰ型房室传导阻滞

图 7-21 二度Ⅱ型房室传导阻滞

图 7-22 三度房室传导阻滞

（五）心房颤动与心室颤动

1. 心房颤动 为心房快速而不规则的乱颤状态。心电图特点：①P波消失，代之以小f波，频率为350~600次/分。②RR间期绝对不等。③QRS波群形态和时间大多正常（图7-23）。

（考点：心房颤动的表现及心电图特点）

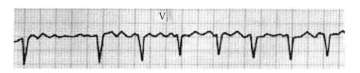

图 7-23 心房颤动

2. 心室颤动 为致死性心律失常，一旦出现，患者死亡率较高。心电图特点：①P、QRS与T波完全消失。②基线附近出现低小颤动波，不规则，频率在200~500次/分（图7-24）。

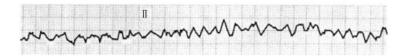

图 7-24 心室颤动

# 三、心 肌 梗 死

心肌梗死（myocardial infarction）的病因大多为冠状动脉粥样硬化，因冠状动脉发生完全性或不完全性闭塞，导致血管供应的心肌组织出现缺血性坏死。少数心肌梗死与血管强烈痉挛或心肌桥有关。心电图检查在判断心肌梗死的严重程度、部位及确定治疗方案方面有着积极的意义。

（一）基本图形

当发生心肌梗死时，依靠"罪犯"血管供血的心肌组织因得不到正常血供而发生一系列改变，在心电图上可顺序出现缺血、损伤和坏死3种类型的图形。

1. 缺血型改变　冠状动脉急性闭塞后，心电图上可即刻出现T波高耸或倒置。

2. 损伤型改变　随着缺血时间延长，心电图可表现为ST段逐渐抬高，并与T波融合，形成"红旗飘飘"样改变。

3. 坏死型改变　面向坏死去导联出现异常Q波或QS波，此波形长期存在。

（二）心肌梗死的图形演变及分期

通常将心肌梗死时心电图图形演变过程和时期分为超急性期、急性期、亚急性期和陈旧期（表7-7，图7-25）。

表 7-7　心肌梗死演变过程和时期

| 时期 | 心电图特点 |
| --- | --- |
| 超急性期 | 发病后数分钟至数小时，出现高大的T波，ST段上斜型抬高，未出现异常Q波 |
| 急性期 | 发病后数小时至数周，ST段从弓背向上型抬高逐渐下降，出现异常Q波，T波转为倒置并逐渐加深 |
| 亚急性期 | 发病后数周至数月，ST段恢复至基线，T波变浅，坏死性Q波持续存在 |
| 陈旧期 | 发病3~6个月后或更久，ST段和T波恢复，或T波持续倒置、低平等，坏死性Q波残留 |

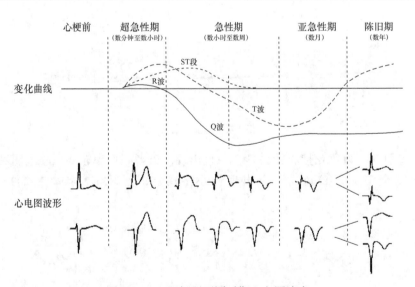

图 7-25　心肌梗死不同时期心电图演变

（三）心肌梗死的定位诊断

根据心电图不同导联出现的坏死图形（异常Q波或QS波），可判断心肌梗死的部位（表7-8，图7-26）。

表 7-8　心肌梗死心电图定位

| 心梗部位 | 相关导联 | 心梗部位 | 相关导联 |
| --- | --- | --- | --- |
| 前壁 | $V_3 \sim V_5$ | 高侧壁 | I、aVL |
| 前间壁 | $V_1 \sim V_3$ | 下壁 | II、III、aVF |
| 广泛前壁 | $V_1 \sim V_5$ | | |

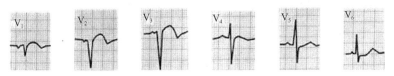

图 7-26　急性前间壁心肌梗死

## 第 4 节　心电监护与动态心电图

### 一、心电监护

心电监护（electrocardiograph monitoring）主要用于监护危重患者和手术患者，通过电脑显示屏显示连续波形和参数数值以评估患者当时的身体状态，可为心律失常、急性心肌梗死等疾病患者提供有价值的心电活动指标监控。

（一）临床应用

1．用于心律失常高危患者，可发现严重心律失常，预防猝死。

2．可对危重患者进行心电监护，如严重心力衰竭、心源性休克及急性心肌梗死等。

3．用于心脏起搏器术后患者的病情监测。

4．用于某些疾病诊疗操作，如心导管检查等。

（二）注意事项

对于不能很好配合患者，应当固定好电极和导线（图 7-27），避免电极脱落及导线缠绕。观察患者粘贴电极片处的皮肤，防止皮肤损伤。

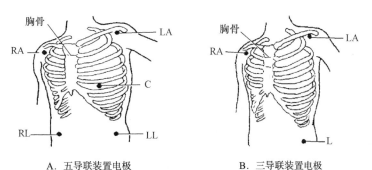

A．五导联装置电极　　　　B．三导联装置电极

图 7-27　心电监护电极安放位置

### 二、动态心电图

动态心电图（ambulatory electrocardiograph）又称为 Holter 监测，是指连续 24 小时或更长

时间对患者的心电活动进行监控，以发现更多潜在或者偶发的心律失常，从而指导临床治疗。

（一）临床应用

　　1. 可捕捉阵发性心律失常，判断其类型及风险性，指导临床干预。

　　2. 可确定患者心悸、头晕、晕厥的症状是否与心律失常有关。

　　3. 可发现猝死的潜在危险因素，及早干预。

　　4. 检测人工心脏起搏器患者心电图变化，了解心律失常是否发生。

　　5. 可评价药物疗效、协助诊断及预后的评估。

（二）注意事项

　　受检者应保持生活方式如常；皮肤不宜过于潮湿；检查当日避免出汗，不能洗澡；佩戴仪器时远离磁场，避免干扰。

## 自 测 题

$A_1/A_2$ 型题

1. 在心电图上 P 波反映的是（　　）

　　A. 窦房结除极　　　B. 窦房结复极

　　C. 心房除极　　　　D. 心房复极

　　E. 房室结除极

2. 关于胸导联电极的安放，下列哪项不正确（　　）

　　A. $V_1$——胸骨右缘第 4 肋间

　　B. $V_2$——胸骨左缘第 4 肋间

　　C. $V_3$——$V_2$ 与 $V_4$ 连线中点

　　D. $V_4$——左第 5 肋间锁骨中线处

　　E. $V_6$——左第 5 肋间腋前线处

3. 急性前间壁心肌梗死时出现梗死图形的导联是（　　）

　　A. Ⅱ、Ⅲ、aVF

　　B. Ⅰ、aVF

　　C. $V_1$、$V_2$、$V_3$

　　D. $V_4$、$V_5$、$V_6$

　　E. Ⅰ、aVL、$V_5$、$V_6$

4. 心电图上 u 波明显增高，临床上见于（　　）

　　A. 高血钾　　　　　B. 高血钙

　　C. 低血钾　　　　　D. 低血钙

　　E. 低血镁

5. 患者突发心悸，心电图示心率 190 次 / 分，QRS 波时间 0.10 秒，R-R 绝对整齐，可诊断为（　　）

　　A. 房室交界性逸博心率

　　B. 阵发性室上性心动过速

　　C. 阵发性室性心动过速

　　D. 窦性心动过速

　　E. 心房颤动

（曹　明）

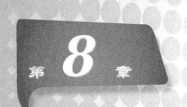

# 医学影像学检查

医学影像学，是研究借助介质（X射线、电磁场、超声波等）与人体相互作用，把人体内部组织器官结构、密度以影像方式为临床医生提供诊断依据、治疗的一门科学，主要包括X线诊断学、电子计算机体层摄影CT（包括普通CT、螺旋CT）、正电子扫描（PET）、超声（分B超、彩色多普勒超声、心脏彩超、三维彩超）、磁共振成像（MRI）等。多年来影像设备、电子计算机、人工智能的发展，医学影像学已发展成为集形态、功能、代谢改变为一体的综合诊断体系。本章只要求大家掌握基础的常见多发疾病的诊断和治疗的知识。

## 第1节 X 线 检 查

**案例 8-1**　　　　患者，男，22岁。3周前夜间上腹部疼痛，晚餐饮酒后剧烈腹痛、呕吐，呕吐物暗红色，面色苍白，四肢湿冷，急诊入院。既往体健。初步诊断为消化性溃疡。拟定第二天做钡餐造影。

**问题：**该患者做检查有哪些注意事项？

## 一、X线检查的基本原理

X线诊断是影像诊断中的基础内容，主要包括普通检查、透视检查、特殊检查。

（一）X线的特性

1. 穿透性　X线的波长很短（电压越高，电子运动速度越快，X线的波长就越短），对物质有很强的穿透力。波长越短、穿透性越强，物质的密度越低，越易穿透（如气体与骨骼）。

2. 荧光效应　X线能激发荧光物质（如硫化锌镉及钨酸钙），这是X线透视检查的基础。

3. 感光效应（摄片效应）　X线投射到涂有溴化银的胶片上，可使之感光，显影、定影处理后形成黑白影像，这就是X线摄片的基础。

4. 电离效应　X线对机体有电离作用，能使细胞及体液产生生物化学变化，使机体组织、细胞遭受损害，故需要对长期接触者进行防护，同时这一点也是X线治疗疾病的基础（如放疗治癌）。

（二）X线成像的基本原理

X线成像的基本原理类似皮影戏、胶片照相机原理，见图8-1。

X线透过人体，由于人体各组织、器官X线的透过率不同而呈现可以提供诊断依据的图像。诊断方法有两种。

1. 自然对比　人体的各种组织、器官的密度和厚度不同，X线穿过时被吸收（阻挡）的量也不一样，因此在荧光屏上就有明、暗之分，在胶片上有黑、白之别，对比、显出影像，称为

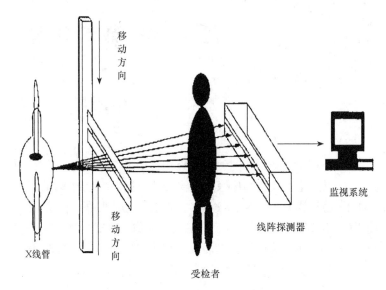

图 8-1  X 线成像的基本原理

自然对比。按密度不同，将人体器官、组织分为以下四类，见表 8-1。

**表 8-1   人体不同组织的显影特点**

| 组织 | 显影 | 组织 | 显影 |
|------|------|------|------|
| 气体 | 荧光屏发亮、胶片上黑色 | 软组织、液体 | 透视呈灰黑色、胶片上呈灰白色 |
| 骨骼 | 荧光屏发黑、胶片上白色 | 脂肪组织 | 透视呈灰白色、胶片上呈灰黑色 |

2. 人工对比　某些器官、组织的密度大致相同，不能形成很好的自然对比，为了提高对比度，使器官和组织显像更清楚，则使用对人体无害的高密度或低密度造影剂，如常见的胆囊造影、心血管造影、冠脉造影、胃肠钡餐、肾盂造影等。

## 二、X 线检查方法与临床应用

（一）透视

X 线透过人体检查部位并在显示器上形成影像称为透视。

优点：经济、简便；可观察心脏、横膈及胃肠内脏等活动情况，同时还可转动患者体位，做多方面观察。

缺点：清晰度较差，不能显示细微病变；无法留下影像资料作复查对照，长时间照射对人体有一定的损害。

临床应用：钡餐、造影。

（二）摄片

X 线透过人体检查部位并在胶片上形成影像的检查方法称为摄片。

优点：对比度、清晰度均较好，可作为客观记录长期保存，便于复查对照，也可作为科研教学资料保存。

缺点：每个方位或瞬间记录，为建立主体概念需作相互垂直两个方位摄影如正、侧位片；不易观察动态变化。

临床应用：常用于骨折、胸部、腹部检查。

（三）造影检查

1. 造影剂 将高于或低于人体组织结构的物质引入器官内或其周围间隙，使之产生对比显影，称为造影检查。被引入的物质称为造影剂。根据密度不同分为①阳性造影剂（高密度）：钡剂、碘油、水溶性碘剂；②阴性造影剂（低密度）：气体。

2. 造影方式 按照造影剂引入人体途径不同可分为直接引入法和间接引入法。

（1）直接引入法：口服法（食管、胃钡餐检查）、灌注法（钡灌肠、支气管造影、逆行胆管造影）、穿刺注入法（心血管造影）。

（2）间接引入法：口服法胆囊造影（造影剂经肠道→肝→胆囊）。

# 三、X线检查前的准备及注意事项

（一）普通X线检查前准备及注意事项

1. 检查前向患者说明检查的目的、方法、意义，解除患者紧张、焦虑的情绪。

2. 嘱患者除去影响X穿透的厚衣服和高密度物品，如金属、胸罩、饰物、膏药、敷料、钥匙链等，必要时更换检查服。

3. 选择合适体位，充分暴露被检查部位，说明胸腹摄片需屏气，并指导练习屏气1～2次。

4. 腹部平片时应清洁肠道，消除气、实物残渣等，以免影响摄片质量。

5. 病重者应有临床医护人员监护。

（二）造影检查准备及注意事项

1. 向患者阐明本项检查的目的、方法和检查过程中可能出现的各种问题，消除患者紧张、焦虑的情绪，取得患者的理解与合作，签署知情同意书。

2. 了解有无禁忌证，如重要肝肾功能，有无严重心、肺疾病及过敏史。

3. 备齐各类急救用物和药物，肾上腺素、糖皮质激素、氧气等。

4. 碘造影者，术前做碘过敏试验。

5. 碘过敏试验：舌下试验、皮下试验、静脉注射法。

（三）常见造影检查前准备及注意事项

1. 胃肠钡餐和钡灌肠造影前准备及注意事项

（1）胃肠钡餐造影前3天禁服含铋、镁、钙等重金属药物及影响胃肠功能的药物，如甲氧氯普胺、阿托品等；术前一天进食流质或半流质饮食。禁食10小时以上；有幽门梗阻者检查前洗胃。

（2）钡灌肠造影前1天摄少渣半流质饮食，下午至晚间饮水1000ml左右，钡气双重造影，检查前一晚则需服用番泻叶导泻、禁食，并清洁灌肠。

2. 静脉肾盂造影前准备及注意事项

（1）造影前3天禁服钙剂及重金属药物。

（2）造影前1天做碘过敏试验，摄少量无渣、少胀气食物。

（3）造影前1晚导泻或清洁灌肠，造影前禁食禁饮3～6小时，排空膀胱。

3. 心血管造影前准备及注意事项

（1）心血管造影有一定痛苦和危险，检查前必须向患者及家属解释检查目的、意义、风险，取得家属知情同意并签字。指导患者学会深吸气、憋气、用力咳嗽。

（2）了解患者凝血功能是否有异常，造影前做心电图评估风险，备好急救药品和器械，必要时吸氧。

（3）检查前 1 天作碘、青霉素、普鲁卡因过敏试验，穿刺部位备皮。检查前 4～6 小时禁食，检查前半小时肌内注射地西泮，术前排空大小便。

4. 脑血管造影前准备及注意事项

（1）检查前必须向患者及家属解释检查目的、意义、并发症，取得家属知情同意并签字。

（2）检查前 1 天做碘过敏试验，检查凝血功能并备皮。

（3）检查前半小时口服苯巴比妥 0.1g，皮下注射阿托品 0.5mg，术前排空大小便。

（考点：常见造影检查前准备及注意事项）

## 四、常见基本病变的 X 线表现

（一）呼吸系统

1. 正常胸片　正常胸片胸廓对称，两侧肋骨肋间隙正常；两肺自肺门向肺野呈放射状分布的树枝状阴影纹理清晰，未见明显实质性浸润；两侧肺门纵隔未见明显异常；心脏大小、形态在正常范围；膈肌平滑，双侧肋膈角锐利，肋膈角变钝提示胸腔积液约 300ml；肋膈角闭锁约 500ml，见图 8-2。

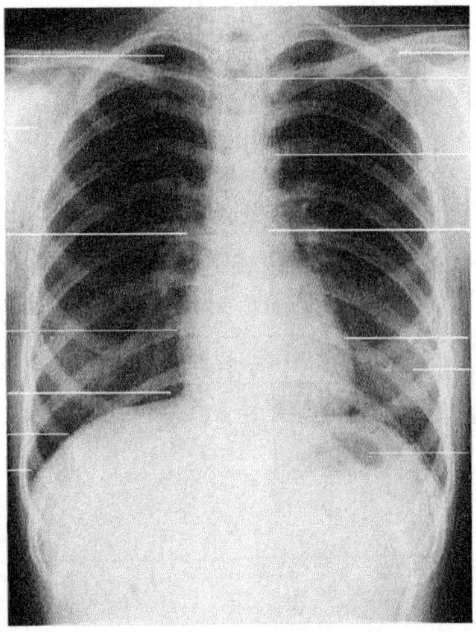

图 8-2　正常胸片

2. 渗出和实变影　急性炎症在肺实质内表现为渗出，肺泡腔内的气体被渗出的液体、蛋白和细胞所代替。X 线表现为密度不太高较为均匀的小片云絮状阴影，边缘模糊。随着病情发展，渗出扩散至肺段及肺叶时则为大片实变影像。在大片实变区中可见管状透亮的支气管分支影，称支气管气像。常见于各种急性肺炎、渗出性肺结核、肺出血和肺水肿等。

3. 增殖性病变　是肺内慢性炎症在肺组织内形成肉芽组织所致。病灶较小，X 线表现为呈梅花瓣样或小点状的结节影，密度较高，边缘较清楚，无明显融合，见图 8-3。常见于肺结核、各种慢性肺炎和肉芽肿等。

4. 纤维化　是从增殖性病变发展而来，主要由纤维组织构成。局限性纤维化 X 线表现为局限性条索状致密影，走行较直；如病灶较大，可呈斑片状、大片状致密影，边缘清楚，可引起周围结构向患部移位，常见于慢性肺炎、肺脓肿和肺结核等。弥漫性纤维化 X 线表现为广泛分布的条索状、网状或蜂窝状影，其内可见弥漫颗粒状或小结节状阴影。常见于弥漫性间质性肺炎、肺尘埃沉着病及放射性肺炎等。

5. 钙化　多发生于退行性变和坏死的肺组织内。X 线表现为大小不等、形态不一、边缘锐利的高密度影。肺结核钙化表示病变愈合，见图 8-4。

6. 结节与肿块　多为肿瘤或肿瘤样病变。X 线表现为圆形、团块状影像，直径小于或等于 2cm 为结节，直径大于 2cm 为肿块。常见于支气管肺癌、结核球等。肺良性肿瘤呈边缘光滑、锐利的球形块影；恶性肿瘤多呈浸润性生长，边缘不光整，常有分叶和毛刺，靠近胸膜时可有胸膜凹陷征，见图 8-5。

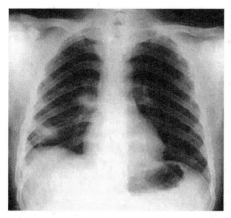

图 8-3　原发性肺结核

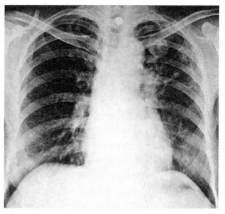

图 8-4　肺结核钙化灶

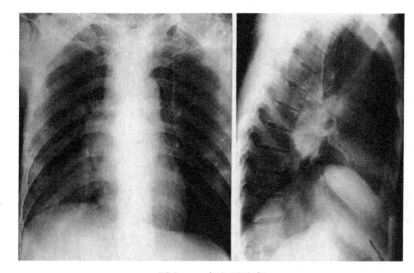

图 8-5　中央型肺癌

7. 空洞与空腔　空洞是肺内病变组织发生坏死、液化，经支气管引流排出形成含气腔隙。X线表现为肺内出现大小不等、形态不同有完整洞壁包绕的透明区。空洞壁可由肺内病理组织所形成，多见于肺结核、肺脓肿和肺癌等。根据洞壁厚度可分为厚壁空洞和薄壁空洞。空腔为肺内腔隙病理性扩大，X线表现为肺内局限性周围有完整壁的透明影像。壁薄而均匀，内外缘光滑，周围无实变影，合并感染时，腔内可见液平面。肺大泡和含气肺囊肿均属空腔，见图 8-6。

8. 肺炎　按解剖分类可分为大叶性肺炎、小叶性肺炎、间质性肺炎，大叶性肺炎以肺炎链球菌感染最为常见。主要表现为充血期肺纹理增多，见图 8-7。实变期可见密度均匀的致密阴影，当病变累计肺段是表现为片状或三角形致密阴影，见图 8-8。

9. 气胸和胸腔积液　气胸是由于胸膜受损气体进入胸膜腔造成。X线表现为纵隔健侧移位、患侧膈肌下移、肺纹理消失呈透亮区，肋间隙变宽，见图 8-9。常见于外伤、胸部手术、严重肺气肿。部分合并有胸腔积液、胸膜增厚、粘连、钙化。

胸膜腔正常情况下有 3～15ml 液体于呼吸时起润滑作用。少量胸腔积液时 X 线示肋膈角变钝，胸腔积液 300ml 以上，随呼吸、体位改变而变化。中等量胸腔积液时 X 线片变为肋膈角消

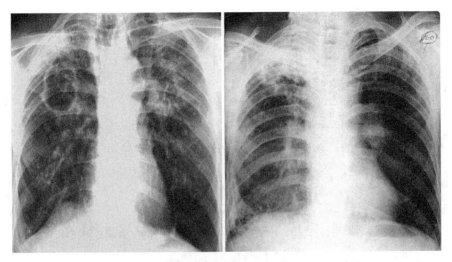

图 8-6 慢性纤维空洞型肺结核

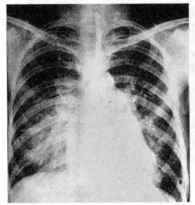

图 8-7 慢性支气管炎
（右肺中下叶肺纹理增粗）

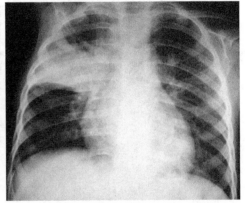

图 8-8 肺实变
（右肺上叶大叶性肺炎）

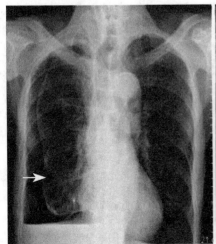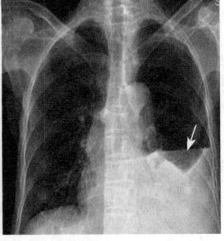

图 8-9 气胸（左）和胸腔积液（右）

失，胸膜腔下部呈均匀致密阴影。大量胸腔积液时 X 线片表现为患侧大片均匀致密阴影，肋间隙变宽、膈肌下移、纵隔健侧移位。

（二）循环系统

1. 主动脉型心脏 心形如靴故又称靴形心，见图 8-10。主要病因为中动脉高压、左心室负荷过重，左心室肥大。X 线表现为主动脉结凸出，肺动脉段凹陷，左心室增大，心尖向左下延伸。常见于主动脉瓣病变和高血压性心脏病。

2. 二尖瓣型心脏 心形如梨故又称梨形心，见图 8-11，为左心房增大，肺动脉高压所致。X 线表现为主动脉结变小，肺动脉段凸出，右心室增大，心尖部圆钝上翘。常见于二尖瓣病变、肺源性心脏病和先天性心脏病间隔缺损及肺动脉狭窄等。

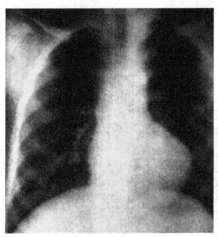

图 8-10 靴形心　　　　　　　　图 8-11 梨形心

3. 普大型心脏 心形如烧瓶故又称为烧瓶心，见图 8-12。心脏轮廓均匀向两侧增大，肺动脉段平直，主动脉结多正常。常见于心肌炎和全心衰竭。心包积液时心脏可为普大型，但并非心脏本身的增大。

（三）消化系统

胃、十二指肠溃疡是消化系统最常见的疾病，造影检查常用硫酸钡。

1. 胃溃疡 X 线表现为龛影最常见为胃小弯，呈锥状或乳头状，底部平整，边沿光滑，见图 8-13。

2. 十二指肠溃疡 龛影呈圆形，边沿光滑，周围可见一圈透明带，黏膜皱襞向中心纠集，表现为圆形或米粒状高密度阴影。十二指肠球部呈"山"字形、花瓣形、葫芦形。如穿孔站位可见膈下新月状阴影，见图 8-14。

3. 胃癌 是胃肠道最常见的肿瘤，以胃窦、胃小弯最常见，见图 8-15。X 线表现为充盈缺损，边沿不光整，形态不规则或呈分叶状。胃黏膜局限性中断、消失。周围皱襞粗大、僵直。胃腔狭窄，有龛影，周围有透明带称"环堤征"，上述征象称为"半月综合征"。

（四）骨和关节

1. 骨质疏松 指一定单位体积内正常钙化骨组织减少，骨组织的有机成分和钙盐含量比例正常。X 线表现主要为骨密度减低，长骨松质骨中骨小梁变细，间隙增宽，骨髓腔增宽，骨皮质出现分层和变薄现象。脊椎内骨小梁呈纵形条纹，骨皮质变薄，严重时椎体内结构消失，椎

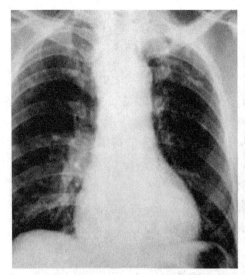

图 8-12　烧瓶心

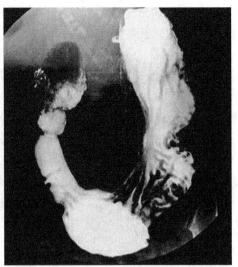

图 8-13　胃溃疡

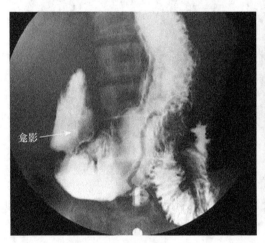

龛影→

图 8-14　十二指肠溃疡

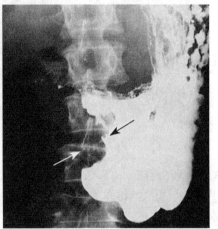

图 8-15　胃癌

体变扁。广泛性骨质疏松多见于老年人、绝经期后妇女、代谢或内分泌障碍等。局限性骨质疏松多见于骨折后、感染和恶性肿瘤等，属继发性骨质疏松，见图 8-16。

2. 骨质增生硬化　是一定单位体积内骨量的增多。X 线表现为骨质密度增高，伴有或不伴有骨骼的增大，骨小梁增粗、增多、密集，骨皮质增厚、致密，明显者则难于区分骨皮质与骨松质。长骨可见骨干粗大、骨髓腔变窄或消失，见图 8-17。

3. 骨膜增生　又称骨膜反应，是因骨膜受炎症、外伤、肿瘤等病理因素刺激，骨膜内层成骨细胞活动增加引起的。正常时骨膜不显影。骨膜增生 X 线表现早期可见与骨皮质平行长短不一的细线状致密影，与骨皮质间有 1～2mm 宽的透明间隙，继而骨膜新生骨逐渐增厚。由于新生骨小梁排列形式不同而 X 线表现各异，常见的有线状、层状、葱皮状、花边状、垂直状和放射状骨膜反应等，见图 8-18。

4. 关节退行性变　病变早期关节软骨变性、坏死和溶解，逐渐为纤维组织或纤维软骨所代替，关节间隙狭窄，继而出现骨性关节面骨质增生硬化。早期 X 线表现为骨性关节面模糊、中断、消失，中晚期表现为关节间隙变窄或消失，软骨下骨质囊样变，骨性关节面不规整，边缘见骨赘形成。多见于老年人、运动员、搬运工人，以脊柱、髋、膝关节明显，由于慢性损伤和长期承重所致。

5. 关节脱位　是关节的骨端脱离、错位，而失去正常解剖对应关系。X 线表现为构成关节的骨端间隙加大、分离或错位，见图 8-19。按脱位的程度可分完全脱位和半脱位两种。按脱位的原因可分为外伤性、病理性和先天性三种。外伤、炎症、肿瘤均可致关节脱位。

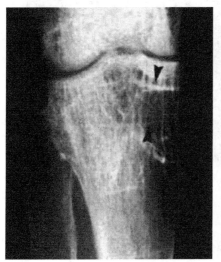

图 8-16　骨质疏松

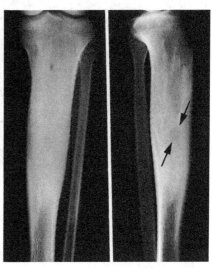

图 8-17　骨质增生硬化

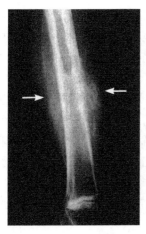

图 8-18　骨膜增生

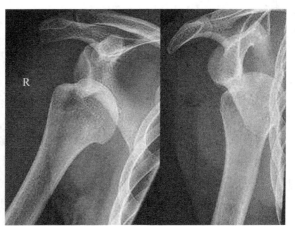

图 8-19　关节脱位

6. 骨折　骨和骨软结构发生连续性、完整性中断称为骨折。常见骨折为长骨骨折和脊柱骨折。

（1）长骨骨折：骨折是骨的连续性中断，见图 8-20。骨折断裂多为规则断面，X 线上呈不规则的透明线，称为骨折线，骨皮质显示清楚整齐，骨小梁中断、扭曲和错位。

（2）脊椎骨折：暴力突然使脊柱过度弯曲（伸展者少见），由于外力与承重关系而形成椎体压缩性骨折。X 线表现为规则线状致密带，上、下椎间隙一般保持正常。严重时常并发脊椎后突成角、侧移，甚至发生椎体错位，压迫脊髓而引起截瘫，见图 8-21。

（考点：常见疾病 X 线的特征）

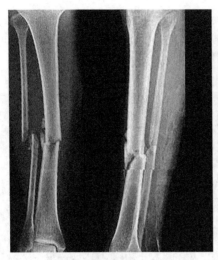 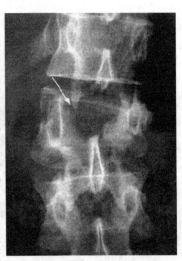

图 8-20    胫腓骨骨折          图 8-21    腰椎骨折

# 第 2 节  超 声 检 查

## 一、超声检查的基本原理

超声检查是指运用超声波的物理特性和人体器官组织声学性质上的差异，以波形、图像的形式显示和记录，从而对人体组织的物理特征、形态结构、功能状态进行疾病诊断的非创伤性检查方法。优点：简便、可多次重复、能及时获得结论、无特殊禁忌证。

超声波的特点

1. 方向性   超声波波长短、频率高，分辨率高，以纵波的形式在弹性介质内直线传播，具有很好的方向性，是超声对人体脏器进行定向探测及病灶定位的基础。

2. 反射、散射与折射   当超声波进入不同介质界面时就会产生反射与折射，声阻抗越大，反射越强。当遇到平整光滑的界面时就会发生全反射。当遇到粗糙不规则的界面时就会发生散射。反射回来的声音称为回声。

3. 吸收与衰减   声波在介质中传播时随着距离增加入射声波就会减少，介质对声波的这种作用称为吸收，声能变小称为衰减。

4. 多普勒效应   声波在传播过程中，遇到活动性界面时，反射声波频率会发生变化，此现象称为多普勒效应。临床用于探查心脏活动、胎儿活动、血流状态。

## 二、人体脏器声学特性

超声波在人体传播，由于各组织脏器声学特征不同可以形成不同的回声图像。根据声阻抗及声阻抗差的大小可将人体组织器官分为四种类型，见表 8-2。

表 8-2　人体组织器官声学特征

| 反射类型 | 组织器官 | 二维超声图像 |
| --- | --- | --- |
| 无反射 | 血液等液体物质 | 液性暗区 |
| 少反射 | 心、肝、脾等实质性脏器 | 低暗度、低回声区 |
| 多反射 | 心瓣膜、大血管壁、器官包膜等 | 高亮度、高回声区 |
| 全反射 | 肺、胃肠等含气体的组织、骨骼结石等致密结构 | 极亮度、高回声区 |

## 三、超声检查类型及临床应用

（一）类型

超声检查根据扫描方式和所得图像不同，主要分为以下几种类型。

1. A 型　即幅度调制型，以波幅的高低代表界面反射信号的强弱，探测界面距离、脏器径值及鉴别病变的物理特性，可用于对组织结构的定位和定性。目前除用于颅内病变的诊断外，此法已基本为 B 型诊断法所取代。

2. B 型　即辉度调制型，不同辉度的光点表示界面反射信号的强弱，反射强则亮，反射弱则暗，称为灰阶成像。由于采用连续方式进行扫描，故可显示脏器的二维切面图像。当成像速度达到每秒 24～30 幅时，则能显示脏器的活动状态，称为实时显像，是目前临床应用最广、最重要、最基本的超声诊断法。

3. M 型　是以运动曲线形式显示的一种超声方法。主要用于探测心脏各径线，能将心脏、大血管腔定格于收缩期或舒张期，有利于准确测量动态器官。

4. D 型　利用多普勒效应，使用各种方式显示多普勒频移，从而对疾病作出诊断的方法。临床用于检测心脏及大血管等的血流动力学状态，特别是先天性心脏病及瓣膜病的分流或反流情况，有较大的临床应用价值。

（二）应用

超声检查在临床的应用主要体现在以下几个方面。

1. 检测实质性脏器的大小、形态及物理特性（图 8-22）。

2. 检测囊性器官的大小、形状、位置及功能状态。

3. 检测心脏、大血管及外周血管的结构、功能与血流动力学状态。

4. 检测脏器内占位性病变的物理特性，部分可鉴别良、恶性（图 8-23）。

5. 检测浆膜腔积液的存在与否，并初步估计积液量。

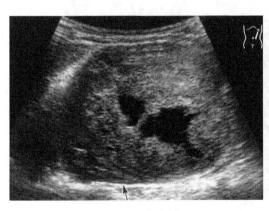

图 8-22　脂肪肝

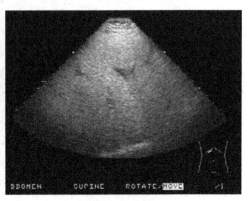

图 8-23　肾肿瘤

（三）超声检查前的准备及注意事项

1. 常规肝、胆囊、胆道及胰腺检查通常需空腹，必要时饮水 400～500ml，使胃充盈作为声窗，以使胃后方的胰腺及腹部血管等结构充分显示。胃的检查需饮水及服用胃造影剂，显示胃黏膜及胃腔。

2. 早孕、妇科、膀胱及前列腺检查时，患者于检查前 2 小时饮水 400～500ml 以充盈膀胱。

3. 心脏大血管及外周血管、浅表器官及组织、颅脑检查一般不需特殊准备。

4. 婴幼儿对检查不合作者，可予以水合氯醛灌肠，待安静入睡后再行检查。

5. 腹部检查 2 日内应避免行胃肠钡剂造影和胆系造影，因钡剂可能干扰超声检查。

（考点：不同脏器检查前准备）

# 第 3 节    其他影像检查

## 一、计算机体层摄影

计算机体层摄影简称 CT，是电子计算机和 X 线结合的一项新的技术。

CT 1969 年由 Houmsfield 设计，经神经放射学专家应用于临床以来，解决了普通 X 线成像重叠、分辨率不高等问题。CT 检查因方便、安全、迅速、随访方便等优点，临床广泛应用。为此 1979 年发明者 Houmsfield 还获得了诺贝尔生理学或医学奖。

（一）CT 诊断的临床应用

1. 中枢神经系统疾病诊断    主要有颅内肿瘤、脓肿、肉芽肿、寄生虫病；外伤性血肿、脑损伤、脑梗死（图 8-24）、脑出血（图 8-25）；椎管内肿瘤及椎间盘突出。

2. 头、颈部疾病诊断    如眶内占位性病变、早期鼻窦癌、鼻咽癌等。

3. 胸部疾病的诊断    如对原发性、转移性纵隔肿瘤、淋巴结结核、中央型肺癌等。

4. 心脏及大血管疾病的诊断    如心包疾病、冠脉和瓣膜疾病、动脉瘤等。

5. 腹部及盆腔脏器疾病诊断    如肝、胆、胰、脾、腹膜腔及腹膜后间隙及泌尿、生殖系统疾病等。

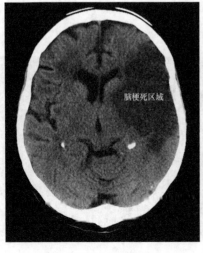

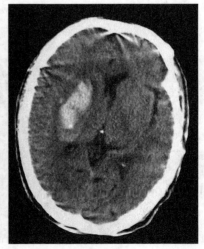

图 8-24　脑梗死　　　　　　　图 8-25　脑出血

6. 其他　脊柱如椎管狭窄及椎管内占位性病变、椎间盘病变、脊柱外伤、肿瘤等。

（二）CT 检查注意事项

CT 检查有三种方法，即普通扫描、增强扫描（从静脉注入水溶性有机碘，再进行扫描，可以使某些病变显示更清楚）、造影扫描（先行器官或结构的造影，再行扫描，如向脑池内注入造影剂或空气进行脑池造影，再扫描，可清楚显示脑池及其中的小肿瘤）。

检查前做好核对解释工作，消除患者紧张、焦虑情绪。检查前 1 周不做钡餐造影，不吃含金属药物，除去发夹、戒指、耳环等金属物品，妥善保存。腹部 CT 检查前 4 小时禁食；胆囊 CT 检查提前 12 小时禁食（不包括水），早上空腹检查，检查前 30 分钟一次喝完造影剂稀释液 500ml；盆腔 CT 检查需做清洁灌肠；颅脑、鼻咽、颈部、胸部、食管、椎体 CT 检查无需禁食。检查时不能随意翻动，胸部扫描时要屏气，眼球扫描时要直视，喉部扫描时不能做吞咽动作。造影检查患者需做过敏实验，危重患者需全程陪同，做好抢救准备。

## 二、磁共振成像检查

（一）检查方法及应用

磁共振 MRI 成像是利用原子核在磁场内共振所产生的信号经重建成像的一种技术。在临床应用中，MRI 许多方面优于 CT。主要用于中枢神经系统、颈部、胸腹部、关节等的诊断，它具有无电离辐射性（放射线）损害；无骨性伪影；能多方向（横断、冠状、矢状切面等）和多参数成像；高度的软组织分辨能力；无需使用对比剂即可显示血管结构等独特的优点，因而被誉为医学影像领域中继 X 线和 CT 后的又一重大发展。最近又实现了磁共振成像和局部频谱学的结合（即 MRI 与 MRS 的结合），以及除氢质子以外的其他原子核如氟、钠、磷等的磁共振成像，提高磁共振成像诊断的特异性，也开阔了它的临床用途。

（二）检查前准备及注意事项

1. 磁共振设备周围（5 米内），具有强大磁场，严禁患者和陪伴家属将有金属、有磁性的物品及电子产品靠近、带入检查室，包括电子产品、金属、轮椅等。

2. 体内安装、携带心脏起搏器、除颤器、心脏支架、人工心脏瓣膜、动脉瘤术后金属夹等任何电子装置及金属禁忌做此项检查。

3. 检查时患者应穿棉质料的衣裤进行检查为宜；腹部检查患者检查前 3 天内禁服含金属离子类药物，检查前 12 小时空腹，禁食水摄入。

4. 磁共振检查属无损性检查，对人体无辐射伤害。但检查时机器噪声较大，此为正常现象，请患者和家属做好心理准备，保持绝对静止不动。

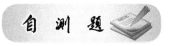

自 测 题

A 型题

1. X 线能使胶片产生（　　）

　　A. 穿透作用　　　　B. 光作用

　　C. 感光作用　　　　D. 电离作用

　　E. 脱水作用

2. 典型风湿性心脏瓣膜病、二尖瓣狭窄应具有下列 X 线表现（　　）

　　A. 左心房增大，肺部淤血，左心室增大

　　B. 左心房增大，肺部充血，右心室增大

　　C. 左心房增大，肺部正常，右心室增大

D．左心房增大，肺部淤血，右心室增大

E．左右心房增大，左右心室正常

3．有关 CT 检查中下述哪一个说法是错误的（　　　）

A．空间分辨率较差，不及一般 X 线片

B．影响影像质量的因素较多

C．设备庞大，使用技术要求较高，造价高，检查费昂贵

D．密度分辨率高

E．成像速度快

4．下列 X 线征象哪个不是良性胃溃疡的表现（　　　）

A．腔内龛影

B．腔外龛影

C．汉普森线（Hampson 线）

D．胃小弯缩短

E．黏膜纠集

5．急性肺脓肿最常见的典型 X 线表现为（　　　）

A．厚壁空洞有液平面

B．薄壁空洞有液平面

C．虫蚀空洞

D．薄壁空洞

E．厚壁空洞无液平面

6．风湿性心脏病左房室瓣（二尖瓣）狭窄时心影呈（　　　）

A．梨形心　　　　　B．靴形心

C．主动脉型心脏　　D．横位心

E．悬滴状心

7．下列"肺不张"影像，哪项不对（　　　）

A．叶间裂移位　　　B．同侧横膈抬高

C．患侧肋间隙增宽　D．肺门移位

E．纵隔可向患侧移位

8．慢性支气管炎诊断的主要根据是（　　　）

A．临床病史　　　　B．胸部平片

C．体层摄影　　　　D．CT 扫描

E．支气管造影

9．关于 X 线防护原则，错误的是（　　　）

A．建立剂量限制体制

B．缩短受照时间

C．建立屏蔽防护

D．缩短焦距物距

E．合理降低个人受照剂量

**思考题**

1．X 线的主要检查方法有哪些？有哪些注意事项？

2．CT 检查有哪些注意事项？

（张仲舒）

# 第9章

# 护 理 诊 断

## 第1节 护理诊断概述

**案例 9-1**　患者，男，68岁。有吸烟史40余年，慢性咳嗽咳痰20年，近3年来上述症状加重，同时伴有喘息，尤以冬季为甚。1周前受凉出现感冒症状，3天前发热，咳嗽加剧，咳大量黄色脓痰，今晨6时出现神志不清，急诊入院。查体：T 39.3℃，P 126次/分，R 24次/分，BP 140/90mmHg。端坐呼吸，意识模糊，口唇发绀，杵状指，桶状胸，听诊可闻及哮鸣音和湿啰音。

问题：根据以上患者资料，列出相应的护理诊断。

### 一、护理诊断的概念

1996年，北美护理诊断协会将护理诊断（nursing diagnosis）定义为：护士针对个人、家庭或社区对现存的或潜在的健康问题或生命过程中的反应所做出的临床判断。

这表明随着医学模式的转变，护理的对象由个人扩展到家庭和社区，不但包括患者，也包括健康人；护理诊断是处理对现存或潜在健康问题的反应，不仅要关注服务对象的现存问题，也要关注尚未发生的潜在问题，反映了护理的预见性。护理诊断为制订护理计划，确立预期目标，采取相应的护理措施和进行护理评估提供依据。

**知识链接**

#### 护理诊断的发展

20世纪50年代，美国学者McManus最早提出护理诊断的概念。1973年，美国护理学会（American Nurses Association，ANA）正式将护理诊断纳入护理程序，并授权护士在护理实践中使用护理诊断。同年召开了全美第一届护理诊断分类会议，统一了护理诊断的分类系统。后因加拿大的加入，更名为北美护理诊断协会（North American Nursing Diagnosis Association，NANDA）。NANDA为护理的权威机构，每两年召开一次会议，修订和增补护理诊断。2014年出版的《护理诊断：定义与分类2015—2017》中收录了235个护理诊断。我国目前使用的就是NANDA的护理诊断。

### 二、护理诊断的分类

1986年NANDA第7次会议通过了护理诊断的分类，被称为"NADNA护理诊断分类Ⅰ"。2000年NANDA第14次会议通过的护理诊断分类系统，被称为"NADNA护理诊断分类Ⅱ"，包括13个领域，与NADNA护理诊断分类Ⅰ相比更清晰，更便于操作。

# 三、护理诊断的类型

护理诊断分为现存性护理诊断、危险性护理诊断、健康性护理诊断、综合征四种类型，不同类型的护理诊断，其构成也不相同。

## （一）现存性护理诊断

现存性护理诊断（actual nursing diagnosis）是指护士对个人、家庭、社区目前出现的健康问题或生命过程的反应所作出的临床判断，由名称、定义、诊断依据及相关因素4部分组成。

1. 名称    是对评估对象目前出现的健康状态或生命过程反应的概括性描述，如"急性疼痛、气体交换受损、活动无耐力"等。

2. 定义    是对护理诊断名称清晰、准确的描述，以一个特定的护理诊断与其他护理诊断相区别，如"气体交换受损"是指个体肺泡与微血管之间的氧和二氧化碳气体交换减少的状态，而"低效性呼吸型态"是指个体呼气、吸气活动过程中肺组织不能有效扩张和排空的状态。

3. 诊断依据    是护理诊断的判断标准，通常来自健康评估所获得的有关被评估者健康状况的主观和客观资料。根据其重要性，诊断依据可分为主要依据和次要依据两种。

（1）主要依据：是指作出某一护理诊断所必须具备的依据。例如，对被评估者作出"气体交换受损"的护理诊断时，必须具备呼吸困难、烦躁不安、低氧血症、高碳酸血症、血氧饱和度下降。

（2）次要依据：是指作出某护理诊断有一定的支持作用，但不是必须具备的依据。"气体交换受损"的次要依据是慢性缺氧、二氧化碳潴留引起多脏器功能障碍，如精神错乱、右心室衰竭等。

4. 相关因素    是指促进护理诊断成立和维持的原因或者情境。相关因素可来自以下几方面。

（1）病理生理因素：如"气体交换受损"的相关病理生理因素有肺组织有效换气面积减少；呼吸道分泌物黏稠、增多；肺表面活性物质减少。

（2）治疗因素：如"气体交换受损"的相关治疗因素有气管插管等引起呼吸道梗阻、吸氧浓度不适宜等。

（3）年龄因素：如"气体交换受损"的相关年龄因素有老年人肺顺应性下降。

（4）成熟因素：如"气体交换受损"的相关成熟因素有早产儿肺发育不成熟，肺表面活性物质减少。

（5）心理因素：如"高度焦虑、精神紊乱"。

（6）情境因素：如"腹泻"的相关情境因素有环境改变（水土不服）。

## （二）危险性护理诊断

危险性护理诊断（risk nursing diagnosis）是指护士对易感个人、家庭或社区的健康状况或生命过程中可能出现的反应所作出的临床判断。一般由名称、定义和危险因素3部分组成。

1. 名称    对评估对象健康状态或疾病可能出现反应的描述，表示为"有……的危险"，如"有感染的危险"等。

2. 定义    与现存性护理诊断相同，在危险性护理诊断中也应对护理诊断名称有清晰、明确的描述。

3. 危险因素　导致个人、家庭和社区的健康状况发生改变的可能性因素，是确认危险性护理诊断的依据。例如，"阴道出血"是"有感染的危险"这一危险性护理诊断的危险因素。

（三）健康性护理诊断

健康性护理诊断（health-promotion nursing diagnosis）是护士对个人、家庭或社区从一定健康水平向更高健康水平转变潜能的描述，可单独由名称组成。例如，"母乳喂养有效""有自理能力增强的趋势"等。

（四）综合征

综合征（syndrome）是对一组特定且同时发生的、最好采用相似护理措施进行干预的现存或有危险的护理诊断的描述，如"创伤后综合征""迁移应激综合征"等。

在临床护理工作中还存在一些需要与其他医务人员，尤其是医生合作方能解决的问题，被称为合作性问题。这一概念由卡波尼在 1983 年提出，需要护士通过监测有关数据以便及时发现并发症，通过执行医嘱和采取护理措施以减少其发生的可能性。护士不能预防和独立处理的并发症属于合作性问题，如心肌梗死患者容易出现心律失常，护士无法通过护理措施处理和预防，可以提出"潜在并发症：心律失常"这一合作性问题。合作性问题的表述按照固定格式，即"潜在并发症（简称 PC）……"省略的为潜在并发症的名称。在书写合作性问题时，注意不能漏掉"潜在并发症"字样，以免与医疗诊断相混淆。

**拓　展**

### 护理诊断与医疗诊断的区别（表 9-1）

**表 9-1　护理诊断与医疗诊断的区别**

| 项目 | 护理诊断 | 医疗诊断 |
|---|---|---|
| 概念 | 对个人、家庭或社区对现存的或潜在的健康问题或生命过程的反应所作的临床判断 | 对所患疾病的病因和本质作出的判断，一个名称说明一种病理状态 |
| 侧重点 | 健康 | 疾病 |
| 内容 | 现存的或潜在的健康问题 | 病因、病理生理和病理解剖 |
| 数目 | 可有多个诊断 | 尽可能一个诊断 |
| 变化 | 随病情而发生变化 | 相对稳定 |
| 关系 | 对医疗诊断的补充 | 为护理诊断的原因 |

（考点：根据病例提出护理诊断）

## 四、护理诊断的陈述

护理诊断的陈述是对个体或群体健康状态的反应及相关因素、危险因素的描述，可分为三部分陈述、两部分陈述和一部分陈述 3 种方式。

（一）三部分陈述

三部分陈述表达用 PSE 公式（诊断名称＋症状体征＋相关因素）：P 代表健康问题（problem），S 代表症状体征（sign and symptom），E 代表相关因素（etiology）。三部分陈述常用于表述现存性护理诊断，陈述为"与……有关"，如"气体交换受损（P）：呼吸困难（S），与肺部感染有关（E）。

（二）两部分陈述

两部分陈述表达用 PE 公式（诊断名称＋相关因素），用于危险性护理诊断，如"有窒息的危险（P），与大咯血造成气道阻塞有关（E）"。

（三）一部分陈述

一部分陈述用 P 表述法，仅包含诊断名称，用于表述健康性护理诊断或者综合征，如"有增强精神健康的趋势""创伤综合征"。

陈述护理诊断的注意事项：①护理诊断的名称应尽量使用 NANDA 认可的，不可随意编造，或者使用医疗诊断；②陈述相关问题应使用"与……有关"的方式，相关因素越具体越直接，护理措施越具有针对性，不能将医疗诊断直接作为相关因素；③一项护理诊断应针对一个健康问题；④"知识缺乏"这一护理诊断的陈述方式为"知识缺乏：缺乏高血压饮食方面的知识"。

护理诊断要包含生理、心理、社会几方面的问题，体现整体护理的原则，既要关注现存性护理问题，也要关注有危险的和促进健康方面的护理问题，同时注意护理诊断的描述不应有引起法律纠纷的陈述。

# 第 2 节　护理诊断的步骤和思维方法

护理诊断是护士为患者实施计划护理的基础，护士对评估所获得的临床资料，进行分析、综合、推理和判断，从而判断护理对象现存的或潜在的健康问题，提出护理诊断及对护理诊断进行排序。

## 一、收集资料

全面、真实、准确地收集资料是作出护理诊断的关键所在。健康评估收集的资料包括主观资料和客观资料两种，两者相互补充和验证，同等重要。

（一）主观资料

主观资料为患者提供的资料，或者是患者的主观感觉，如疲劳、瘙痒、麻木、疼痛等，只能由患者证明，健康史收集的是患者的主观资料。

（二）客观资料

客观资料为护理人员通过观察、体检或者借助于医疗仪器所获得的资料、如面色苍白、湿啰音、杵状指、BP100/70mmHg 等。客观资料是可以被观察到的，也是能被证实的。

## 二、整理资料

收集资料后进入资料的整理环节，收集到的资料纷繁复杂，评估者对收集到的健康资料进行核实确认和分析判断，确保资料的真实性和可靠性，只有这样才能为作出正确的护理诊断提供依据。

（一）资料核实

在完成资料收集后，要检查收集到的资料是否全面、真实、准确。核实资料要注意以下几点。

1. 逐项检查收集资料是否遗漏，保证资料的全面性。例如，对于一位因咳嗽、咳痰就诊的患者，不但要了解呼吸系统的病史，还要询问心脏情况，有没有高血压，口服哪种降压药等，对于遗漏资料要及时补充。

2. 保证资料的真实性和准确性，由于患者文化差异、个性不同，对健康状况的描述会出现与医学实际不一致的情况。

3. 有些患者在描述过程中甚至根据自己需要或有所顾忌而隐瞒、夸大病情等，因此需进一步核实相关内容。

（二）资料归类

资料归类是指将所收集到的健康资料按照某一种分类方法进行归类，使资料系统化、清晰化。常用的归类方法有以下三种。

1. 马斯洛（Maslow）的需要层次理论

（1）生理的需要：包括饮食、睡眠、各项生命体征、各个系统的功能等。

（2）安全的需要：包括患者对疾病的恐惧，对诊疗方法的怀疑，对药物不良反应及手术的担忧等。

（3）爱与归属的需要：包括患者患病期间希望得到亲人、朋友的同情、关爱等。

（4）自尊的需要：包括患者希望得到医护人员的重视，担心疾病造成形体改变而被歧视；不愿参与社交活动等。

（5）自我实现的需要：包括患者担心疾病影响工作、学习，感到焦虑、失落等。

2. 戈登（Gordon）的11种功能性健康型态

（1）健康感知与健康管理型态：指健康知识和健康行为。

（2）营养与代谢型态：指营养状况、体液平衡、体温调节、组织完整性等。

（3）排泄型态：指排尿、排便、排汗情况。

（4）活动与运动型态：指活动耐力、活动能力和活动方式。

（5）睡眠和休息型态：指睡眠和休息状况。

（6）认知与感觉型态：指个体感觉器官的功能和对疾病本身的认识。

（7）自我感知与自我概念型态：指患者对自身感觉和情感变化的反应和控制能力。

（8）角色和关系型态：指与家属、邻居、同事之间的关系、社交能力。

（9）性与生殖型态：包括性别认同、性角色行为、性心理功能和生育能力。

（10）压力与对应型态：指个体对压力的感知和处理方式。

（11）价值与信念型态：指个体的价值观、信仰等，包括与健康有关的价值、信仰等。

3. 功能性健康形态分类　即 NADNA 分类法Ⅱ，包括13个领域。

（1）促进健康：对健康和功能状态的认识和获得健康的能力。

（2）营养：维持摄入营养液保持健康的能力。

（3）排泄：排出体内废物的能力。

（4）活动与休息：进行必要的活动获得充分睡眠的能力。

（5）感知与认知：对来自内外部的信息感觉、整合和反应的能力。

（6）自我感知：对自我的认识和整合、调整自我的能力。

（7）角色关系：建立和维持人际关系的方式和能力。

（8）性：满足性别需求 / 特点的能力。

（9）应对与应激耐受性：处理环境变化和生活事件的方式和能力。

（10）生活准则：社会生活中发生的事件的个人观点、行为方式所遵循的原则。

（11）安全与防御：避免危险、寻求安全的促进生长的环境的能力。

（12）舒适：控制内部/外部环境使身心、社会安适的能力。

（13）成长与发展：机体和器官的生长和功能系统的发展完善。

护理人员可以根据自己的基础知识、临床经验和护理观念采取不同的分类方法，但是无论根据何种方法分类，必须自始至终采取统一框架对所搜集资料进行归类，不能几种归类方法混用，否则会直接影响到对资料的分析和判断，很难作出正确的护理诊断。

## 三、分 析 资 料

在完成资料的收集与归类后，核实确认资料的真实性和准确性，应对所收集资料及其相互关系进行进一步的分析和综合判断，找出相关因素和危险因素，从而提出护理诊断。

（一）找出异常

用比较的方法将所收集的资料加以选择，集中于需要解决的问题，对资料进行分析，并判断其是否正常，存在哪些异常。常用的比较方法有与正常值做比较，如糖尿病患者血糖与正常参考值的比较，发现血糖异常；与患者健康时的状态做比较，如心肌梗死患者发病时心前区疼痛与未发病时比较；还有注意有没有潜在并发症。

（二）找出相关因素和危险因素

分析资料尽可能找出所有的相关信息，发现异常后，应进一步找出其相关因素，为护理诊断提供依据，有利于制订护理措施时更具有针对性；也要注意找出其危险因素，尽可能找出更多的假设，增加结论的准确性和全面性，使护理诊断更全面，护理措施更准确。

## 四、确立护理诊断

通过对评估资料进行分析、综合、推理和判断，对提出的护理问题进行筛选，最终作出恰当的护理诊断。所确立的护理诊断是否全面、正确，与评估资料的收集、整理和分析密切相关，要注意过程之间的联系，力求准确全面地反映患者需求。在确立护理诊断时要使用规范的护理名称，严格依照护理诊断的依据，注意护理诊断的区别，选择护理诊断要准确，同时遵循一元化原则，尽量用一个护理诊断解释一个疾病的多种临床表现。

## 五、护理诊断的排序

在临床实践中，患者往往出现多个护理问题和合作性问题，提出护理问题后需要根据这些诊断的重要性和紧迫性进行排序，此时就要决定优先解决哪些问题，优先采取哪些护理措施，以便护士能够根据问题的轻重缓急，执行护理措施，提高工作效率，使护理工作能够有条不紊地进行。排序标准如下。

（一）按照首优、中优、次优的顺序排列

1. 首优问题　指对威胁患者生命，需要立即解决的问题。常见的首优问题包括气道、呼吸、心脏或循环的问题、生命体征异常的问题等，如"心排血量减少""自主呼吸受损"等。

2. 中优问题　指虽然尚未直接威胁患者生命，但也能导致身体不健康或情绪变化的问题。常见的中优问题包括意识改变、急性疼痛、急性排尿障碍、实验室检查异常、感染的危险、受伤的危险，以及需要及时处理的医疗问题等，如"意识障碍""活动无耐力""急性疼痛"等。

3. 次优问题 是指对患者健康同样重要，但是对护理措施的时效性要求并不严格，在护理过程中可以放在最后考虑，常见的次优问题包括知识缺乏、家庭应对障碍、活动耐力下等，如"知识缺乏等"。

**（二）按马斯洛需要层次理论排序**

生理问题优先解决，在低层次需要满足后，再考虑高层次要求。

**（三）不能忽视危险性护理诊断和合作性问题**

虽然目前尚未发生，但是并不意味不重要，一旦发生可能威胁患者生命安全，也可能排在现存性护理诊断之前。

**（四）遵循护理原则**

在遵循护理原则的前提下，患者认为最重要的问题可以优先解决。

对护理诊断排序时，要把对患者生命和健康威胁最大的问题排在首位。需要指出的是，护理诊断顺序排列后并不是一成不变的，随着护理对象疾病进展和病情的变化、治疗及护理工作的进行，其主次顺序也会发生相应改变。当威胁生命的首优问题得到解决后，中优及次优问题即可以上升为首优问题。

（考点：提出首优的护理诊断）

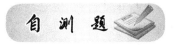

1. 属于健康性护理诊断的是（　　）
   A. 皮肤完整性受损　B. 有感染的危险
   C. 有窒息的危险　　D. 母乳喂养有效
   E. 语言沟通障碍

2. 患者，男，68岁。有冠心病史10年，因心绞痛急诊入院，患者情绪紧张，自诉乏力，食欲缺乏，医嘱给予药物治疗，并嘱其绝对卧床休息，评估患者存在的健康问题，首先需要解决的是（　　）
   A. 焦虑　　　　　　B. 疲乏
   C. 疼痛（胸痛）　　D. 生活自理缺陷
   E. 便秘

3. 危险性护理诊断的表述常用（　　）
   A. PS 公式　　　　B. PSE 公式
   C. ES 公式　　　　D. P 公式
   E. PE 公式

（郭　黎）

# 第10章

# 健康评估记录

## 第1节 健康评估记录书写要求

**案例 10-1**　　　某医院有这样一起医疗纠纷案例，某科室在抢救一位患者的过程中，护士执行抢救操作后没有及时填写医嘱执行时间，患者死亡后，病历封存，患者家属认为抢救时没有及时应用药物，导致患者死亡，虽然护理病历的填写与抢救结果没有因果关系，但是没有及时正确填写护理记录增加了处理这起纠纷的复杂性。

问题：1. 书写健康评估记录有哪些要求？

　　　2. 该案例给了你怎样的启示？

健康评估记录是护理人员通过对健康史采集、身体评估和实验室及其他辅助检查获得的健康资料进行归纳、分析和整理后形成的书面记录，是患者健康资料和护理过程的总结和记录，反映了患者病情演变及执行医嘱和实施护理措施的全过程。

护理评估单（nursing assessment sheets）包括入院首次评估记录（又称入院评估单）、住院评估单、出院评估单、护理计划单、护理记录单等。目前国内各个医疗单位根据护理工作的需要，设计了不尽相同的护理健康评估单，分为填写式、表格式和混合式三种，临床多采用表格式为主，填写式为辅的混合性记录单。本章重点介绍入院评估单的书写。

健康评估记录不仅为患者的护理提供依据，用来指导临床护理实践和教学科研，评价临床护理质量，还是重要的法律文书，成为医疗纠纷及诉讼的重要依据之一。健康评估记录书写的基本要求如下所述。

1. 内容客观、全面、真实　健康评估记录必须真实、全面、客观地反映患者的健康状况、健康问题、病情变化等，各项内容由护理人员通过交谈和检查获得，必须认真系统地收集患者的各项有关资料，绝不能主观臆断代替真实客观的评估。

2. 书写完整规范　应按照规范的格式和要求书写，要使用规范医学术语、词汇及缩写。一律用阿拉伯数字书写时间和日期，计量单位采用中华人民共和国法定的计量单位。文字书写要规整、清晰，不得随意涂改或粘贴。如有书写错误，应在相应文字上画双横线，保持原记录清晰可辨，并签全名注明时间，不可用刮、涂等办法消除原来的字迹。

3. 填写完整清晰　在填写过程中，必须严格按照要求，逐项填写。避免遗漏、连续书写、无空白。所记录内容要重点突出、层次分明、条理清晰，保持记录整洁。

4. 记录及时准确　必须及时完成，不得拖延或提前，更不能漏记，以保证记录的时效性。一般新住院患者，应在24小时内书写完成。危重患者因抢救未能及时书写者，必须在抢救结束6小时内据实补记，并标注"抢救时间和补记时间"。书写者必须是执行者，各种记录单需注明日期和时间，并签全名以示负责。由实习期和试用期护士书写时，须经合法执业护士审阅、修改并签字，修改和签名一律用红色墨水笔。

# 第 2 节  入院评估单的内容与格式

入院评估单（admission sheets）是指患者入院后首次进行的系统的健康评估记录，是患者入院后由责任护士或值班护士书写的第一次护理记录过程。其内容包括患者的一般资料、健康史、身体评估及相关辅助检查结果、医疗诊断、心理 - 社会状况等。一般要求入院后 24 小时内完成。凡由急诊绿色通道直接手术的患者，入院评估应于手术结束后接收科室完成，评估内容为接收时患者的状况。

目前，国内各种医疗单位入院评估单在格式和内容上不尽相同，各医疗单位在设计入院评估单时，常以一定的护理理论框架为指导，如戈登的功能性健康型态模式、人的生理 - 心理 - 社会模式、马斯洛的需要层次理论、人类健康反应型态等。本章仅介绍参照人的生理 - 心理 - 社会模式理论为框架的入院评估单（表 10-1）。

## 一、入院评估单的样式

**表 10-1　入院评估单**

姓名____性别____年龄____科别____病室____床号____住院号____

职业____民族____婚姻____籍贯____文化程度____

现住址_____电话_____联系人_____联系电话____

入院时间____年____月____日____时____分　　　　入院医疗诊断_____

入院方式：　□步行　　□扶行　□轮椅　□平车 □担架 □其他____

入院类型：　□平诊　　□急诊 □转入

病史叙述人：□患者本人　□家属 □其他____

可靠程度：　□可靠　　　□不可靠

入院原因：主诉_____

现病史_____

_____

_____

_____

一、生理评估

T：____℃　P：____次 / 分　R：____次 / 分　BP：____mmHg　身高：____cm　体重：____kg

意识状况：□清晰 □嗜睡 □意识模糊 □昏睡 □谵妄 □轻度昏迷 □中度昏迷□深度昏迷

营养：□良好　　　□中等 □不良 □肥胖 □消瘦 □恶病质

面容：□正常　　　□病容（类型：____）

体位：□自动体位 □被动体位 □强迫体位（类型：____）

步态：□正常　　　□异常（类型：____）

皮肤黏膜：

颜色：□正常 □发红 □苍白 □发绀 □黄染 □色素沉着 □色素脱失

湿度：□正常 □潮红 □干燥

温度：□热　　□冷

弹性：□正常 □降低

完整性：□完整 □皮疹 □皮下出血（部位及分布：____）

压疮：□无 □有（描述：____）

水肿：□无 □有（描述：____）

瘙痒：□无 □有（描述：____）

淋巴结：□正常　□肿大（描述：＿＿＿）
头部：眼睑：□正常　□水肿
　　　结膜：□正常　□水肿　□出血　□充血
　　　巩膜：□正常　□黄染
　　　瞳孔：□正常　□异常（描述：＿＿＿）
　　　对光反射：□正常　□迟钝　□消失
　　　口唇：□红润　□发绀　□苍白　□疱疹　□唇裂
　　　口唇黏膜：□正常　□出血点　□溃疡　□其他（＿＿＿）
　　　牙齿：□完好　　□缺失（＿＿＿）□义齿（＿＿＿）
颈部：颈强直：□无　□有
　　　颈静脉：□正常　□怒张
　　　气管：□居中　□偏移（描述：＿＿＿）
　　　肝颈静脉反流征：□阴性　□阳性
胸部：呼吸方式：□自主呼吸　□机械呼吸　□简易呼吸器辅助呼吸
　　　呼吸节律：□规则　　□不规则（描述：＿＿＿）
　　　呼吸困难：□无　□轻度　□中度　□重度　□极重度
　　　呼吸音：□正常　□异常（描述：＿＿＿）
　　　啰音：□无　□有（描述：＿＿＿）
　　　心率：＿＿＿次/分　心律：□齐　□不齐（描述：＿＿＿）
　　　杂音：□无　□有（描述：＿＿＿）
腹部：外形：□正常　□膨隆　□凹陷　□胃型　□肠型
　　　腹肌紧张：□无　□有（描述：＿＿＿）
　　　压痛：□无　□有（描述：＿＿＿）
　　　反跳痛：□无　□有（描述：＿＿＿）
　　　肝大：□无　□有（描述：＿＿＿）
　　　移动性浊音：□阴性　□阳性
　　　肠鸣音：□正常　□亢进　□减弱　□消失
　　　肛门直肠：□未查　□正常　□异常（描述：＿＿＿）
　　　生殖器官：□未查　□正常　□异常（描述：＿＿＿）
脊柱四肢：
　　　脊柱：□正常　□畸形（描述：＿＿＿）活动：□正常　□受限
　　　四肢：□正常　□畸形（描述：＿＿＿）活动：□正常　□受限
　　　神经系统：疼痛：□无　□有（部位：＿＿＿）
　　　疼痛程度：□无痛　□轻微疼痛　□比较痛　□非常痛　□剧痛
　　　肌张力：□正常　□增强　□减弱
　　　肢体瘫痪：□无　　□有（描述：＿＿＿）肌力：＿＿＿级
　　　病理反射：□无　□有（描述：＿＿＿＿＿＿＿＿＿＿）
　　　脑膜刺激征：□无＿＿＿□有（描述：＿＿＿）
既往史：＿＿＿＿＿＿＿＿＿＿＿＿＿＿＿＿＿＿＿＿＿＿＿＿＿
过敏史：＿＿＿＿＿＿＿＿＿＿＿＿＿＿＿＿＿＿＿＿＿
家族史：□高血压　□冠心病□糖尿病　□肿瘤□遗传病□传染病　□精神病□其他
二、生活状况评估
膳食种类：□普食　□软食　□半流质　□流质　□禁食
进食方式：□正常　□鼻饲　□空肠造瘘　□全静脉营养　□其他＿＿＿
食欲：□正常　□增加　□亢进＿＿＿天/周/月　□下降/厌食＿＿＿天/周/月
排尿：□正常　□失禁　□潴留　□留置导尿管
　　　颜色＿＿＿性状＿＿＿量＿＿＿ml/24h
排便：习惯＿＿＿次/天
　　　性状：□正常　□便秘　□腹泻　□失禁　□造瘘

续表

---

活动能力：□正常　□他人帮助　□轮椅活动　□卧床（自行翻身：　□是 □否）

自理能力：□全部　□障碍（进食　沐浴/卫生　穿着/修饰　如厕）

睡眠：□正常　　□失眠（描述：____）

吸烟：□无　□偶尔吸烟　□经常吸烟____年____支/天　□已戒____年

饮酒：□无　□偶尔饮酒　□经常饮酒____年____ml/天　□已戒____年

药物依赖：□无　　□有（药名/剂量____）

三、心理－社会评估

对自我的看法：□满意　□不满意　□其他_____

情绪状态：□镇静　□易激动　□焦虑　□恐惧　□悲哀　□其他_____

语言沟通：□正常　□言语不清　□言语困难　□失语　□其他_____

宗教信仰：□无　□佛教　□基督教　□伊斯兰教　□其他_____

家庭关系：□和睦　□冷淡　□紧张

婚姻状况：□未婚　□已婚　□离婚　□丧偶　□其他_____

居住情况：□独居　□与家人同住　□与亲友同住　□老人院　□其他_____

职业情况：□在岗　□退休　□下岗　□务农　□无业　□个体经营　□丧失劳动力

文化程度：□文盲　□小学　□初中　□高中/中专　□大专　□大学及以上

社会交往情况：□正常　□较少　□回避

医疗费支付形式：□自费　□公费　□医疗保险　□其他_____

对疾病认识：□清楚　□不清楚　□不能正视　□隐瞒

照护者对疾病认识：□清楚　□不清楚　□不能正视　□隐瞒

四、入院宣教

入院宣教：　□完成　□未完成

方法：□讲解　□示范　□视频　□免费资料

宣教对象：□患者　□配偶　□父亲　□母亲　□儿子　□女儿　□朋友

接受能力：□接受　□不接受　□语言障碍　□听力障碍　□其他_____

实验室及其他辅助检查

初步护理诊断（护理问题）

---

护士签名：

年　月　日

# 二、入院评估单填写说明

1. 住院患者首次护理记录单是指患者入院后由责任护士或值班护士书写的第一次护理过程记录，应当在患者入院后 4 小时完成。

2. 凡栏目前有"□"，应当根据评估结果，在相应"□"内打"√"；有横线的地方，根据评估结果填写具体的内容。

3. 年龄为实足年龄。既往史应注明××病××年，吸烟史应注明×支/日×××年已戒××年。

4. 门（急）诊诊断：指患者在住院前，由门（急）诊接诊医师在住院证上填写的门（急）诊诊断。

5. 基本情况评估

（1）意识状态：嗜睡、模糊、昏睡、昏迷等。

（2）体位：凡是评估为被迫体位的，需描述具体的被迫体位。

（3）皮肤黏膜："其他"栏目可填写手术切口、瘢痕等。

（4）饮食：凡选择治疗饮食的，需具体描述。

（5）过敏史："其他"栏目可写花粉、油漆过敏等。

6. 跌倒风险评估

（1）慢性病："其他"栏应描写具体疾病名称。

（2）其他：对以上未涉及内容的补充，如眩晕、下肢无力、卒中病史等。

7. 疼痛评估

（1）疼痛者，应具体描述部位及进行疼痛评分。

（2）疼痛程度：0分：无痛；1～3分：轻微痛，可忍受，能正常生活，睡眠；4～6分：比较痛，轻度影响睡眠，需要止痛药；7～9分：非常痛，影响睡眠，需要用麻醉止痛剂；10分：剧痛，影响睡眠较重，伴有其他症状或被动体位。

8. 其他：指在"住院患者首次护理评估单"中未被列入，但与患者身体情况及疾病相关的内容，如无名氏、急救"120"护送入院不能自己叙述病情者应在栏目内具体注明情况。

入院评估单收集的资料及评估的各项内容需客观反映患者的真实情况。无法评估项目可标注"无法评估"。有压疮或皮肤有明显异常时描述后请患者或家属确认签字。如入院评估单已有患者或家属签名，护士长/护理组长审阅需做出相应补充并签名时，修改内容和修改者签名用红墨水笔，整页不超过3处。准确及时填写入院评估单可以为住院患者制订医疗、护理计划提供可靠的依据，对患者治疗方案和护理工作的改进有着重要的指导意义。

## 自 测 题

1. 入院评估单应在患者入院后几小时内完成
　　A. 4小时内　　　　B. 8小时内
　　C. 12小时内　　　D. 24小时内
　　E. 48小时内
2. 护理记录如有书写错误需要修改时
　　A. 可以涂黑　　　B. 可以刀刮
　　C. 可以粘贴　　　D. 直接在错处修改
　　E. 原错字处双划线，修改后签名和日期
3. 护理记录的内容不包括
　　A. 情绪　　　　　B. 血压
　　C. 呼吸　　　　　D. 家属行为
　　E. 心率

（郭　黎）

# 实 训 指 导

## 实训 1  健康史采集

健康史采集是护理程序的第一步，是护士必须掌握的基本技能之一。准确、全面的健康史资料，是护理诊断、护理措施的重要依据，也是身体评估、辅助检查的重要线索。

案例设计 1    患者，男，68 岁。既往有慢性支气管炎病史。因"反复咳嗽、咳痰 15 年，加重伴发热 2 天"入院。

讨论：1. 护士应如何采集该患者的健康史？
　　　2. 该患者健康史采集的内容有哪些？

## 一、健康史采集

［实训目的］

1. 具有尊重患者、认真严谨的职业素养。

2. 熟练掌握健康史采集的方法和内容。

3. 具有与患者进行有效沟通的能力。

［实训准备］

1. 环境准备　环境舒适、安静，温度、光线适宜。

2. 检查者准备　着装整洁、仪表端庄。

3. 被检查者准备　提前选取的"模拟患者"或实习医院临床科室病情稳定的住院患者。

4. 用物准备　准备好笔和纸等。

［操作流程及护理配合］

1. 教师边讲解边示教进行健康史采集。

2. 学生每 6～8 人为一组，选一名学生进行问诊，其余学生观察、记录，并对未采集到的资料进行补充。

3. 随机抽一组学生进行问诊演示，其他学生观看，教师评价矫正，并做小结。

4. 学生完成实习报告。

［注意事项］

1. 交谈时注意避免诱导式提问。

2. 交谈时注意避免使用专业性、难理解的医学术语。

3. 交谈时语气、态度要诚恳友善、和蔼可亲，注意保护患者隐私。

[实训评价]

## 健康史采集实训评价

专业：_____　班级：_____　姓名：_____　学号：_____

| 项目 | | 评分要点 | 分值 |
|---|---|---|---|
| 评估前准备（6分） | | 着装整洁，仪表端庄，不戴首饰 | 2分 |
| | | 用物准备：笔、纸 | 2分 |
| | | 环境准备：室内应温暖，光线要充足适宜 | 2分 |
| 评估内容 | 一般资料（10分） | 姓名、性别、年龄、民族、国籍、婚姻、职业、地址、工作单位、文化程度、入院时间、记录时间、入院方式、健康史来源、可靠程度、联系电话、地址 | 10分 |
| | 主诉（10分） | 主要症状或体征及持续时间 | 10分 |
| | 现病史（20分） | 患病时间与起病情况 | 4分 |
| | | 主要症状的特点 | 6分 |
| | | 伴随症状 | 4分 |
| | | 自我应对及诊治经过 | 4分 |
| | | 病程中的一般情况 | 2分 |
| | 既往史（5分） | 既往健康状况 | 0.5分 |
| | | 既往病史 | 1分 |
| | | 预防接种史 | 0.5分 |
| | | 手术史 | 1分 |
| | | 外伤史 | 0.5分 |
| | | 输血史 | 0.5分 |
| | | 过敏史 | 1分 |
| | 用药史（5分） | 曾用药物疗效和不良反应 | 1分 |
| | | 现用药物名称、剂量、用法、效果、不良反应 | 2分 |
| | | 特殊药物如糖皮质激素、抗结核药物等应记录其用法、剂量和时间 | 2分 |
| | 成长发育史（25分） | 生长发育史：身高、体重、营养状况。对于儿童，需评估出生情况和生长发育情况 | 5分 |
| | | 月经史：月经初潮年龄、月经周期、经期天数、末次月经时间或绝经年龄、月经量、色，经期有无伴随症状 | 5分 |
| | | 婚姻史：婚姻状况、结婚年龄、配偶情况、性生活状况 | 5分 |
| | | 生育史：足月产、流产次数，现存子女个数，有无早产、难产、死产、围生期感染及计划生育情况 | 5分 |
| | | 个人史：有无疫源地和地方病流行区居住史、烟酒嗜好、工种、工作环境、有无长期与有毒或有害物质接触史及冶游史 | 5分 |
| | 家族史（5分） | 父母、兄弟、姐妹及子女健康状况，有无家族遗传病史 | 5分 |
| 评估后护理（7分） | | 向患者表示感谢 | 2分 |
| | | 询问患者需要，提供帮助和解释 | 3分 |
| | | 整理健康史资料，发现遗漏立即再次询问并补充完整 | 2分 |
| 综合评价（7分） | | 在评估过程中关心爱护患者，态度和蔼 | 2分 |
| | | 内容全面、有条理，语言清晰、明了 | 3分 |
| | | 注意保护患者隐私 | 2分 |
| 合计 | | | 100分 |

考评教师：　　　　　　　　　　　　　　　　　　　　　　　年　　月　　日

［实训作业］课后同学们两人为一组，进行健康史采集练习。

（傅孝媛）

# 实训 2　一般状态及头颈部评估

一般状态及头颈部评估是身体评估的重要组成部分。正确掌握评估方法，有利于提出合理的护理诊断和护理措施。

**案例设计 2**

患者，女，45 岁，因咳嗽、头疼等就诊。体检可触及两侧颌下淋巴结及腹股沟淋巴结，直径均不超过 0.5cm，表现光滑，质软而无压痛，可活动，与周围组织无粘连。

**讨论：**该患者的淋巴结是否正常？如何评估？

［实训目的］

1. 了解身体评估所需用物品及环境要求。

2. 熟悉一般状态及头颈部评估的内容及评估程序。

3. 掌握一般状态、皮肤淋巴结和头颈部的评估方法。

［实训准备］

1. 用物准备　体温计、血压计、听诊器、压舌板、手电筒、记录纸、笔和快速手消毒液等。

2. 评估者准备　衣帽整齐符合要求，修剪指甲、洗手、戴口罩。

3. 被评估者准备　取恰当的体位，并充分暴露被评估部位。

［操作流程及护理配合］

1. 分组示教　每 8～10 人为一组，选取一名学生为被评估者，教师边讲解边操作示范。

（1）生命体征测量：体温、呼吸、脉搏、血压。

（2）一般状态：发育、营养、神志、体位、表情、面容、步态。

（3）皮肤黏膜：色泽、弹性、温度、湿度、水肿、皮下出血。

（4）浅表淋巴结：按顺序触诊浅表淋巴结。

（5）头部：头颅大小和形状、眼睑、眼球、角膜、瞳孔、结合膜、巩膜；鼻外形、鼻窦压痛；耳郭外形、乳突压痛、听力；口腔气味、口唇、口腔黏膜、牙齿牙龈、舌、咽部及扁桃体。

（6）颈部：颈部血管、甲状腺及气管。

2. 学生练习　学生每 2 人一组，相互练习检查，教师巡回指导。

3. 教师巡视　指导学生操作。

4. 小结评价　教师任意抽取一组学生进行操作，其他学生观看；操作完毕后，先由学生互评，再由教师进行评价矫正，最后归纳小结。

5. 书写实训报告

［注意事项］

1. 应用自然光，环境应温暖、安静。被检查部位充分暴露，未被评估部位适当遮盖。

2. 全身评估应全面、系统，重点突出，按顺序进行。

3. 手法规范，结果准确。

[实训评价]

## 一般状态及头颈部评估评价

专业：＿＿＿＿＿＿　　班级：＿＿＿＿＿＿　　姓名：＿＿＿＿＿＿　　学号：＿＿＿＿＿＿

| 项目 | | 评分要点 | 分值 |
|---|---|---|---|
| 操作前准备（6分） | | 环境：安静，光线、温度适宜 | 1分 |
| | | 用物备齐：听诊器、血压计、体温计、皮尺、笔、纸等 | 2分 |
| | | 被评估者：向被评估者说明事由，取恰当的体位，并充分暴露被评估部位 | 2分 |
| | | 评估者：着装整洁，洗手、戴口罩 | 1分 |
| 一般状态（30分） | 体温（5分） | 体温计汞柱甩35℃以下，用毛巾擦干腋窝下的汗珠，将体温计水银端置于腋窝深处紧贴皮肤，嘱被评估者屈臂过胸，夹紧体温计，测量10分钟 | 3分 |
| | | 汇报结果，并判断是否正常 | 2分 |
| | 脉搏、呼吸（5分） | 将示指、中指、环指并拢，指腹平按于桡动脉近手腕处，感知其速率、节律、强弱、至少30秒，同时观测呼吸 | 3分 |
| | | 汇报结果，并判断是否正常 | 2分 |
| | 血压（5分） | 将血压计袖带缚于受检者右上臂，气轴中部对准肱动脉，其下缘在肘窝上2～3cm，向气袖内注气，待肱动脉搏动消失，再将汞柱升高20～30mmHg后，慢慢放气，两眼平视缓慢下降的汞柱，同时听诊肱动脉搏动音，听到的第一个搏动声音所示的压力值为收缩压，继续放气，声音突然变弱或消失处为舒张压，将汞柱降至0，再测量一次，取其较低值 | 3分 |
| | | 汇报结果，并判断是否正常 | 2分 |
| | 营养（5分） | 观察颜面、口唇色泽，检查皮下脂肪厚度及弹性，观察头发光泽及有无松脆脱发，观察指甲色泽、表面是否光滑或粗糙，观察锁骨上窝和肋间隙的深度，触诊四肢肌肉是否结实有力 | 3分 |
| | | 能正确辨别三个营养状态：良好、中等、不良 | 2分 |
| | 意识（5分） | 通过与被评估者谈话来了解其思维反应、情感活动、计算能力和定向力，同时还要做痛觉检查，瞳孔反射及腱反射等以评估意识障碍程度 | 3分 |
| | | 能正确辨别意识状态 | 2分 |
| | 体位（5分） | 观察被评估者所采取的位置和状态 | 3分 |
| | | 能正确辨别三种体位 | 2分 |
| 浅表淋巴结（8分） | 部位及顺序（2分） | 耳前、耳后、乳突区、枕骨下区、颌下区、颏下区、颈部（颈前区、颈外侧区）、锁骨上窝、腋窝、滑车上、腹股沟 | 2分 |
| | 评估内容（2分） | 能说出评估内容：部位、大小、数目、硬度、压痛、移动度，局部皮肤有无红肿、瘢痕及瘘管 | 2分 |
| | 评估方法（4分） | 用手指滑动触诊由浅入深触摸皮下的淋巴结是否肿大。评估时应使被评估部位的皮肤及皮下组织松弛 | 4分 |
| 头部（25分） | 头部（5分） | 观察头发颜色、疏密度，有无脱发、头颅外形及运动 | 3分 |
| | | 能正确辨别，汇报检查结果 | 2分 |
| | 眼（5分） | 评估眼睑、睑结膜、球结膜、巩膜、眼球和瞳孔，方法正确 | 3分 |
| | | 能正确辨别，汇报检查结果 | 2分 |

续表

| 项目 | | 评分要点 | 分值 |
|---|---|---|---|
| 头部（25分） | 鼻（5分） | 评估鼻外形、鼻部皮肤、鼻呼吸、鼻窦、鼻黏膜及鼻腔，方法正确 | 3分 |
| | | 能正确辨别、汇报检查结果 | 2分 |
| | 耳（5分） | 评估外耳、耳郭、外耳道、乳突及听力，方法正确 | 3分 |
| | | 能正确辨别、汇报检查结果 | 2分 |
| | 口（5分） | 评估口唇、口腔黏膜、牙齿、牙龈、舌、咽及扁桃体，方法正确 | 3分 |
| | | 能正确辨别、汇报检查结果 | 2分 |
| 颈部（15分） | 颈部外形及血管（5分） | 评估颈部外形、运动及血管，方法正确 | 3分 |
| | | 能正确辨别、汇报检查结果 | 2分 |
| | 甲状腺（5分） | 触诊甲状腺的大小、质地、是否对称、有无结节、压痛、震颤，方法正确 | 3分 |
| | | 能正确辨别，说出甲状腺肿大的分类 | 2分 |
| | 气管（5分） | 评估气管位置，方法正确 | 3分 |
| | | 能正确辨别，说出气管偏移的临床意义 | 2分 |
| 评估后护理（6分） | | 协助被评估者整理衣物和取合适的休息体位 | 3分 |
| | | 向被评估者表示感谢 | 1分 |
| | | 整理床单，收拾、整理实训用物 | 2分 |
| 综合评价（10分） | | 操作过程有效沟通 | 2分 |
| | | 动作轻柔、协调，体现人文关怀 | 2分 |
| | | 手法准确，操作熟练 | 4分 |
| | | 向考评教师汇报评估结果合理 | 2分 |
| 合计 | | | 100分 |

考评教师：　　　　　　　　　　　　　　　　　　　　　　　　年　　月　　日

［实训作业］课后同学们2人为一组，进行一般状态及头颈部评估操作练习。

（胡　泊）

# 实训 3　肺和胸膜评估

肺和胸膜评估时，评估者按视诊、触诊、叩诊、听诊的顺序依次评估前胸、侧胸及背部，并注意左右对称部位的比较。

**案例设计 3**　　　患者，男，28岁。以突然畏寒、高热、咳嗽1天就诊。查体：口温40℃，脉搏120次/分，口唇干燥，急性病容，胸片示右下肺有大片炎性阴影，拟诊为肺炎链球菌肺炎。

**讨论：**如何对患者进行肺和胸膜的评估？

［实训目的］

1. 了解胸壁、胸廓的评估。

2. 熟悉胸部体表标志。

3. 掌握肺和胸膜评估方法，并对评估结果作出正确判断。

［实训准备］

1. 用物准备　听诊器、直尺、记号笔、记录纸、笔等。

2. 操作者准备　衣着整洁，洗手、戴口罩。

3. 患者准备　取适当体位，充分暴露胸部。

［操作流程及护理配合］

1. 分组示教　每8～10人一组，选取一名学生为被评估者，教师边讲解边操作示范，指出评估要点和注意事项。

2. 学生练习　学生每2人一组，互为被评估者进行操作练习。练习的内容主要有：

（1）胸廓胸壁：胸部体表标志、胸廓的形状。

（2）肺和胸膜评估：①视诊，呼吸运动、呼吸频率、节律、深度；②触诊，胸廓扩张度、语音震颤；③叩诊，肺部叩诊音；④听诊，正常呼吸音。

3. 教师巡视　指导学生操作。

4. 小结评价　教师任意抽取一组学生进行操作，其他学生观看；操作完毕后，先由学生互评，再由教师进行评价矫正，最后归纳小结。

［实训评价］

**肺和胸膜的评估**

专业：_____　班级：_____　姓名：_____　学号：_____

| 项目 | | 评分要点 | 分值 |
|---|---|---|---|
| 准备（10分） | | 环境：安静，温度适宜，光线充足 | 2分 |
| | | 用物备齐：听诊器、直尺、笔、纸等 | 3分 |
| | | 患者：取恰当的体位，充分暴露胸部 | 3分 |
| | | 护士：衣着整洁，洗手、戴口罩 | 2分 |
| 胸部体表标志、胸廓（10分） | | 能识别胸部体表标志 | 5分 |
| | | 能判断胸廓外形 | 5分 |
| 肺部（60分） | 视诊（6分） | 观察呼吸运动，频率、节律和深度，方法正确 | 4分 |
| | | 汇报并判断测量结果准确 | 2分 |
| | 触诊（10分） | 正确进行胸廓扩张度检查 | 5分 |
| | | 触觉语颤评估方法正确 | 5分 |
| | 叩诊（24分） | 间接叩诊指法正确 | 6分 |
| | | 按顺序进行上下左右对比叩诊 | 6分 |
| | | 能正确辨别清音、浊音、实音和鼓音 | 12分 |
| | 听诊（20分） | 正确使用听诊器 | 1分 |
| | | 按顺序进行上下左右对比听诊 | 2分 |
| | | 能适时嘱患者做必要的配合，如深呼吸等 | 1分 |
| | | 能辨识三种正常呼吸音 | 10分 |
| | | 语音共振评估方法正确 | 4分 |
| | | 判断检查结果准确 | 2分 |
| 评估后护理（8分） | | 协助被评估者整理衣物 | 3分 |
| | | 向被评估者表示感谢 | 3分 |
| | | 整理床单，收拾、整理实训用物 | 2分 |
| 综合评价（12分） | | 操作过程中和患者有效沟通 | 2分 |
| | | 动作轻柔、协调，体现人文关怀 | 2分 |

续表

| 项目 | 评分要点 | 分值 |
|---|---|---|
| 综合评价（12分） | 手法准确，操作熟练 | 5分 |
| | 同步向考评教师汇报评估结果 | 3分 |
| 合计 | | 100分 |

考评教师：　　　　　　　　　　　　　　　　　　　年　　月　　日

［注意事项］

1. 评估前做好解释工作，取得患者配合，体现人文关怀。

2. 做好充分的准备工作，如环境安静温暖，光线充足，帮助患者取舒适体位。

3. 操作过程中，患者（学生角色扮演）要做好评估配合。

［实训作业］完成实训报告1份。

（于志云）

# 实训 4　心脏和血管评估

心脏评估时患者取坐位或卧位，护士位于患者右侧，按视诊、触诊、叩诊、听诊的顺序依次进行，心脏听诊是评估重点。

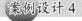 案例设计 4　　　　患者，女，32岁。自幼好发扁桃体炎，8年前于劳动时出现呼吸困难，后咳粉红色泡沫痰及双下肢水肿，诊断为慢性风湿性心脏病，二尖瓣狭窄及主动脉关闭不全。

**讨论**：如何对患者进行心脏和血管评估？

［实训目的］

1. 了解血管评估的内容。

2. 熟悉心脏评估的内容。

3. 掌握心脏评估的方法，并对评估结果作出正确判断。

［实训准备］

1. 用物准备　听诊器、直尺、记号笔、记录纸、笔等。

2. 操作者准备　衣着整洁，洗手、戴口罩。

3. 患者准备　取适当体位，充分暴露胸部。

［操作流程及护理配合］

1. 分组示教　每8~10人一组，选取一名学生为被评估者，教师边讲解边操作示范，指出评估要点和注意事项。

2. 学生练习　学生每2人一组，互为被评估者进行操作练习。练习的内容主要有①心脏评估：视诊心前区外形、心尖搏动；触诊心尖搏动、心前区震颤、心包摩擦感；叩诊心脏浊音界；听诊心率、心律、正常心音。②周围血管征评估。

3. 教师巡视　指导学生操作

4. 小结评价　教师任意抽取一组学生进行操作，其他学生观看；操作完毕后，先由学生互评，再由教师进行评价矫正，最后归纳小结。

［实训评价］

**心脏和血管评估**

专业：＿＿＿＿＿＿　班级：＿＿＿＿＿＿　姓名：＿＿＿＿＿＿　学号：＿＿＿＿＿＿

| 项目 | | 评分要点 | 分值 |
|---|---|---|---|
| 准备（10分） | | 环境：安静，屏风遮挡，取得被评估者理解 | 2分 |
| | | 用物备齐：听诊器、血压计、直尺、三角尺、笔、纸等 | 3分 |
| | | 患者：取恰当的体位，充分暴露胸部 | 3分 |
| | | 护士：衣着整洁，洗手、戴口罩 | 2分 |
| 心脏评估（65分） | 视诊（10分） | 观察心前区外形 | 3分 |
| | | 观察心尖搏动、测量心尖搏动位置和范围 | 5分 |
| | | 汇报结果准确、判断是否正常 | 2分 |
| | 触诊（10分） | 检查心尖搏动、震颤、心包摩擦感手法正确 | 5分 |
| | | 汇报检查结果准确 | 5分 |
| | 叩诊（20分） | 叩诊心脏相对浊音界手法正确 | 5分 |
| | | 叩诊顺序自外向内、自下而上 | 5分 |
| | | 叩诊音标记正确 | 3分 |
| | | 心浊音界测量准确 | 2分 |
| | | 汇报检查结果准确、判断结果是否正常 | 5分 |
| | 听诊（25分） | 能准确指出心脏瓣膜各听诊区位置 | 5分 |
| | | 听诊顺序正确 | 5分 |
| | | 能够区分第一心音、第二心音，能判断心率、心律 | 10分 |
| | | 汇报检查结果准确、判断汇报结果准确 | 5分 |
| 周围血管评估（5分） | | 检查水冲脉、枪击音、Duroziez双重杂音、毛细血管搏动征的方法正确 | 3分 |
| | | 汇报检查结果准确 | 2分 |
| 评估后护理（8分） | | 协助被评估者整理衣物 | 3分 |
| | | 向被评估者表示感谢 | 3分 |
| | | 整理床单，收拾、整理实训用物 | 2分 |
| 综合评价（12分） | | 操作过程有效沟通，动作轻柔、协调，体现人文关怀 | 4分 |
| | | 手法准确，操作熟练 | 4分 |
| | | 向考评教师汇报评估结果合理 | 4分 |
| 合计 | | | 100分 |

考评教师：　　　　　　　　　　　　　　　　　　　　　　　年　　月　　日

［注意事项］

1. 评估前做好解释工作，取得患者配合，体现人文关怀。
2. 操作过程中动作轻柔，患者无不适感觉。
3. 患者（学生角色扮演）要做好评估配合。

（于志远）

## 实训 5　腹部、脊柱、四肢和神经反射评估

腹部评估、神经反射评估是身体评估的重要组成部分。正确掌握评估方法，有利于提出合理的护理诊断和护理措施。

**案例设计 5**　　患者，男，48 岁。有肝硬化病史 5 年。查体，腹部膨胀，腹壁皮肤紧绷发亮，脐周可见静脉迂曲。

讨论：1. 如何对该患者进行腹部评估？
　　　2. 腹部评估时有哪些异常体征？

# 一、腹 部 评 估

［实训目的］

1. 了解腹部体表标志、分区及各区的主要脏器分布。

2. 熟悉腹部评估的内容及异常表现。

3. 掌握腹部评估的基本方法。

［实训准备］

1. 用物准备　床单元、皮尺、棉签、听诊器、时钟（表）、记录纸、笔等。

2. 操作者准备　着装整洁，洗手、戴口罩。

3. 患者准备　取恰当的体位，并充分暴露腹部。

［操作流程及护理配合］

1. 分组示教　每 8～10 人为一组，选取一名学生为患者，教师边讲解边操作示范。

（1）视诊：腹部外形、呼吸运动、腹壁静脉、胃肠型和蠕动波。

（2）触诊：腹壁紧张度、压痛和反跳痛，肝脏、脾脏、胆囊、膀胱的触诊。

（3）叩诊：腹部叩诊音、肝脏叩诊、膀胱叩诊、移动性浊音叩诊、叩击痛。

（4）听诊：肠鸣音、振水音、血管杂音。

2. 学生练习　学生每 2 人一组，相互练习检查，教师巡回指导。

3. 教师巡视　指导学生操作。

4. 小结评价　教师任意抽取一组学生进行操作，其他学生观看；操作完毕后，先由学生互评，再由教师进行评价矫正，最后归纳小结。

［注意事项］

1. 患者取仰卧位，充分暴露全腹。

2. 触诊时，手要温暖，动作应轻柔，以免因腹肌紧张而影响检查结果。

3. 触诊肝、脾时，患者应配合做腹式呼吸运动。

# 二、神经反射评估

［实训目的］

1. 了解神经反射的组成。

2. 熟悉病理反射和脑膜刺激征阳性的临床意义。

3. 掌握神经反射评估的基本方法，并能正确判断评估结果。

［实训准备］

1. 用物准备　床单元、棉签、大头针、叩诊锤、时钟（表）、记录纸、笔等。

2. 操作者准备　着装整洁，洗手、戴口罩。

3．患者准备　向患者说明事由，取恰当的体位。

[操作流程及护理配合]

1．教师示教　每8～10人为一组，选取一名学生为患者，教师边讲解边操作示范。

（1）浅反射：角膜反射、腹壁反射、提睾反射。

（2）深反射：肱二头肌反射、肱三头肌反射、膝腱反射、跟腱反射。

（3）病理反射：巴宾斯基征、查多克征、奥本海姆征、戈登征。

（4）脑膜刺激征：颈项强直、凯尔尼格征、布鲁津斯基征。

2．学生练习　学生每2人一组，相互练习检查，教师巡回指导。

3．教师巡视　指导学生操作。

4．小结评价　教师任意抽取一组学生进行操作，其他学生观看；操作完毕后，先由学生互评，再由教师进行评价矫正，最后归纳小结。

[实训评价]

**腹部及神经反射评估实训评价**

专业：_____　班级：_____　姓名：_____　学号：_____

| 项目 | | 评分要点 | 分值 |
|---|---|---|---|
| 操作前准备（6分） | | 环境：安静，光线、温度适宜 | 1分 |
| | | 用物备齐：听诊器、皮尺、直尺、叩诊槌、棉签、大头针、笔、纸等 | 2分<br>2分 |
| | | 患者：向患者说明事由，取恰当的体位，并充分暴露腹部<br>操作者：着装整洁，洗手、戴口罩 | 1分 |
| 腹部体表标志和分区（4分） | | 指出肋弓下缘、腹上角、腹直肌外缘、各分区主要脏器 | 4分 |
| 腹部（45分） | 视诊（5分） | 观察腹部外形、呼吸运动、蠕动波、腹壁静脉血流方向方法正确 | 3分 |
| | | 能正确辨别，汇报其临床意义 | 2分 |
| | 触诊（26分） | 检查腹壁紧张度、压痛与反跳痛，阑尾压痛点，胆囊压痛点，肝脏触诊、脾脏触诊，墨菲（Murphy）征的方法正确（各3分） | 21分 |
| | | 汇报检查结果准确、正确判断检查结果 | 5分 |
| | 叩诊（9分） | 叩诊肝脏上、下界，移动性浊音手法正确，能正确辨别清音、浊音、实音和鼓音（各2分，共6分） | 6分 |
| | | 汇报叩诊结果，并判断是否正常 | 3分 |
| | 听诊（5分） | 听诊方法正确、顺序正确 | 2分 |
| | | 能辨别肠鸣音、振水音、血管杂音 | 3分 |
| 脊柱与四肢（4分） | 脊柱评估 | 能正确检查脊柱弯曲度、活动度、压痛与叩击痛 | 2分 |
| | 四肢关节 | 能识别常见四肢关节形态、运动功能 | 2分 |
| 神经系统（25分） | 生理反射（10分） | 能正确叙述生理反射检查内容，检查方法正确 | 6分 |
| | | 能正确辨别、汇报检查结果 | 4分 |
| | 病理反射（8分） | 能叙述病理反射检查内容，检查方法正确 | 5分 |
| | | 能正确辨别、汇报检查结果 | 3分 |
| | 脑膜刺激征（7分） | 能叙述脑膜刺激征检查内容，检查方法正确 | 5分 |
| | | 能辨别脑膜刺激征检查结果，说出阳性反应的临床意义 | 2分 |
| 评估后护理（6分） | | 协助患者整理衣物和取合适的休息体位 | 3分 |
| | | 向患者表示感谢 | 1分 |
| | | 整理床单、收枪、整理实训用物 | 2分 |

续表

| 项目 | 评分要点 | 分值 |
|---|---|---|
| 综合评价（10分） | 操作过程有效沟通 | 2分 |
| | 动作轻柔、协调，体现人文关怀 | 2分 |
| | 手法准确，操作熟练 | 4分 |
| | 向考评教师汇报评估结果合理 | 2分 |
| 合计 | | 100分 |

考评教师：　　　　　　　　　　　　　　　　　　　　　　年　　月　　日

［注意事项］

1. 评估前做好解释工作，取得患者配合。

2. 评估神经反射时，应注意取得患者配合，转移其注意力，注意两侧对比。

［实训作业］课后同学们两人为一组，进行腹部评估及神经反射评估操作练习。

（程　颖）

# 实训 6　心、肺、腹异常体征听触练习

心、肺、腹异常体征听、触练习，有利于学生将异常体征的特点与相关疾病联系起来。有助于提高学生的分析问题、解决问题的能力。

**案例设计 6**　　　患者，女，57岁。风心病伴二尖瓣狭窄6年，伴心房颤动5年，无明显原因突然出现意识障碍入院。

讨论：1. 患者可能患有何种疾病？

　　　2. 对该患者进行评估时可能有哪些异常体征？

［实训目的］

1. 了解心肺听诊、腹部触诊仿真电子标准化患者综合教学系统。

2. 熟悉心脏钟摆律（胎心率）、期前收缩（二联律）、心房颤动、舒张早期奔马律、二尖瓣区收缩期和舒张期杂音、主动脉瓣区收缩期和舒张期杂音、心包摩擦音。

3. 掌握腹部压痛、反跳痛、肝脾肿大、胆囊炎（墨菲征阳性）的触诊特点。

［实训准备］

1. 用物准备　听诊器、心肺听诊与腹部触诊仿真电子标准化患者综合教学系统教师机1台、学生机10台。

2. 操作者准备　衣帽整洁，举止端庄，剪短指甲，洗手。

3. 患者准备　取恰当的体位，并充分暴露腹部。

［操作流程及护理配合］

1. 分组示教　学生每5人一台学生机，分10组，通过教师机控制学生机，教师边讲解边操作示范，学生观摩。

（1）肺部常见异常体征听诊。

（2）心脏的常见异常体征听诊。

（3）腹部常见异常体征触诊。

2. 学生练习　学生每 5 人一组，进行操作练习。

3. 教师巡视　指导学生操作。

4. 小结评价　教师任意抽取一组学生进行操作，其他学生观看；操作完毕后，先由学生互评，再由教师进行评价矫正，最后归纳小结。

［注意事项］

1. 肺部、心脏异常体征听诊时，应注意力集中；听诊器体件应紧贴于患者检查部位。

2. 腹部异常体征触诊时，应取得患者配合；手要温暖，动作应轻柔，以免因腹肌紧张而影响检查结果。

［实训作业］课后同学们进行心、肺、腹部异常体征触诊、听诊操作练习。

（程　颖）

## 实训 7　实验室检查见习及报告单阅读

［实训目标］

1. 了解常用实验检查的方法。

2. 掌握常用实验检查报告单的阅读。

［实训学时］　1 学时

［实训准备］教师协调医院检验科进行医院见习；若无条件到医院见习，教师准备实验检查相关视频、实验检查报告单，组织学生开展学习。

［实训方法］

1. 方法一　医院检验科见习。

（1）学生每 8～10 人为一组，参观医院检验科。

（2）带教老师介绍检验仪器设备使用、功能，示教标本采集、检验操作。

（3）带教老师选取临床检验报告单给学生阅读讨论。

（4）完成实训报告。

2. 方法二　观看实验检查相关视频。

（1）观看实验检查相关视频。

（2）学生每 8～10 人为一组，教师出示典型临床检验报告单。

（3）学生阅读讨论检验报告单。

（4）完成实训报告。

［实训内容］

1. 实验检查标本采集。

2. 阅读分析临床检验报告单。

（韦蓓莉）

## 实训 8　心电图描记及图形分析

［实训目标］

1. 能正确进行心电图各导联连接和规范描记心电图。

2．学会测量心电图各波段振幅和时间，并做简单分析。

[实训学时]　2学时。

[实训准备]　心电图机、记录纸、导电胶、酒精、分规和棉球。

[实训方法]

1．分组示教　10人左右为一组，请一名自愿报名学生为被检查对象，教师一边讲解，一边示范操作过程。

2．学生练习　学生互相评估，进行心电图操作练习。

3．分析报告　学生测量分析自己的心电图。

4．小结评价　教师任意选择一组学生做心电图描记，其余学生观看，再对心电图测量分析提问；学生自行指出不足，教师评价；最后，教师归纳小结。

[实训内容]

1．设定好心电图机。

2．放置好常规12个导联。

3．描记12导联心电图，记录完毕后整理用物，关闭电源。

4．标记心电图纸：在描记好的心电图纸上标记被评估者相关信息（如姓名、性别、年龄、日期等），并标记好各导联。

5．分析心电图，填写心电图实践报告单。

[考核标准]

**心电图描记及图形分析考核标准**

专业：＿＿＿＿＿＿＿＿　　班级：＿＿＿＿＿＿＿＿　　姓名：＿＿＿＿＿＿＿＿　　学号：＿＿＿＿＿＿＿＿

| 项目 | 评分要点 | | 得分 |
|---|---|---|---|
| 操作前准备（6分） | 评估者穿戴得体、举止端庄、沉着镇定，注意保护被评估者隐私（2分）<br>被评估者理解与配合，休息后放松平卧（2分）<br>用物准备齐全：心电图机、记录纸（2分） | | |
| 心电图机设定（8分） | 设定好走纸速度25mm/s和定准电压10mm/mV（4分）<br>电源接地，将记录笔置于心电图纸中心线上（4分） | | |
| 放置电极（36分） | 正确放置肢体导联及胸导联电极（每个导联3分，共36分） | | |
| 描记心电图（16分） | 切换导联（8分） | 依次记录12个导联心电图（4分）<br>用手动方式记录心电图时，各导联记录正确无误（4分） | |
| | 整理用物（8分） | 描记结束后，取下电极并清洁、整理导线（4分）<br>心电图机上各控制按钮复位，切断电源（4分） | |
| 标记心电图（8分） | 正确标记各心电图导联（4分）<br>标记被评估者个人相关信息及日期（4分） | | |
| 分析心电图、填写报告单<br>（20分） | 正确测量分析心电图（10分）<br>正确填写心电图实践报告单（10分） | | |
| 综合评价（6分） | 时刻保持与被评估者有效沟通（2分）<br>手法准确，操作熟练（2分）<br>动作轻柔，体现人文关怀（2分） | | |
| 合计 | 100分 | | |

考评教师：　　　　　　　　　　　　　　　　　　　　　　　　　　　年　　月　　日

［实践报告］

实践报告

实践地点：_____  被评估对象姓名：_____  性别：_____  年龄：_____

描记图纸

| |
| --- |
| （粘贴处） |

测量内容：

1. 走纸速度_____ mm/s  定准电压_____ mm/mV

2. 心率：心房率_____ 次／分  心室率_____ 次／分

3. 心电轴：（□不偏  □左偏  □右偏）

4. P 波：时间_____ 秒  电压_____ mV

   方向：Ⅰ导联_____  Ⅱ导联_____  aVR 导联_____  aVF 导联_____

5. PR 间期_____ 秒

6. QRS 波群：时间_____ 秒

   电压：R Ⅰ_____ mV  RaVR_____ mV  RaVL_____ mV

   RaVF_____ mV  $RV_1$_____ mV  $RV_5$_____ mV

   波形：aVR 呈_____  $V_1$ 呈_____  $V_5$ 呈_____

7. ST 波段（各导联抬高、压低数值）：_____

8. T 波段（各导联低平、倒置情况）：_____

9. QT 间期_____ 秒

心电图分析结果

带教老师：　　　　　　　　　　评估者：　　　　　　　年　　月　　日

（曹　明）

## 实训 9　影像学检查见习

［实训目标］了解影像学检查常用方法。

［实训学时］ 1 学时。

［实训准备］

1. 学生准备　衣帽整洁，衣着得体，举止端庄。

2. 教师准备　联系医院放射科、超声科。若无条件到医院见习，应准备影像检查相关视频。

［实训步骤］

1. 方法一　放射科、超声科见习。

（1）学生分为两组，一组到放射科，另一组到超声科。

（2）带教老师介绍影像检查的基本原理、临床应用和检查前后的护理；演示基本图像。

2. 方法二　观看影像检查相关视频。

［实训内容］

1. 透视、摄片检查前后的护理、基本图形。

2. 超声检查前后的护理、基本图形。

（袁亚红）

# 实训 10　　健康资料的采集与入院评估单的书写

［实训目标］

1. 熟悉护理病历书写的基本要求。

2. 正确书写一份完整的入院评估单。

［实训学时］　2学时。

［实训准备］

1. 评估者准备　教师准备模拟患者，或与医院相关临床科室联系准备病情稳定、症状和体征明显的患者，事先征得患者及其家属同意。学生着装整齐，尊重患者，结合入院评估单明确需要向患者收集的内容，表现出关心、爱护患者的良好素质。

2. 被评估者准备　了解身体评估的目的，排空大小便，消除紧张情绪，根据评估需要采取适当体位，必要时需家属陪伴。

3. 用物准备　记录纸、笔、需要的评估测量工具、患者病历等。

4. 环境准备　安静、整洁，光线、温度、湿度适宜，必要时关闭门窗、屏风遮挡。

［实训步骤］

1. 教师示教　带教老师对患者进行健康史采集、身体评估、心理－社会评估，翻阅患者辅助检查阳性结果，对所有资料进行归纳分析。

2. 学生练习　学生每6~8人为一组，选1名学生为代表，在教师或医院带教老师指导下进行健康史采集、身体评估和心理－社会评估，并通过病历阅读各种辅助检查报告，最后进行整理、分析，并作出护理诊断。

3. 填写入院评估单　各小组根据收集的健康资料，集体讨论，分析存在问题，每个学生完成入院评估单，按照要求书写。

4. 教师点评　带教老师指出学生在讨论和书写中存在的问题，对错误的护理诊断进行评价矫正，提出修改意见。

［实训内容］

1. 健康史采集。

2. 系统身体评估。

3. 心理－社会评估。

4. 查阅辅助检查结果。

5. 完成入院评估单。

（郭　黎）

# 参 考 文 献

蔡菊敏，柯萧韵. 2017. 健康评估. 武汉：华中科技大学出版社

高健群. 2017. 健康评估. 第 3 版. 北京：科学出版社

刘柏炎，乔俊乾. 2016. 健康评估. 北京：人民卫生出版社

罗卫群，崔燕. 2016. 健康评估. 第 4 版. 北京：科学出版社

张淑爱，李学松. 2015. 健康评估. 第 2 版. 北京：人民卫生出版社

张展，袁亚红. 2016. 健康评估. 北京：科学出版社

# 教学基本要求

## 一、课程性质和课程任务

健康评估是中等卫生职业教育护理专业的一门专业主干课程，其主要内容包括健康史评估、常见症状评估、身体评估、心理－社会评估、常用实验室检查、心电图检查、医学影像学检查、护理诊断与健康评估记录等。主要任务是让学生在掌握健康评估的基本理论、基本知识和基本技能的基础上，能对评估对象生理、心理、社会等各方面的健康状况作出初步的科学判断，书写完整的健康评估记录。

## 二、课程教学目标

（一）职业素养目标

1. 具有良好的职业道德和伦理观念，自觉尊重服务对象的人格，保护其隐私。
2. 具有健康的心理和认真负责的职业态度，能给予服务对象以人文关怀。
3. 具有良好的护患沟通能力、团队合作意识和服务意识。
4. 具有终身学习的理念，在学习和实践中不断地思考问题、研究问题、解决问题。

（二）专业知识和技能

1. 掌握健康评估的内容和方法。能正确进行健康史采集。
2. 熟悉常见症状。能作出相关护理诊断。
3. 掌握身体评估的内容、方法、结果判断及临床意义。能正确进行系统全面的身体评估。
4. 熟悉心理评估和社会评估的方法，掌握心理评估和社会评估的内容。
5. 掌握常用实验室检查的正常参考值及异常结果的临床意义。学会常用实验室检查的标本采集。
6. 熟悉心电图的基本知识，掌握正常心电图知识。能正确描记心电图。
7. 了解常用影像的应用指征及检查前后的护理。
8. 熟悉护理病历书写格式和要求。学会护理病历书写。
9. 具有综合分析评估对象的生理、心理、社会等方面资料并概括出护理诊断的能力。

# 三、教学内容和要求

| 教学内容 | 了解 | 熟悉 | 掌握 | 教学活动参考 | 教学内容 | 了解 | 熟悉 | 掌握 | 教学活动参考 |
|---|---|---|---|---|---|---|---|---|---|
| 一、绪论 | | | | 理论讲授多媒体 | （七）呕血与便血 | | | | |
| （一）健康评估的概念 | √ | | | | 1. 病因 | √ | | | |
| （二）健康评估的主要内容 | √ | | | | 2. 临床表现 | | √ | | |
| （三）学习健康评估的基本要求 | | √ | | | 3. 相关护理诊断 | √ | | | |
| 二、健康史评估 | | | | 理论讲授多媒体 | （八）水肿 | | | | |
| （一）健康史采集方法及注意事项 | | | √ | | 1. 病因 | √ | | | |
| （二）健康史的内容 | | √ | | | 2. 临床表现 | | √ | | |
| 实训1：健康史采集 | | | √ | | 3. 相关护理诊断 | √ | | | |
| 三、常见症状评估 | | | | 理论讲授多媒体 | （九）黄疸 | | | | |
| （一）发热 | | | | | 1. 病因 | √ | | | |
| 1. 病因 | √ | | | | 2. 临床表现 | | √ | | |
| 2. 临床表现 | | √ | | | 3. 相关护理诊断 | | √ | | |
| 3. 相关护理诊断 | √ | | | | （十）意识障碍 | | | | |
| （二）咳嗽与咳痰 | | | | | 1. 病因 | √ | | | |
| 1. 病因 | √ | | | | 2. 临床表现 | | √ | | |
| 2. 临床表现 | | √ | | | 3. 相关护理诊断 | | √ | | |
| 3. 相关护理诊断 | √ | | | | 四、身体评估 | | | | 理论讲授多媒体 |
| （三）咯血 | | | | | （一）身体评估的基本方法 | | | √ | |
| 1. 病因 | √ | | | | （二）一般状态评估 | | | | |
| 2. 临床表现 | | √ | | | 1. 生命体征 | | | √ | |
| 3. 相关护理诊断 | √ | | | | 2. 意识状态 | | √ | | |
| （四）呼吸困难 | | | | | 3. 面容和表情 | | √ | | |
| 1. 病因 | √ | | | | 4. 发育和体型 | | √ | | |
| 2. 临床表现 | | √ | | | 5. 营养状态 | | √ | | |
| 3. 相关护理诊断 | √ | | | | 6. 体位 | | | √ | |
| （五）恶心与呕吐 | | | | | 7. 步态 | √ | | | |
| 1. 病因 | √ | | | | （三）皮肤、浅表淋巴结评估 | | | | |
| 2. 临床表现 | | √ | | | 1. 皮肤评估 | | √ | | |
| 3. 相关护理诊断 | √ | | | | 2. 浅表淋巴结评估 | | √ | | |
| （六）腹痛 | | | | | （四）头部、面部和颈部评估 | | | | |
| 1. 病因 | √ | | | | 1. 头部评估 | | √ | | |
| 2. 临床表现 | | √ | | | 2. 面部评估 | | | | |
| 3. 相关护理诊断 | √ | | | | 3. 颈部评估 | | | √ | |

续表

| 教学内容 | 了解 | 熟悉 | 掌握 | 教学活动参考 | 教学内容 | 了解 | 熟悉 | 掌握 | 教学活动参考 |
|---|---|---|---|---|---|---|---|---|---|
| （五）胸部评估 |  |  |  |  | （二）尿液检查 |  |  |  |  |
| 1. 胸部的体表标志 |  | √ |  |  | 1. 标本采集 |  |  | √ |  |
| 2. 胸廓评估 |  | √ |  |  | 2. 检查内容 |  | √ |  |  |
| 3. 乳房评估 | √ |  |  |  | （三）粪便检查 |  |  |  |  |
| 4. 肺和胸膜评估 |  |  | √ |  | 1. 标本采集 |  |  | √ |  |
| 5. 心脏评估 |  |  | √ |  | 2. 检查内容 | √ |  |  |  |
| 6. 血管评估 | √ |  |  |  | （四）肾功能检查 |  |  |  |  |
| （六）腹部评估 |  |  |  |  | 1. 肾小球功能检查 |  | √ |  |  |
| 1. 腹部的体表标志和分区 | √ |  |  |  | 2. 肾小管功能检查 |  | √ |  |  |
| 2. 腹部评估 |  |  | √ |  | （五）肝功能检查 |  |  |  |  |
| （七）脊柱与四肢评估 |  |  |  |  | 1. 蛋白质代谢功能试验 |  | √ |  |  |
| 1. 脊柱评估 | √ |  |  |  | 2. 胆红素代谢检查 |  | √ |  |  |
| 2. 四肢与关节评估 | √ |  |  |  | 3. 血清酶学检查 |  | √ |  |  |
| （八）神经反射评估 |  |  |  |  | （六）浆膜腔穿刺液检查 |  |  |  |  |
| 1. 生理反射 | √ |  |  |  | 1. 一般性状检查 | √ |  |  |  |
| 2. 病理反射 | √ |  |  |  | 2. 化学检查 | √ |  |  |  |
| 3. 脑膜刺激征 | √ |  |  |  | 3. 显微镜检查 | √ |  |  |  |
| 实训2：一般状态及头颈部评估 |  |  | √ |  | （七）常用血生化检查 |  |  |  |  |
| 实训3：肺和胸膜评估 |  |  | √ |  | 1. 血清电解质检查 |  |  | √ |  |
| 实训4：心脏和血管评估 |  |  | √ |  | 2. 血清脂类测定 |  |  | √ |  |
| 实训5：腹部、脊柱、四肢和神经反射评估 |  |  | √ |  | 3. 血糖测定 |  | √ |  |  |
| 实训6：心、肺、腹异常体征听触练习 |  |  | √ |  | 4. 心肌坏死标志物测定 | √ |  |  |  |
| 五、心理-社会评估 |  |  |  | 理论讲授多媒体 | 5. 胰腺酶学测定 | √ |  |  |  |
| （一）心理评估 |  |  |  |  | （八）常用免疫学检查 |  |  |  |  |
| 1. 心理评估的方法 | √ |  |  |  | 1. 病毒性肝炎标志物检查 |  | √ |  |  |
| 2. 心理评估的内容 | √ |  |  |  | 2. 肿瘤标志物检查 |  | √ |  |  |
| （二）社会评估 |  |  |  |  | （九）脑脊液检查 |  |  |  |  |
| 1. 社会评估的方法 | √ |  |  |  | 1. 标本采集 |  | √ |  |  |
| 2. 社会评估的内容 | √ |  |  |  | 2. 检查项目及临床意义 |  | √ |  |  |
| 六、常用实验室检查 |  |  |  | 理论讲授多媒体 | 实训7：实验室检查见习及报告单阅读 |  |  | √ |  |
| （一）血细胞检查 |  |  |  |  | 七、心电图检查 |  |  |  | 理论讲授多媒体 |
| 1. 血液常规检查 |  | √ |  |  | （一）心电图基本知识 |  |  |  |  |
| 2. 血液的其他检查 | √ |  |  |  | 1. 心电图导联 |  |  | √ |  |
|  |  |  |  |  | 2. 心电图各波段的组成与临床意义 |  | √ |  |  |

续表

| 教学内容 | 了解 | 熟悉 | 掌握 | 教学活动参考 |
|---|---|---|---|---|
| 3．心电图描记 | | | √ | |
| （二）正常心电图 | | | | |
| 1．心电图测量 | √ | | | |
| 2．心电图各波段正常值 | | √ | | |
| 3．心电图的分析方法与临床应用 | √ | | | |
| （三）常见异常心电图 | | | | |
| 1．房室肥大 | √ | | | |
| 2．心律失常 | | √ | | |
| 3．心肌梗死 | √ | | | |
| （四）心电监护与动态心电图 | | | | |
| 1．心电监护 | √ | | | |
| 2．动态心电图 | √ | | | |
| 实训8：心电图描记及图形分析 | | | √ | 理论讲授多媒体 |
| 八、医学影像学检查 | | | | |
| （一）X线检查 | | | | |
| 1．X线检查的基本原理 | √ | | | |
| 2．X线检查方法与临床应用 | √ | | | |
| 3．X线检查前的准备及注意事项 | | √ | | |
| 4．常见基本病变的X线表现 | √ | | | |
| （二）超声检查 | | | | |
| 1．超声检查的基本原理 | √ | | | |

| 教学内容 | 了解 | 熟悉 | 掌握 | 教学活动参考 |
|---|---|---|---|---|
| 2．人体脏器声学特性 | | √ | | |
| 3．超声检查类型及临床应用 | √ | | | |
| （三）其他影像检查 | | | | |
| 1．计算机体层摄影 | √ | | | |
| 2．磁共振成像检查 | √ | | | |
| 实训9：影像学检查见习 | √ | | | |
| 九、护理诊断 | | | | 理论讲授多媒体 |
| （一）护理诊断概述 | | | | |
| 1．护理诊断的概念 | | √ | | |
| 2．护理诊断的分类 | | √ | | |
| 3．护理诊断的类型 | | √ | | |
| 4．护理诊断的陈述 | | | √ | |
| （二）护理诊断的步骤和思维方法 | | | | |
| 1．收集资料 | | √ | | |
| 2．整理资料 | | √ | | |
| 3．分析资料 | | √ | | |
| 4．确立护理诊断 | | √ | | |
| 5．护理诊断的排序 | | √ | | |
| 十、健康评估记录 | | | | 理论讲授多媒体 |
| （一）健康评估记录书写要求 | | √ | | |
| （二）入院评估单的内容与格式 | | | √ | |
| 实训10：健康资料的采集与入院评估单的书写 | | √ | | |

# 四、学时分配建议（54学时）

| 教学内容 | 学时数 | | |
|---|---|---|---|
| | 理论 | 实践 | 小计 |
| 一、绪论 | 1 | 0 | 1 |
| 二、健康史评估 | 1 | 2 | 3 |
| 三、常见症状评估 | 5 | 0 | 5 |
| 四、身体评估 | 12 | 10 | 22 |

续表

| 教学内容 | 学时数 | | |
|---|---|---|---|
| | 理论 | 实践 | 小计 |
| 五、心理－社会评估 | 2 | 0 | 2 |
| 六、常用实验室检查 | 6 | 1 | 7 |
| 七、心电图检查 | 6 | 2 | 8 |
| 八、医学影像学检查 | 2 | 1 | 3 |
| 九、护理诊断 | 1 | 0 | 1 |
| 十、健康评估记录 | 1 | 1 | 2 |
| 机动 | 0 | 0 | 0 |
| 合计 | 37 | 17 | 54 |

## 五、教学基本要求说明

（一）教学设计

　　教学大纲中的"掌握"指学生对所学的知识和技能能熟练应用，能综合分析和解决临床护理工作的实际问题；"熟悉"是指学生对所学的知识基本掌握和会应用所学的技能；"了解"是指对学过的知识点能记忆和理解。在注重基本理论、基本知识、基本技能的同时，引导学生综合运用所学知识，去独立解决实际问题，培养学生临床护理思维，为进一步学习临床护理打下坚实基础。

（二）教学方法

　　教学中贯彻整体护理的理念，运用护理程序，以任务为引领，展开教学内容的学习。积极采用信息化手段，多组织学生开展必要的讨论，以启迪学生思维，加深对教学内容的理解和掌握。通过任务创设学习情境，将学习内容与临床实践紧密联系，由浅入深、循序渐进，激发学生的学习兴趣。在实践技能的训练中，建议可采用高仿真模拟训练、角色扮演、情境教学、体验教学等灵活多样的教学方法。

# 附　录

## 附录 A　NANDA-Ⅰ 201 项护理诊断（2009—2011）

领域 1：健康促进
1. 健康维护能力低下
2. 自我健康管理无效
3. 持家能力障碍
4. 有免疫状态改善的趋势
5. 忽视自我健康管理
6. 有营养改善的趋势
7. 家庭执行治疗方案无效
8. 有自我健康管理改善的趋势

领域 2：营养
9. 无效性婴儿喂养型态
10. 营养失调：低于机体需要量
11. 营养失调：高于机体需要量
12. 有营养失调的危险：高于机体需要量
13. 吞咽障碍
14. 有血糖不稳定的危险
15. 新生儿黄疸
16. 有肝功能受损的危险
17. 有电解质失衡的危险
18. 有体液平衡改善的趋势
19. 体液不足
20. 体液过多
21. 有体液不足的危险
22. 有体液失衡的危险

领域 3：排泄
23. 排尿障碍
24. 功能性尿失禁
25. 溢出性尿失禁
26. 反射性尿失禁
27. 压力性尿失禁

28. 急迫性尿失禁
29. 有急迫性尿失禁的危险
30. 尿潴留
31. 有排尿功能改善的趋势
32. 排便失禁
33. 便秘
34. 感知性便秘
35. 有便秘的危险
36. 腹泻
37. 胃肠动力失调
38. 有胃肠动力失调的危险
39. 气体交换障碍

领域 4：活动 / 休息
40. 失眠
41. 睡眠型态紊乱
42. 睡眠剥夺
43. 有睡眠改善的趋势
44. 有废用综合征的危险
45. 缺乏娱乐活动
46. 久坐的生活方式
47. 床上活动障碍
48. 躯体活动障碍
49. 借助轮椅活动障碍
50. 移动能力障碍
51. 行走障碍
52. 术后康复迟缓
53. 能量场紊乱
54. 疲乏
55. 活动无耐力
56. 有活动无耐力的危险

57．有出血的危险

58．低效性呼吸型态

59．心排血量减少

60．外周组织灌注无效

61．有心脏组织灌注不足的危险

62．有脑组织灌注无效的危险

63．有胃肠道灌注无效的危险

64．有肾脏灌注无效的危险

65．有休克的危险

66．自主呼吸障碍

67．呼吸机依赖

68．有自理能力增强的趋势

69．沐浴／卫生自理缺陷

70．穿着／修饰自理缺陷

71．进食自理缺陷

72．如厕自理缺陷

领域 5：感知／认知

73．单侧身体忽视

74．环境认知障碍综合征

75．漫游状态

76．感知觉紊乱（具体说明：视觉、听觉、方位感、味觉、触觉、嗅觉）

77．急性意识障碍

78．慢性意识障碍

79．有急性意识障碍的危险

80．知识缺乏

81．有知识增进的趋势

82．记忆功能障碍

83．有决策能力增强的趋势

84．活动计划无效

85．语言沟通障碍

86．有沟通增进的趋势

领域 6：自我感知

87．有个人尊严受损的危险

88．无望感

89．自我认同紊乱

90．有孤独的危险

91．有能力增强的趋势

92．无能为力感

93．有无能为力感的危险

94．有自我概念改善的趋势

95．情境性低自尊

96．长期性低自尊

97．有情境性低自尊的危险

98．体像紊乱

领域 7：角色关系

99．照顾者角色紧张

100．有照顾者角色紧张的危险

101．养育功能障碍

102．有养育功能改善的趋势

103．有养育功能障碍的危险

104．有依附关系受损的危险

105．家庭运作过程失常

106．家庭运作过程改变

107．有家庭运作过程改善的趋势

108．母乳喂养有效

109．母乳喂养无效

110．母乳喂养中断

111．父母角色冲突

112．有关系改善的趋势

113．无效性角色行为

114．社会交往障碍

领域 8：性

115．性功能障碍

116．性生活型态无效

117．有生育进程改善的趋势

118．有母体与胎儿双方受干扰的危险

领域 9：应对／应激耐受性

119．创伤后综合征

120．有创伤后综合征的危险

121．强暴创伤综合征

122．迁移应激综合征

123．有迁移应激综合征的危险

124．焦虑

125．对死亡的焦虑

126．有威胁健康的行为

127．妥协性家庭应对

128．无能性家庭应对

129．防卫性应对

130．应对无效

131．社区应对无效

132．有应对增强的趋势

133．有社区应对增强的趋势

134．有家庭应对增强的趋势

135．无效性否认

136．恐惧

137．悲伤

138．复杂性悲伤

139．有复杂性悲伤的危险

140．个人恢复能力障碍

141．有恢复能力受损的危险

142．有恢复能力增强的趋势

143．持续性悲伤

144．压力负荷过重

145．自主性反射失调

146．有自主性反射失调的危险

147．婴儿行为紊乱

148．有婴儿行为紊乱的危险

149．有婴儿行为调节改善的趋势

150．颅内调适能力降低

领域 10：生活准则

151．有希望增强的趋势

152．有精神安适增进的趋势

153．抉择冲突

154．道德困扰

155．不依从行为

156．宗教信仰减弱

157．有宗教信仰增强的趋势

158．有宗教信仰减弱的危险

159．精神困扰

160．有精神困扰的危险

领域 11：安全／防护

161．有感染的危险

162．清理呼吸道无效

163．有误吸的危险

164．有婴儿猝死综合征的危险

165．牙齿受损

166．有跌倒的危险

167．有受伤害的危险

168．有手术期体位性损伤的危险

169．口腔黏膜受损

170．有外周神经血管功能障碍的危险

171．防护能力低下

172．皮肤完整性受损

173．有皮肤完整性受损的危险

174．有窒息的危险

175．组织完整性受损

176．有外伤的危险

177．有血管损伤的危险

178．自伤

179．有自伤的危险

180．有自杀的危险

181．有对他人施行暴力的危险

182．有对自己施行暴力的危险

183．受污染

184．有受污染的危险

185．有中毒的危险

186．乳胶过敏反应

187．有乳胶过敏反应的危险

188．有体温失调的危险

189．体温过高

190．体温过低

191．体温调节无效

领域 12：舒适

192．有舒适增进的趋势

193．舒适度减弱

194．恶心

195．急性疼痛

196．慢性疼痛

197．社交孤立

领域 13：生长／发展

198．成人身心功能衰退

199．生长发展迟缓

200．有发展迟缓的危险

201．有生长比例失调的危险

# 附录 B 常用实验室检查参考值

| 检测项目 | 参考值 | 检测项目 | 参考值 |
|---|---|---|---|
| **一、血细胞检查** | | 尿酮体（KET） | 定性试验为阴性 |
| 红细胞计数（RBC） | 成年男性（4.0～5.5）×$10^{12}$/L<br>成年女性（3.5～5.0）×$10^{12}$/L<br>新生儿（6.0～7.0）×$10^{12}$/L | 尿胆原（UBG） | 定性试验为阴性或弱阳性 |
| | | 尿胆红素（BIL） | 定性试验为阴性 |
| | | 尿亚硝酸盐（NIT） | 定性试验为阴性 |
| 血红蛋白测定（Hb） | 成年男性 120～160g/L<br>成年女性 110～150g/L<br>新生儿 170～200g/L | 尿显微镜检查 | 上皮细胞：少量<br>红细胞：0～3 个/HP<br>白细胞：0～5 个/HP |
| 白细胞计数（WBC） | 成人（4～10）×$10^9$/L<br>6 个月至 2 岁（11～12）×$10^9$/L<br>新生儿（15～20）×$10^9$/L | | 管型：无管型或偶见透明管型<br>结晶：有时可见盐类结晶 |
| 白细胞分类计数（DC）：<br>　中性杆状核粒细胞<br>　（st） | <br>0～0.05（0%～5%） | **三、粪便检查**<br>量<br>颜色和性状 | <br>成人每日排泄量为 100～300g<br>黄褐色成形软便 |
| 　中性分叶核粒细胞<br>　（sg） | 0.50～0.70（50%～70%） | 气味<br>寄生虫体 | 臭味<br>不含寄生虫体 |
| 嗜酸粒细胞（E）<br>嗜碱粒细胞（B）<br>淋巴细胞（L）<br>单核细胞（M） | 0.005～0.05（0.5%～5%）<br>0～0.01（0%～1%）<br>0.20～0.40（20%～40%）<br>0.03～0.08（3%～8%） | 粪便隐血试验（OBT）<br>粪便胆色素 | 阴性<br>粪胆红素定性实验阴性<br>粪胆原及粪胆素定性实验阳性 |
| 血小板计数（PLT） | （100～300）×$10^9$/L | 显微镜检查 | 细胞：无红细胞，不见或偶见白<br>　细胞 |
| 网织红细胞（Ret） | 成人相对值 0.5%～1.5%<br>绝对值（24～84）×$10^9$/L | | 寄生虫虫卵和原虫：无<br>食物残渣：无定形的细小微粒 |
| 红细胞沉降率（ESR） | 成年男性 0～15mm/1h 末<br>成年女性 0～20mm/1h 末 | 细菌学检查 | 正常粪便中可含有大量细菌，多<br>　数属肠道正常菌群 |
| 部分凝血活酶时间测定<br>（APTT） | 32～43 秒，超过正常对照 10 秒<br>以上为异常 | **四、肾功能检查**<br>内生肌酐清除率（Ccr） | <br>成人 80～120ml/min |
| 凝血酶原时间测定<br>（PT） | 11～13 秒，超过正常对照 3 秒以<br>上有诊断价值 | 血清尿素氮（BUN） | 成人 3.2～7.1mmol/L<br>儿童 1.8～6.5mmol/L |
| **二、尿液检查**<br>尿量 | <br>正常成人 24 小时尿量为 1000～<br>　2000ml | 血肌酐（Cr） | 男性 53～106μmol/L<br>女性 44～97μmol/L |
| 颜色及透明度 | 新鲜尿液淡黄色至深黄色，清澈<br>　透明 | 尿液浓缩稀释试验<br>（CDT） | 尿量：24 小时尿量为 1000～<br>　2000ml |
| 气味<br>酸碱度<br>尿比重 | 新鲜尿液无味，久置后可出现氨味<br>pH 约 6.2，在 4.5～8.0 范围波动<br>正常人尿比重为 1.010～1.025 | | 日、夜尿量之比为（3～4）：1<br>晚 8 时至晨 8 时夜尿量<750ml<br>尿比重：最高尿比重>1.020 |
| 尿糖（GLU） | 定性试验为阴性<br>定量试验为 0.56～5.0mmol/24h | | 最高比重与最低比重之差≥0.009 |

| 检测项目 | 参考值 | 检测项目 | 参考值 |
|---|---|---|---|
| 尿渗量（Uosm） | 600～1000mmol/L | 血清肌酸激酶（CK）及其同工酶 | CK（酶偶联法，37℃）：男38～174U/L，女26～140U/L |
| 血浆渗量（Posm） | 275～305mmol/L | | CK-MM：94%～96% |
| 尿渗量与血浆渗量之比 | （3～4.5）：1 | | CK-BB：极少或为0 |
| 五、肝功能检查 | | | CK-MB：<5% |
| 血清总蛋白（TP） | 60～80g/L | 乳酸脱氢酶（LDH）及其同工酶 | LDH：连续监测法：104～245U/L |
| 清蛋白（A） | 40～55g/L | | 速率法：95～200U/L |
| 球蛋白（G） | 20～30g/L | | 圆盘电泳法 |
| A/G | （1.5～2.5）：1 | | $LDH_1$（32.70±4.60）U/L |
| 血清蛋白电泳： | | | $LDH_2$（45.10±3.53）U/L |
| 清蛋白 | 62%～71% | | $LDH_3$（18.50±2.96）U/L |
| $α_1$ 球蛋白 | 3%～4% | | $LDH_4$（2.90±0.89）U/L |
| $α_2$ 球蛋白 | 6%～10% | | $LDH_5$（0.85±0.55）U/L |
| β 球蛋白 | 7%～11% | | |
| γ 球蛋白 | 9%～18% | 心肌肌钙蛋白 T（cTnT） | 0.02～0.13；临界值>0.2 |
| 总胆红素（STB） | 1.7～17.1μmol/L | 心肌肌钙蛋白 I（cTnI） | <0.2；临界值>1.5 |
| 直接胆红素（CB） | 0～6.8μmol/L | 肌红蛋白（Mb） | 定性：阴性 |
| 间接胆红素（UCB） | 1.7～10.2μmol/L | | 定量：ELISA 法 50～85，RIA 法 6～85；临界值>75 |
| 丙氨酸氨基转移酶（ALT） | 速率法（37℃）：ALT<10～40U/L | | |
| 天冬氨酸氨基转移酶（AST） | 速率法（37℃）：AST<10～40U/L | 血清淀粉酶（AMS） | Somogyi 法　　800～1800 |
| ALT / AST | ≤1 | 血清脂肪酶（APS） | BMD 浊度法（30℃）成人：30～109 |
| 碱性磷酸酶（ALP） | 磷酸硝基苯酚连续监测法（37℃）：成人 40～110U/L，儿童<350U/L | | >60 岁：18～180 |
| γ- 谷氨酰转移酶（GGT） | 硝基苯酚速率法（37℃）：<50U/L | 七、常用免疫学检查 | |
| 单胺氧化酶（MAO） | 速率法（37℃）：0～3U/L | 甲型肝炎病毒（HAV）标志物 | 血清 HAVAg 阴性，抗 HAV-IgM 阴性，抗 HAV-IgG 阴性或阳性 |
| 六、常用血生化检查 | | | |
| 血清钾（K） | 3.5～5.5mmol/L | 乙型肝炎病毒（HBV）标志物 | 血清 HBsAg、抗 HBs、HBeAg、抗 HBe、HBcAg、抗 HBc 结果均为阴性 |
| 血清钠（Na） | 135～145mmol/L | | |
| 血清钙（Ca） | 2.25～2.75mmol/L | | |
| 血清氯化物（Cl） | 98～105mmol/L | 丙型肝炎病毒标志物测定 | 抗 HCV-IgM、抗 HCV-IgG 和 HCV-RNA 均阴性 |
| 总胆固醇（TC） | 2.86～5.72mmol/L | | |
| 三酰甘油（TG） | 0.56～1.70mmol/L | 血清甲胎蛋白测定（AFP） | 定性试验阴性，定量试验<25μg/L |
| 高密度脂蛋白（HDL） | 1.03～2.07mmol/L | | |
| 低密度脂蛋白（LDL） | ≤3.12mmol/L | 血清癌胚抗原测定（CEA） | <5μg/L |
| 空腹血糖（FBG） | 葡萄糖氧化酶法 3.9～6.1mmol/L 邻甲苯胺法 3.9～6.4mmol/L | | |
| 口服葡萄糖耐量试验（OGTT） | 空腹血糖<6.1mmol/L 服糖后 30 分钟～1 小时血糖浓度达高峰，一般为 7.8～9.0mmol/L，峰值<11.1mmol/L 2 小时血糖<7.8mmol/L 3 小时血糖应恢复至空腹水平 各检测时间点的尿糖均为阴性 | 癌抗原 125（CA125） | RIA、ELISA 法：男性及 50 岁以上女性<2.5 万 U/L；RIA 法：20～40 岁女性<4.0 万 U/L |
| | | 前列腺特异性抗原（PSA） | RIA 法和 CLIA 法：PSA≤4μg/L |

# 自测题参考答案

**第2章**

1. E    2. C    3. B    4. D    5. A

**第3章**

1. E    2. C    3. C    4. D    5. B

6. D    7. E    8. C    9. C    10. C

11. D    12. C    13. A    14. A    15. C

16. E    17. B    18. A    19. D    20. B

21. C    22. E    23. D    24. B    25. C

26. A    27. C    28. E    29. B    30. B

31. B    32. E    33. B    34. C    35. C

36. A    37. D    38. A    39. C    40. D

41. D    42. A

**第4章**

1. D    2. B    3. D    4. E    5. C

6. C    7. E    8. B    9. B    10. A

11. D    12. E    13. B    14. B    15. D

16. A    17. B    18. D    19. B    20. E

21. B    22. C    23. A    24. B    25. A

26. B    27. C    28. C    29. E    30. E

31. A    32. D    33. A    34. A    35. A

36. E    37. A    38. B    39. D    40. D

41. C    42. C    43. C    44. D    45. C

46. D    47. E    48. A    49. A    50. A

51. C    52. B    53. B    54. E    55. D

56. E    57. A    58. D    59. B    60. C

61. C    62. B    63. B    64. C    65. A

66. B    67. C    68. D    69. A    70. C

71. D    72. D    73. E    74. B

**第5章**

1. A    2. B    3. A    4. D    5. B

6. C    7. E    8. B    9. C    10. C

11. D    12. B    13. A    14. B

**第6章**

1. C    2. C    3. C    4. A    5. C

6. B    7. C    8. A    9. C    10. D

11. D    12. A    13. B    14. A    15. A

16. C    17. C    18. B    19. D    20. B

21. A    22. B    23. A    24. D    25. C

26. B    27. D    28. A    29. E    30. A

31. D    32. E    33. A    34. D    35. D

36. E    37. A    38. C    39. B    40. A

**第7章**

1. C    2. E    3. C    4. C    5. B

**第8章**

1. C    2. D    3. B    4. B    5. A

6. A    7. C    8. A    9. D

**第9章**

1. D    2. C    3. E

**第10章**

1. D    2. E    3. D